W0269326

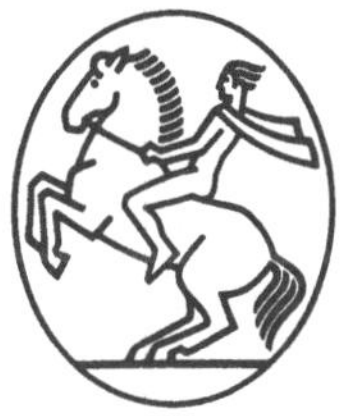

# Christof Stumpf

# Neuropharmakologie

## Ein Kurzlehrbuch für Studium und Praxis

**Dritte, völlig neubearbeitete und erweiterte Auflage**

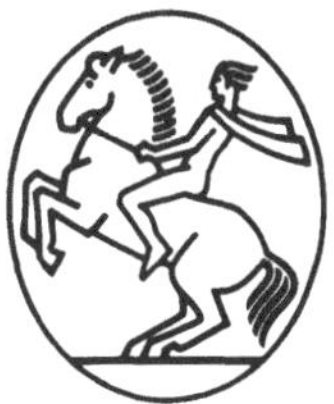

# Springer-Verlag Wien New York

o. Univ.-Prof. Dr. med. Christof Stumpf
Vorstand des Institutes für Neuropharmakologie der Universität Wien





Mit 17 Abbildungen

CIP-Kurztitelaufnahme der Deutschen Bibliothek

**Stumpf, Christof:**
Neuropharmakologie : e. Kurzlehrbuch für
Studium u. Praxis / Christof Stumpf. − 3.,
völlig neubearb. u. erw. Aufl. − Wien ; New York :
Springer, 1985.
ISBN-13:978-3-211-81887-9

ISBN-13:978-3-211-81887-9     e-ISBN-13:978-3-7091-8818-7
DOI: 10.1007/978-3-7091-8818-7

# Vorwort

Das vorliegende Buch stellt die auf den letzten Stand des Wissens gebrachte und erweiterte Grundlage der Vorlesung „Neuropharmakologie" dar, die ich seit Jahren für Medizinstudenten an der Universität Wien halte. Ebensowenig wie vom Hörer dieser Vorlesung werden vom Leser dieses Buches Vorkenntnisse in klinischen Fächern vorausgesetzt; alle Begriffe aus der klinischen Medizin, aber auch aus anderen Fächern, sind im Text oder in Fußnoten erklärt.

Der Titel „Neuropharmakologie" wurde nicht nur deswegen gewählt, weil er dem Titel der Vorlesung entspricht, sondern auch weil er den thematischen Inhalt des Buches am besten umreißt: die (experimentelle) Pharmakologie aller zentral wirksamen Pharmaka sowie der Lokalanästhetika und verwandter Substanzen. Im übrigen ist „Neuropharmakologie" auch sonst ein genau umschriebener Begriff, stellt doch dieser Wissenszweig, etwa nach der Unterteilung der International Brain Research Organization (IBRO), eines der neun Fachgebiete der sogenannten neurobiologischen Wissenschaften („Neurosciences") dar.

Nicht nur in der Neuropharmakologie ist noch vieles hypothetisch. Durch die Darstellung möglichst vieler Hypothesen zu den verschiedenen Fragestellungen — die Auswahl der dargestellten Hypothesen ist notwendigerweise subjektiv — sollte insbesondere beim Medizinstudenten der Eindruck vermieden werden, daß etwa alle Wirkungsmechanismen schon bekannt wären. Selbstverständlich bedeutet die getroffene Auswahl nicht unbedingt, daß nicht erwähnte Hypothesen einen geringeren wissenschaftlichen Wert hätten als die erwähnten.

Im Text verwendete Substanzbezeichnungen sind ausschließlich internationale Freinamen („international non-proprietary names", I. N. N.) oder Trivialnamen. Dosen sind nur in Ausnahmefällen angegeben, da sich in der Literatur, insbesondere bei den Psychopharmaka, erhebliche Unterschiede in den Dosierungsangaben finden. Andererseits wurden in den Präparateverzeichnissen nicht nur die Namen der Spezialitäten, sondern auch deren Dosierungen angegeben (wenn nicht im Spezialitätennamen enthalten, als Zusatz in Klammern), da im allgemeinen die in einer Tablette, Ampulle usw. enthaltene Substanzmenge in etwa einer üblichen Einzeldosis entspricht, und aufgrund dieser Tatsache Rückschlüsse auf die Dosierung gezogen werden können. Gewichtsangaben ohne nähere Bezeichnung bedeuten Gramm (ebenso wie auf Rezepten). Die angegebenen Spezialitäten stellen eine Auswahl dar; sie sind nicht unbedingt nicht angeführten Spezialitäten vorzuziehen; bei der Auswahl wurde vor allem darauf geachtet, daß vorwiegend Reinpräparate und international bekannte und verbreitete Spezialitäten angeführt werden. Die Literaturhinweise am Ende jedes Kapitels beziehen sich, von wenigen Ausnahmen abgesehen, auf relevante Übersichtsarbeiten, Monographien und Lehrbücher; im übrigen sind jene Textstellen mit Literaturzitaten versehen, die (noch) nicht als allgemein bekanntes „Lehrbuchwissen" gelten können.

Frau Prof. Dr. G. Gogolák und Herrn Dr. K. Czech danke ich für das kritische Lesen des Manuskriptes und Frau A. Moteljek für ihre Mithilfe bei der Anfertigung des Manuskriptes. Dem Verlag, insbesondere der Herstellerin Frau I. Stickler, bin ich für die ausgezeichnete Zusammenarbeit zu großem Dank verpflichtet.

Wien, im Frühjahr 1981              Ch. Stumpf

## Vorwort zur 3. Auflage

Auch für die vorliegende, dritte Auflage wurde der Text wieder komplett überarbeitet, mit weiteren erläuternden Bemerkungen versehen und dem letzten Wissensstand angepaßt. Durch Streichung von Textstellen, die an Aktualität weitgehend verloren haben, ist es wieder gelungen, den Umfang des Buches nur minimal zu erweitern. Studenten, die mich auf Druckfehler aufmerksam gemacht haben, bin ich zu großem Dank verpflichtet.

Wien, im Sommer 1985              Ch. Stumpf

# Inhaltsverzeichnis


Verwendete Abkürzungen . . . . . . . . . . . . . . . . . . . . . . . . . . . . . . IX

**1 Allgemeiner Teil** . . . . . . . . . . . . . . . . . . . . . . . . . . . . . . . . 1

  1.1 Ort und Art zentraler Wirkungen . . . . . . . . . . . . . . . . . . . . . 3

  1.2 Verteilung auf das und im ZNS . . . . . . . . . . . . . . . . . . . . . . . 9

  1.3 Experimentelle Untersuchungsmethoden . . . . . . . . . . . . . . . . 14

**2 Spezieller Teil** . . . . . . . . . . . . . . . . . . . . . . . . . . . . . . . . . 17

  2.1 Lokalanästhetika . . . . . . . . . . . . . . . . . . . . . . . . . . . . . . . 19

    2.1.1 Anhang . . . . . . . . . . . . . . . . . . . . . . . . . . . . . . . . 26

      2.1.1.1 Tetrodotoxin und Saxitoxin . . . . . . . . . . . . . . . 26

      2.1.1.2 Aconitin und verwandte Substanzen . . . . . . . . . . 28

  2.2 Narkotika . . . . . . . . . . . . . . . . . . . . . . . . . . . . . . . . . . . 29

    2.2.1 Inhalationsnarkotika . . . . . . . . . . . . . . . . . . . . . . . . . 31

    2.2.2 Injektionsnarkotika . . . . . . . . . . . . . . . . . . . . . . . . . 43

    2.2.3 Rektale Narkotika . . . . . . . . . . . . . . . . . . . . . . . . . . 45

    2.2.4 Prämedikation und Induktion . . . . . . . . . . . . . . . . . . . 46

  2.3 Hypnotika . . . . . . . . . . . . . . . . . . . . . . . . . . . . . . . . . . . 49

    2.3.1 Benzodiazepinderivate . . . . . . . . . . . . . . . . . . . . . . . 52

    2.3.2 Barbiturate und verwandte Substanzen . . . . . . . . . . . . . 52

    2.3.3 Andere Hypnotika . . . . . . . . . . . . . . . . . . . . . . . . . . 56

    2.3.4 Anhang: Äthanol . . . . . . . . . . . . . . . . . . . . . . . . . . . 58

  2.4 Sedativa . . . . . . . . . . . . . . . . . . . . . . . . . . . . . . . . . . . . 62

  2.5 Tranquilizer . . . . . . . . . . . . . . . . . . . . . . . . . . . . . . . . . . 62

    2.5.1 Anhang . . . . . . . . . . . . . . . . . . . . . . . . . . . . . . . . 74

      2.5.1.1 Anxiolytika . . . . . . . . . . . . . . . . . . . . . . . . . 74

      2.5.1.2 Zentrale Muskelrelaxantien . . . . . . . . . . . . . . . 76

  2.6 Neuroleptika . . . . . . . . . . . . . . . . . . . . . . . . . . . . . . . . . . 78

  2.7 Antidepressiva . . . . . . . . . . . . . . . . . . . . . . . . . . . . . . . . . 91

    2.7.1 MAO-Inhibitoren . . . . . . . . . . . . . . . . . . . . . . . . . . . 95

    2.7.2 Trizyklische Antidepressiva . . . . . . . . . . . . . . . . . . . . 96

    2.7.3 Tetrazyklische und andere Antidepressiva . . . . . . . . . . . 96

    2.7.4 Lithiumsalze . . . . . . . . . . . . . . . . . . . . . . . . . . . . . 99

  2.8 Psychostimulantien . . . . . . . . . . . . . . . . . . . . . . . . . . . . . . 102

    2.8.1 Coffein . . . . . . . . . . . . . . . . . . . . . . . . . . . . . . . . . 103

    2.8.2 „Weckamine" . . . . . . . . . . . . . . . . . . . . . . . . . . . . . 105

2.9 Halluzinogene. . . . . . . . . . . . . . . . . . . . . . . . . . . . . . . . . . . . . . . . . . . . . . . 108
   2.9.1 Psychotomimetika . . . . . . . . . . . . . . . . . . . . . . . . . . . . . . . . . . . . 108
   2.9.2 Delirantien. . . . . . . . . . . . . . . . . . . . . . . . . . . . . . . . . . . . . . . . . 112
   2.9.3 Andere Halluzinogene . . . . . . . . . . . . . . . . . . . . . . . . . . . . . . . . . 113

2.10 Antiepileptika. . . . . . . . . . . . . . . . . . . . . . . . . . . . . . . . . . . . . . . . . . . . 114

2.11 Antiparkinsonmittel. . . . . . . . . . . . . . . . . . . . . . . . . . . . . . . . . . . . . . . 124
   2.11.1 Dopaminerge Substanzen. . . . . . . . . . . . . . . . . . . . . . . . . . . . . . 127
   2.11.2 Anticholinergika. . . . . . . . . . . . . . . . . . . . . . . . . . . . . . . . . . . . 130

2.12 Zentrale Analeptika . . . . . . . . . . . . . . . . . . . . . . . . . . . . . . . . . . . . . . . 132

2.13 Opiate . . . . . . . . . . . . . . . . . . . . . . . . . . . . . . . . . . . . . . . . . . . . . . . . . 137
   2.13.1 Agonisten . . . . . . . . . . . . . . . . . . . . . . . . . . . . . . . . . . . . . . . . 145
   2.13.2 Reine oder partielle Antagonisten . . . . . . . . . . . . . . . . . . . . . . . 149
   2.13.3 Anhang. . . . . . . . . . . . . . . . . . . . . . . . . . . . . . . . . . . . . . . . . . 153
      2.13.3.1 Andere Analgetika . . . . . . . . . . . . . . . . . . . . . . . . . . . . 153
      2.13.3.2 Antitussiva . . . . . . . . . . . . . . . . . . . . . . . . . . . . . . . . . 155

2.14 Pharmaka und Hirnleistung . . . . . . . . . . . . . . . . . . . . . . . . . . . . . . . . . 159

**3 Arzneimittelabhängigkeit** . . . . . . . . . . . . . . . . . . . . . . . . . . . . . . . . . . . . 167

3.1 Allgemeiner Teil. . . . . . . . . . . . . . . . . . . . . . . . . . . . . . . . . . . . . . . . . . 169

3.2 Spezieller Teil. . . . . . . . . . . . . . . . . . . . . . . . . . . . . . . . . . . . . . . . . . . 173
   3.2.1 Morphin-Typ. . . . . . . . . . . . . . . . . . . . . . . . . . . . . . . . . . . . . . . 173
   3.2.2 Alkohol/Barbiturat/Tranquilizer-Typ . . . . . . . . . . . . . . . . . . . . . 176
   3.2.3 Cocain-Typ. . . . . . . . . . . . . . . . . . . . . . . . . . . . . . . . . . . . . . . . 179
   3.2.4 Amphetamin-Typ. . . . . . . . . . . . . . . . . . . . . . . . . . . . . . . . . . . . 180
   3.2.5 Cannabis-Typ . . . . . . . . . . . . . . . . . . . . . . . . . . . . . . . . . . . . . . 180
   3.2.6 Halluzinogen-Typ. . . . . . . . . . . . . . . . . . . . . . . . . . . . . . . . . . . 182

**4 Wichtige akute Vergiftungen** . . . . . . . . . . . . . . . . . . . . . . . . . . . . . . . . . 183

4.1 Allgemeiner Teil. . . . . . . . . . . . . . . . . . . . . . . . . . . . . . . . . . . . . . . . . . 185

4.2 Spezieller Teil. . . . . . . . . . . . . . . . . . . . . . . . . . . . . . . . . . . . . . . . . . . 186
   4.2.1 Lokalanästhetika . . . . . . . . . . . . . . . . . . . . . . . . . . . . . . . . . . . . 186
   4.2.2 Barbiturate. . . . . . . . . . . . . . . . . . . . . . . . . . . . . . . . . . . . . . . . 188
   4.2.3 Benzodiazepinderivate . . . . . . . . . . . . . . . . . . . . . . . . . . . . . . . 189
   4.2.4 Neuroleptika. . . . . . . . . . . . . . . . . . . . . . . . . . . . . . . . . . . . . . . 189
   4.2.5 Trizyklische Antidepressiva . . . . . . . . . . . . . . . . . . . . . . . . . . . . 190
   4.2.6 Lithiumsalze. . . . . . . . . . . . . . . . . . . . . . . . . . . . . . . . . . . . . . . 191
   4.2.7 Weckamine. . . . . . . . . . . . . . . . . . . . . . . . . . . . . . . . . . . . . . . . 192
   4.2.8. Morphin . . . . . . . . . . . . . . . . . . . . . . . . . . . . . . . . . . . . . . . . . 192
Sachverzeichnis. . . . . . . . . . . . . . . . . . . . . . . . . . . . . . . . . . . . . . . . . . . . . . 195

# Verwendete Abkürzungen

Neben allgemein üblichen, auch in der nicht-wissenschaftlichen Literatur gebräuchlichen Abkürzungen werden die nachfolgend angegebenen Abkürzungen verwendet.

| | |
|---|---|
| ACh | Acetylcholin |
| AChE | Acetylcholinesterase |
| ACTH | adrenocorticotropes Hormon |
| ADH | antidiuretisches Hormon (Vasopressin) |
| Amp. | Ampullen |
| CA | Catecholamine |
| cAMP | cyclisches Adenosin-3′, 5′-monophosphat |
| cGMP | cyclisches Guanosin-3′, 5′-monophosphat |
| DA | Dopamin |
| EEG | Elektroenzephalogramm |
| EKG | Elektrokardiogramm |
| GABA | $\gamma$-Aminobuttersäure |
| GH | Wachstumshormon (growth hormone, somatotropes Hormon) |
| 5-HT | 5-Hydroxytryptamin, Serotonin |
| 5-HTP | 5-Hydroxytryptophan |
| HVL | Hypophysenvorderlappen |
| i. m. | intramuskulär |
| Inj. | Injektion |
| i. v. | intravenös |
| LRH | Luteinisierungshormon releasing hormone |
| MAO | Monoaminoxydase |
| MSH | Melanozytenstimulierendes Hormon |
| NA | Noradrenalin |
| NAD | Nicotinamid-adenin-dinucleotid |
| NNR | Nebennierenrinde |
| p. o. | per os, peroral |
| RNA | Ribonukleinsäure |
| s. c. | subkutan |
| Supp. | Suppositorien |
| Tabl. | Tabletten |
| TRH | Thyreotropin releasing hormone |
| TSH | Thyreoideastimulierendes Hormon, Thyreotropin |
| ZNS | Zentralnervensystem |

# 1 Allgemeiner Teil

# 1.1 Ort und Art zentraler Wirkungen (Pharmakodynamik)

Ein Hauptanliegen der Pharmakologie besteht ganz allgemein darin, Ort und Art der Wirkungen − anders ausgedrückt: *Angriffspunkt* und *Wirkungsmechanismus* − der Arzneimittel zu definieren. Das gilt selbstverständlich auch für Arzneimittel, die auf das zentrale und/oder periphere Nervensystem wirken, obschon bei diesen infolge der komplexen Struktur des Nervensystems die Aufklärung der erwähnten Fragestellungen auf erhebliche Schwierigkeiten stößt.

Der *Angriffspunkt* kann auf verschiedenen „Ebenen" definiert werden: makroskopisch, mikroskopisch und „submikroskopisch" (oder „molekularbiologisch").

Es ist sehr wahrscheinlich, daß die meisten, wenn nicht alle zentral wirksamen Arzneimittel auf das gesamte ZNS (und nicht nur auf dieses!) wirken. Trotzdem könnte, zumindest theoretisch, die Beeinflussung der Funktion eines bestimmten Hirnteiles für eine bestimmte beobachtete Wirkung bzw. Wirkungskomponente verantwortlich sein. Viele zentrale Wirkungen sind jedoch derart komplex − man denke etwa an eine anxiolytische Wirkung, an verschiedene Verhaltensänderungen, an die Beeinflussung bedingter Reflexe u. dgl. −, daß die Erkennung eines Zusammenhanges mit pharmakologisch induzierten Funktionsänderungen bestimmter Hirnteile zumindest derzeit noch nicht möglich ist. Hirnteile als mögliche Angriffspunkte zentral wirksamer Substanzen können entweder morphologisch (z. B. zerebraler oder zerebellarer Kortex, Hippocampus, Formatio reticularis mesencephali usw.), funktionell (z. B. aszendierendes retikuläres System) oder biochemisch, d. h. aufgrund der in dem betreffenden System vorkommenden Transmittersubstanz definiert sein. Die biochemisch definierbaren Systeme erfreuen sich derzeit besonderer Aktualität, doch ist noch relativ wenig über mögliche Speziesunterschiede (die meisten der einschlägigen Untersuchungen wurden an Ratten durchgeführt) bekannt.

Am besten untersucht sind die monoaminergen Transmittersysteme. Auffällig ist dabei zunächst, daß die noradrenergen und serotoninergen Neurone erheblich länger sind als die dopaminergen. Alle monoaminergen Transmittersysteme haben ihren Ursprung im Rhombencephalon und/oder Mesencephalon.

Das *noradrenerge System* hat seinen Ursprung in rhombencephalen Kernen und besteht aus einem deszendierenden (in das Rückenmark projizierenden) und einem aszendierenden Anteil, der ebenfalls aus verschiedenen Bahnen besteht:

a) von mehreren Kerngebieten projiziert die „ventrale noradrenerge Bahn" insbesondere zu verschiedenen Arealen des Mesencephalon und Diencephalon;

b) vom Locus coeruleus zieht die „laterale noradrenerge Bahn" zum Cerebellum und die „dorsale noradrenerge Bahn" zu den verschiedensten kortikalen und subkortikalen Arealen, insbesondere zum zerebralen Kortex und zum Hippocampus; der

Locus coeruleus ist somit für die noradrenerge Innervation praktisch des gesamten Gehirns zuständig.

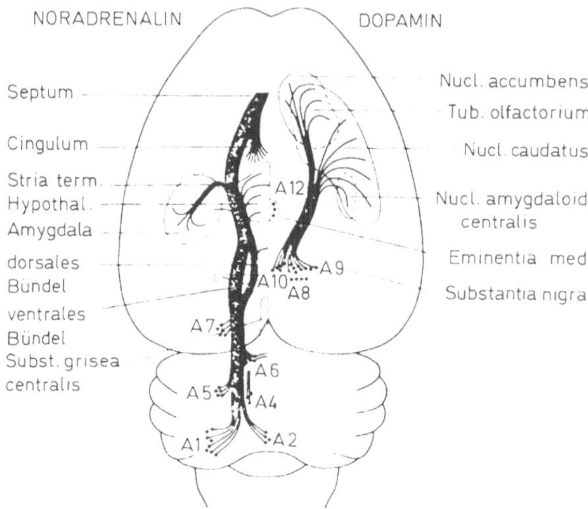


Abb. 1. Die aszendierenden noradrenergen und dopaminergen Transmittersysteme des Rattengehirns. A 6 = Locus coeruleus. (Nach Ungerstedt, U.: Stereotaxic Mapping of the Monoamine Pathways in the Rat Brain. Acta physiol. scand. Suppl. *367,* 1–48 (1971), Fig. 12)

Das *dopaminerge System* besteht aus drei Anteilen, und zwar:
a) nigrostriatales System von der Substantia nigra zum Striatum (= Nucl. caudatus + Putamen);
b) intrahypothalamisches (tuberoinfundibulares) System mit verschiedenen Untergruppen, am wichtigsten Neurone mit Zellkörpern im Nucleus arcuatus und einer Projektion zur Eminentia mediana[1];
c) mesolimbisches System von verschiedenen mesenzephalen Kerngebieten zu verschiedenen limbischen Strukturen, insbesondere Nucl. accumbens, verschiedene Septum-Kerne, Nucl. amygdalae, Tuberculum olfactorium und kortikale Areale.
Ursprung und Verlauf der aszendierenden noradrenergen und dopaminergen Bahnen des Rattengehirns sind in Abb. 1 dargestellt.

Das *serotoninerge System* nimmt seinen Ursprung in den rostralen und kaudalen Raphekernen des Hirnstammes und besteht – ähnlich wie das noradrenerge System – aus einem deszendierenden (in das Rückenmark projizierenden) und einem aszendierenden Anteil, der im medialen Vorderhirnbündel verläuft, aus einer medialen und lateralen Komponente besteht, und diffus in weite Areale des ZNS, vorwiegend jedoch zum Septum, Cingulum, Nucleus amygdalae und Nucleus praeopticus projiziert. Das Raphesystem wirkt im wesentlichen inhibitorisch, so daß eine Inaktivierung dieses Systems einer Enthemmung gleichkommt. Die

---

[1] Eminentia mediana: Region des ventralen Hypothalamus; Ursprungsgebiet des hypophysären Pfortadersystems und Bildungsort der hypothalamischen hypophysiotropen Hormone; daher verschiedene endokrine Wirkungen von DA-Agonisten und -Antagonisten.

Neurone des Raphesystems erhalten (exzitatorische) serotoninerge Afferenzen vorwiegend vom Nucleus paragigantocellularis der Medulla.

Das *cholinerge System* besteht ebenfalls aus zwei Anteilen, dem Tractus tegmentalis dorsalis und ventralis, mit vielfältigen Ursprungs- und Projektionsgebieten. Cholinerg sind auch die septo-hippocampale Bahn und intrastriatale Neurone.

Genauer untersucht ist auch das *GABA-erge System* (interessant vor allem im Zusammenhang mit der Wirkung der Benzodiazepinderivate, s.d.). GABA-erg sind in erster Linie inhibitorische Interneurone, doch gibt es auch ebenfalls inhibitorische GABA-erge Projektionssysteme, z. B. vom Striatum zur Substantia nigra oder vom zerebellaren Kortex zu den Kleinhirnkernen (Projektion der Purkinjezellen).

*Glycinerg* sind schließlich die Renshaw-Zellen im Rückenmark, sowie Neurone, die vom zerebralen Kortex zum Hypothalamus projizieren.

Die als mögliche *Angriffspunkte* in Frage kommenden, mikroskopisch erfaßbaren, zellulären Elemente des ZNS sind die Glia- und Nervenzellen. Obschon immer wieder Wirkungen von Substanzen auf Gliazellen behauptet wurden, fehlt bis heute ein eindeutiger Beweis für die Manifestationen derartig postulierter Wirkungen. Astrocyten verfügen jedenfalls über Bindungsstellen und/oder aktive Transportmechanismen für verschiedene Neurotransmitter bzw. deren Agonisten und Antagonisten. Es kann jedoch angenommen werden, daß, zumindest in der überwiegenden Anzahl der Fälle, die Nervenzelle, u. zw. vorwiegend (aber wahrscheinlich nicht ausschließlich) der synaptische Bereich der Nervenzellen, der bevorzugte Angriffspunkt der verschiedenen Arzneimittel ist.

Synapsen unterscheiden sich morphologisch (axo-dendritische, axo-somatische und axo-axonale Synapsen), nach ihrer Transmittersubstanz (noradrenerge, dopaminerge, serotoninerge, cholinerge, GABA-erge, usw. Synapsen)[1] und nach ihrer Funktion (exzitatorische und inhibitorische Synapsen mit zwei Typen von inhibitorischen Synapsen [prä- und postsynaptische Hemmung])[2].

An jeder (chemischen) Synapse spielen sich, vereinfacht schematisch dargestellt, folgende Vorgänge ab:

---

[1] Transmittersubstanzen im ZNS sind möglicherweise: ACh; NA und DA; 5-HT, Histamin; Aminosäuren, wobei saure Aminosäuren (wie Glutaminsäure) erregend, neutrale Aminosäuren (wie Glycin, GABA und Taurin) hemmend wirken; Peptide (wie z. B. die Endorphine); Prostaglandine; und vielleicht noch andere. Im übrigen vermitteln Transmittersubstanzen nicht nur die Erregungsübertragung an chemischen Synapsen; Transmittersubstanzen können im ZNS von freien Nervenendigungen auch diffus freigesetzt werden. Beide Mechanismen sind z. B. für die im Locus coeruleus entspringenden noradrenergen Bahnsysteme bekannt.

[2] Exzitatorische Synapse: Transmitter bewirkt postsynaptisch eine Depolarisation (das exzitatorische postsynaptische Potential, EPSP), das bei Überschreiten eines Schwellenwertes ein fortgeleitetes Aktionspotential auslöst; Postsynaptische Hemmung: Transmitter bewirkt postsynaptisch eine Hyperpolarisation (inhibitorisches postsynaptisches Potential, IPSP), durch das das Membranpotential vom Schwellenwert entfernt wird; Präsynaptische Hemmung: axo-axonale Synapse, wobei der Transmitter die präsynaptische Endigung depolarisiert, wodurch an der exzitatorischen Synapse die Transmitterfreisetzung verringert oder verhindert wird.

| | |
|---|---|
| **Präsynaptische Nervenendigung** | Transmittersynthese aus Vorstufen (und gegebenenfalls Transmitterabbau)<br><br>Transmitterspeicherung<br><br>Transmitterfreisetzung (bei Eintreffen eines Aktionspotentials; freigesetzte Transmittermenge ist von Amplitude des Aktionspotentials abhängig) |
| **Synaptischer Spalt** | Transmitter im synaptischen Spalt<br>Drei Möglichkeiten:<br>1. Diffusion in die Umgebung und gegebenenfalls enzymatischer Abbau<br>2. Rückaufnahme des Transmitters oder seiner Spaltprodukte in die präsynaptische Endigung<br>3. Bindung an den postsynaptischen und eventuell auch an den präsynaptischen Rezeptor (Folge: Hemmung von Transmittersynthese bzw. -freisetzung) |
| **Postsynaptische Membran** | Permeabilitätserhöhung der postsynaptischen Membran für bestimmte Ionen (als Folge der Bindung des Transmitters an den postsynaptischen Rezeptor)<br><br>Membranpotentialveränderung (als Folge der Permeabilitätserhöhung) im Sinn einer Depolarisation (EPSP) oder Hyperpolarisation (IPSP) (abhängig von der Art der Ionen, für die die Permeabilität erhöht wurde)<br><br>Ausbildung eines fortgeleiteten Aktionspotentials, wenn die Depolarisation einen bestimmten Schwellenwert überschreitet (eventuelle Rückkoppelungseffekte auf präsynaptische Transmittersynthese). |

Fast alle diese Vorgänge sind einer pharmakologischen Beeinflussung zugänglich; man unterscheidet daher zweckmäßig präsynaptische und postsynaptische Substanzwirkungen (wobei es allerdings einige Wirkungen gibt, die sich nicht auf diese Weise einordnen lassen, z. B. wenn der extrazelluläre Transmitterabbau durch Enzymhemmung gehemmt wird).

Die wichtigste Frage betreffend die Möglichkeiten des Angriffspunktes einer Substanz ist, wie ganz allgemein in der Pharmakologie, jene, ob die Substanz an einen Rezeptor gebunden wird oder nicht. An individuellen Neuronen des ZNS gibt es allerdings nicht nur synaptische (prä- und postsynaptische), sondern auch extrasynaptische Rezeptoren (z. B. an Dendriten), u. zw. gegebenenfalls für zahlreiche verschiedene Neurotransmitter, Neurohormone und Neuromodulatoren (es dürfte somit im ZNS auch eine chemische, nicht-synaptische Informationsübertragung geben). Wenn man von Substanzen absieht, die z. B. zur Behandlung eines Hirnödems (das sind osmotisch wirksame Substanzen wie Mannit) verwendet werden, wird der Großteil zentral wirksamer Substanzen an Rezeptoren gebunden. Im ZNS gibt es Rezeptoren für die Transmittersubstanzen und daher auch für deren Agonisten und Antagonisten (die beide eine hohe Affinität zum Rezeptor, aber eine unterschiedliche intrinsische Aktivität haben), aber auch für Opiate und Benzodiazepinderivate; für den Opiatrezeptor sind endogene Liganden — die Endorphine (s. d.) — nachgewiesen, für den Benzodiazepinrezeptor wahrscheinlich gemacht. Neben einer direkten Bindung an einen Rezeptor gibt es bekanntlich auch eine Beeinflussung desselben durch einen allosterischen Effekt. Wie überall im Organismus ist

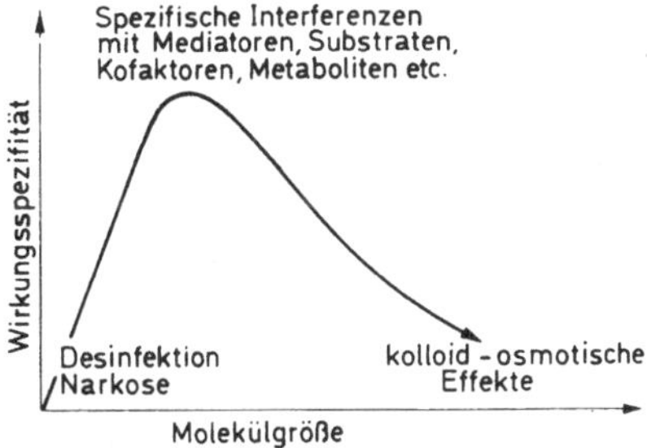


Abb. 2. Schema der Abhängigkeit der Wirkungsspezifität von der Molekülgröße. (Nach Scheler, W.: Grundlagen der allgemeinen Pharmakologie, Abb. 38 a. Jena: VEB G. Fischer. 1969)

auch im ZNS ein wichtiger Faktor, der darüber entscheidet, ob eine Substanz an einen Rezeptor gebunden wird oder nicht, deren Molekülgröße (Abb. 2): Kleine Moleküle — in der Neuropharmakologie sind dies insbesondere Inhalationsnarkotika (und — toxikologisch wichtig — organische Lösungsmittel) — wirken unspezifisch; sie dringen wegen ihrer guten Lipidlöslichkeit in die Membran ein und vergrößern deren Volumen (vgl. Narkosetheorien). Mit zunehmender Molekülgröße bis zu einem bestimmten Optimum nimmt die Wahrscheinlichkeit, daß eine Substanz auf einen Rezeptor „paßt", zu und damit auch die Wahrscheinlichkeit einer spezifischen Wirkung. Große Moleküle können für die Rezeptorareale zu groß sein und wirken dann wieder unspezifisch, z. B. durch Osmose.

Eng mit der Frage nach dem Angriffspunkt verknüpft und oft kaum von ihr zu trennen ist die Frage nach dem *Wirkungsmechanismus;* das Wichtigste darüber wurde daher auch bereits gesagt. Da der Hauptangriffspunkt zentral wirksamer Substanzen die Synapsen sind, wird im Endeffekt die synaptische Übertragung entweder gefördert oder gehemmt. Da sich aber die Synapsen vielfältig — bezüglich ihrer Lokalisation, Morphologie und Funktion — voneinander unterscheiden und die einzelnen Substanzen zu den verschiedenen Rezeptoren der Synapsen ganz unterschiedliche Affinitäten aufweisen können, erklärt sich daraus zwanglos die enorme Vielfalt von zentralen Wirkungsspektren.

Die Wirkung einer Substanz darf allerdings nicht als konstant, nur von der Dosis bzw. von der Konzentration am Rezeptor abhängig, aufgefaßt werden. Nicht nur in der Pharmakologie des ZNS sind Tachyphylaxie und Toleranz bekannte Phänomene. Die Wirkungen von Morphin und anderen Substanzen nehmen bei längerer Verabreichung — „länger" bedeutet in diesem Zusammenhang einen Zeitraum von einigen Stunden bis mehreren Tagen — ab. Auch das umgekehrte Verhalten ist bekannt: die Empfindlichkeit des quergestreiften Muskels für Acetylcholin nimmt nach Denervation zu („Denervationsüberempfindlichkeit"). Allgemein gilt: Länger dauernder Überschuß an Transmitter (oder eines Agonisten) führt zu einer Abnahme, länger dauernder Mangel zu einer Zunahme der Empfindlichkeit der postsynaptischen Membran gegenüber diesem Transmitter (bzw. Agonisten) (Abb. 3). Ein informatives Beispiel[1] ist die Veränderung des Wirkungsspektrums von Amphet-

---

[1]　Schwartz, J. C., Costentin, J., Martres, M. P., Protais, P., Baudry, M.: Modulation of receptor mechanisms in the CNS: Hyper- and hyposensitivity to catecholamines. Neuropharmacol. *17*, 665−685 (1978).

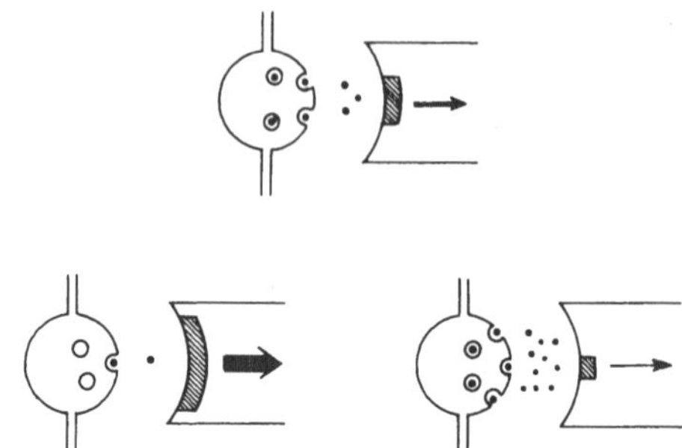

Abb. 3. Gegensätzliche Veränderungen der Empfindlichkeit postsynaptischer Zellen aufgrund einer kontinuierlichen Modifikation der synaptischen Aktivität. Oben: Normale Empfindlichkeit; unten links: Überempfindlichkeit; unten rechts: Unterempfindlichkeit. (Nach Schwartz, J. C., Costentin, J., Martres, M. P., Protais, P., Baudry, M.: Modulation of receptor mechanisms in the CNS: Hyper- and hyposensitivity to catecholamines. Neuropharmacology *17*, 665–685 (1978), Fig. 2)

amin (das als indirektes Sympathomimetikum im ZNS zu einer Freisetzung von NA und DA an adrenergen bzw. dopaminergen Synapsen führt) bei länger dauernder Verabreichung: einige Amphetaminwirkungen nehmen ab, andere nehmen zu. Unter Amphetamin herrscht im synaptischen Spalt der betreffenden Synapsen ein chronischer NA- bzw. DA-Überschuß, die chronische Erregung der postsynaptischen Rezeptoren erklärt die Wirkungsabnahme, die chronische Erregung der präsynaptischen Rezeptoren die Wirkungszunahme[1]. Die „Verbesserung" der synaptischen Erregungsübertragung bei wiederholter Erregung ist ein in mehreren Gebieten der Neuropharmakologie wichtiges Phänomen, das z. B. auch zur Erklärung des Lernvorganges bzw. dessen pharmakologischer Beeinflussung herangezogen wird. Der Mechanismus der Empfindlichkeitszu- oder -abnahme der prä- und/oder postsynaptischen Rezeptoren ist umstritten; möglicherweise handelt es sich um eine Veränderung der Anzahl der Rezeptoren.

*Literatur*

Goldstein, A., Aronow, L., Kalman, S. M.: Principles of Drug Action. New York, Evanston, and London: Harper & Row. 1969.

Matthies, H.: Der synaptische Komplex; Schober, W.: Neuroanatomie. In: Neurobiologie (Biesold, D., Matthies, H., Hrsg.), S. 247–306 und 473–556. Jena: VEB Gustav Fischer Verlag. 1977.

Scheler, W.: Grundlagen der Allgemeinen Pharmakologie. Jena: VEB Gustav Fischer Verlag. 1969.

---

[1]  Erregung der präsynaptischen Rezeptoren („Autorezeptoren") führt primär zu einer verminderten Transmittersynthese und -freisetzung; chronische Erregung hat daher den gegenteiligen Effekt.

# 1.2 Verteilung auf das und im ZNS (Pharmakokinetik)

### Vorbemerkungen

Das Gehirn ist außerordentlich gut durchblutet: sein Gewicht beträgt ca. 2% des Körpergewichtes, aber es erhält ca. 16% des Herzminutenvolumens. Die versorgenden Arterien sind die beiden Aa. carotides int. und die aus der Vereinigung der beiden Aa. vertebrales entstehende A. basilaris; diese drei Arterien bilden den Circulus Willisi, aus dem sechs große, das Gehirn versorgende Arterien entspringen. In der Durchblutung der verschiedenen Gehirnteile bestehen erhebliche Unterschiede, so erhält etwa die graue Substanz eine annähernd sechsmal so hohe Durchblutung wie die weiße Substanz.

Die Endothelzellen der Gehirnkapillaren grenzen im Unterschied zu den Endothelzellen der Kapillaren anderer Organe lückenlos aneinander, zeigen keine Pinozytose und stehen in engem Kontakt mit den Endfüßen der Astrozyten (nach einer Hypothese[1] sollen diese Gliazellen für die genannten Eigenschaften der Gehirnkapillaren verantwortlich sein); sie bilden die *Blut-Hirn-Schranke*. Im Bereich des Plexus chorioideus sind es die Plexusepithelzellen, die lückenlos aneinandergrenzen; sie bilden die *Blut-Liquor-Schranke*. Jede Substanz, die aus dem Kapillarblut in Gehirn und/oder Liquor eindringen „will", muß daher eine Zelle durchqueren, weswegen man mit Recht das Eindringen einer Substanz in das Gehirn mit dem Eindringen in eine Zelle verglichen hat. Kapillaren besitzen ganz allgemein mit Wasser gefüllte „Kanäle", deren Durchmesser in den meisten Organen etwa 10 nm, im ZNS jedoch einen Durchmesser von höchstens 1 nm aufweist.

Einige Areale des Gehirns sind vom Intravasalraum durch keine Schranke getrennt; wichtig ist in diesem Zusammenhang insbesondere die Area postrema mit der Chemorezeptorentriggerzone, durch deren Erregung (typischer Agonist: Apomorphin, typischer Antagonist: Chlorpromazin) bekanntlich Erbrechen ausgelöst wird.

Der Liquor cerebrospinalis wird zur Hälfte vom Plexus chorioideus, zur anderen Hälfte in der unmittelbaren Umgebung der Gefäße gebildet. Zwischen dem Interstitialraum des Gehirns und dem Liquorraum scheint es keine Barriere, also keine „Hirn-Liquor-Schranke" zu geben. Der „Innenliquor" (im Ventrikelsystem) fließt durch das Foramen Magendie (nur beim Menschen und bei Menschenaffen vorhanden) und die zwei Foramina Luschkae in das Cavum leptomeningicum und tritt in den Arachnoidalzotten in den venösen Sinus über. Beim Menschen werden pro Minute ca. 0,3 ml Liquor gebildet, sein Gesamtvolumen beträgt etwa 200 ml.

Die Zusammensetzung des Liquors unterscheidet sich von jener des Plasmas, insbesondere ist die $K^+$-, $Ca^{2+}$- und Phosphatkonzentration niedriger als im Plasma. Das pH beträgt etwa 7,3 und ist damit um ca. 0,1 niedriger als im Plasma. Der Übertritt von körpereigenen Substanzen in den Liquor bzw. in die Interstitialflüssigkeit des Gehirns erfolgt durch Diffusion, geförderte Diffusion (z. B. Glukose) oder aktiven Transport (z. B. bestimmte Aminosäuren, kurzkettige Monokarbonsäuren,

---

[1]   Bradbury, M.: Why a blood-brain barrier? Trends in Neurosciences *2*, 36−38 (1979).

Nukleoside, Cholin u. a.). Ein aktiver Transport in der umgekehrten Richtung, d. h. in das Blut, wurde für verschiedene Ionen, Transmitterabbauprodukte u. a. nachgewiesen. Nicht oder kaum permeabel sind die Schranken (in Richtung Liquor) insbesondere für Proteine und für alle Substanzen, die erwiesenermaßen oder möglicherweise Transmitter im ZNS sind.

Die physiologische Bedeutung der Schranken liegt sicherlich darin, eine Homoiostase in der Umgebung der Nervenzellen aufrechtzuerhalten, insbesondere was die Konzentration bestimmter Kationen wie $K^+$, $Ca^{2+}$, $Mg^{2+}$ und $H^+$ betrifft.

## Übertritt von Substanzen in das ZNS

Eine Verteilung einer Substanz auf das ZNS setzt voraus, daß sie die Blut/Hirn- und/oder Blut/Liquor-Schranke zu durchdringen vermag. Wenn diese Voraussetzung erfüllt ist, erhält das Gehirn wegen seiner guten Durchblutung initial hohe Konzentrationen (wichtig z. B. bei der Inhalationsnarkose).

Ob und wie schnell eine Substanz in das ZNS einzudringen vermag, hängt von einer Reihe von Faktoren ab. Zunächst gibt es, wie erwähnt, für zahlreiche Substanzen – Glukose und andere Zucker, verschiedene Aminosäuren u. a. – aktive Transportsysteme. Wenn der Übertritt ausschließlich durch Diffusion erfolgt, bestimmen die nachfolgend beschriebenen Faktoren die Diffusionsgeschwindigkeit (analoge Überlegungen gelten für das Eindringen in eine Zelle!):

### 1. Lipidlöslichkeit

Wichtigster Faktor! Je besser lipidlöslich eine Substanz, desto schneller dringt sie in das ZNS ein. Die Kinetik des Eindringens folgt den Gesetzen der Diffusion; bei konstantem Blutspiegel gilt

$$\ln \frac{c_p - c_l}{c_p} = -Pt,$$

wobei $c_p$ und $c_l$ = Konzentration im Plasma bzw. Liquor, $t$ = Zeit, $P$ = Penetrationskonstante. In einem Koordinatensystem mit der Zeit als Abszisse und dem Quotienten $(c_p - c_l)/c_p$, logarithmisch aufgetragen, als Ordinate erhält man daher lineare Zusammenhänge, wobei die Steigung ($P$) umso geringer ist, je langsamer die Substanz eindringt. Initial beträgt der Wert für $(c_p - c_l)/c_p = 1$ (da initial die Konzentration im Liquor Null ist). Abb. 4 zeigt derartige Kurvenverläufe für verschiedene Substanzen; das Kurznarkotikum Thiopental und Anilin (toxikologisch wichtig!) dringen wegen ihrer guten Lipidlöslichkeit extrem schnell in das ZNS ein.

Den besten Zusammenhang zwischen Lipidlöslichkeit und Diffusionsgeschwindigkeit erhält man, wenn zur Bestimmung der Lipidlöslichkeit der n-Heptan/ Wasser- oder der Benzol/Wasser-Verteilungskoeffizient verwendet wird.

### 2. Dissoziationsgrad

Bei schwachen Säuren und Basen ist das Ausmaß der Dissoziation (Dissoziationsgrad = Zahl der dissoziierten Moleküle/Gesamtzahl der Moleküle; berechen-

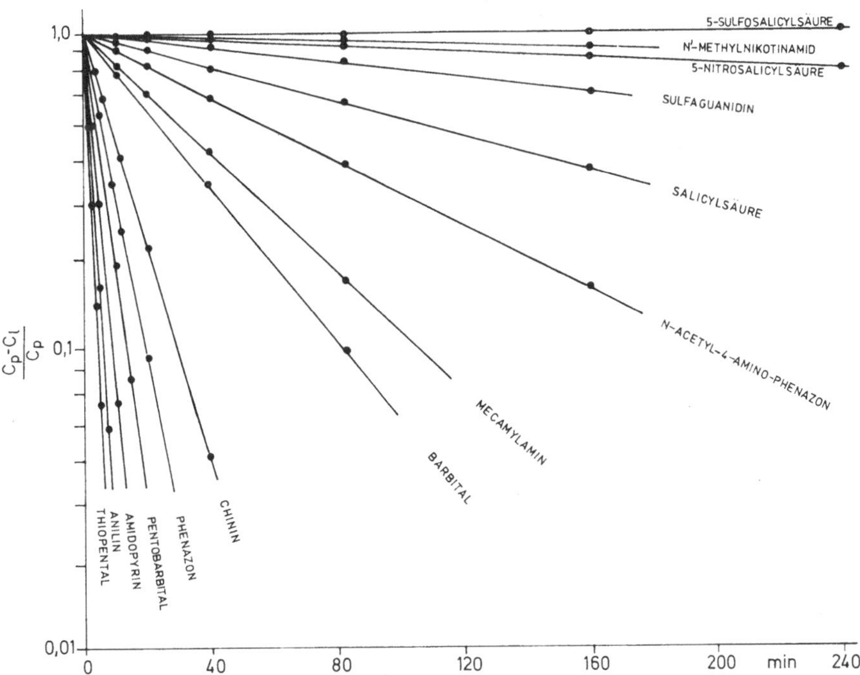


Abb. 4. Kinetik des Eindringens verschiedener Substanzen vom Blut in den Liquor cerebrospinalis (bei konstantem Blutspiegel). $C_p$ und $C_l$: Konzentration der betreffenden Substanz im Plasma bzw. im Liquor cerebrospinalis. Thiopental ist die am besten, 5-Sulfosalicylsäure die am schlechtesten lipidlösliche Substanz. (Nach Brodie, B. B.: The importance of dissociation constant and lipid-solubility in influencing the passage of drugs into the cerebrospinal fluid. J. Pharmacol. exper. Therap. *130*, 20−25 (1960), Fig. 1)

bar aufgrund der Dissoziationskonstanten unter Berücksichtigung des Plasma-pH von 7,4) ein wichtiger Faktor, weil praktisch nur die nicht ionisierte (lipidlösliche) Form die Blut/Hirn- bzw. Blut/Liquor-Schranke durchdringen kann[1]. Da jedoch der pH-Wert nur um ±0,5 von der Norm abweichen kann, ist dieser Faktor nur für Substanzen wichtig, deren pK-Wert um 7,4 liegt.

## 3. Plasmaeiweißbindung

Der an Plasmaproteine gebundene Anteil einer Substanz kann nicht in das ZNS übertreten. Ganz allgemein gilt bekanntlich, daß der an Plasmaproteine gebundene Anteil pharmakologisch (und toxikologisch) inaktiv ist (wichtig z. B. bei den Chemotherapeutika) und den Intravasalraum nicht verlassen kann (daher auch verlangsamte renale Elimination derartiger Substanzen); ebenso von allgemeiner Bedeu-

---

[1]    Die Dissoziation einer Säure wird im sauren pH, die Dissoziation einer Base im alkalischen pH zurückgedrängt; Zurückdrängung der Dissoziation bedeutet Verbesserung der Lipidlöslichkeit.

tung sind die Stärke der Bindung (abhängig von der Anzahl der Bindungsstellen und von der Affinität der Substanz zu diesen), die Konkurrenz um die Bindungsstellen am Protein beim Vorhandensein mehrerer Substanzen und eine eventuell daraus resultierende Verdrängung einer Substanz durch eine andere, usw.

## 4. Molekülgröße

Bei nicht lipidlöslichen Substanzen ist die Molekülgröße ein entscheidender Faktor: kleine Ionen (z. B. $Cl^-$) oder kleine Moleküle von Nicht-Elektrolyten (z. B. Harnstoff) können *relativ* gut in das ZNS eindringen, größere Ionen oder Moleküle hingegen nicht (entsprechend dem geringen Durchmesser der Membranporen im Bereich der Schranken). Obwohl Inulin und Sucrose in gleicher Weise für die Bestimmung des Extrazellularraumes des Gesamtorganismus verwendet werden können, kann Sucrose, wenn auch nur sehr langsam, in das ZNS eindringen, Inulin hingegen nicht, da das Inulinmolekül mehr als dreimal größer ist als das Sucrose-molekül.

Einige *praktische Beispiele* sollen die Wichtigkeit der genannten Faktoren demonstrieren:
- Physostigmin zeigt zentrale Wirkungen, Neostigmin hingegen nicht; Scopolamin zeigt zentrale Wirkungen, N-Butylscopolamin hingegen nicht. Neostigmin und N-Butylscopolamin sind quartäre Ammoniumverbindungen und als solche gut wasser-, aber nicht lipidlöslich.
- Die bei einer Barbituratvergiftung vorliegende (respiratorische) Acidose verstärkt die zentrale Barbituratwirkung. Durch die Acidose wird die Dissoziation der Barbiturate (schwache Säuren!) zurückgedrängt; die Barbiturate liegen daher vermehrt in ihrer nicht dissoziierten Form vor, die besser in das ZNS (und in die Zellen) eindringt (und schlechter renal eliminiert wird!). Dieser Faktor wirkt sich allerdings nur bei Barbituraten aus, deren pK-Wert in der Nähe des physiologischen pH liegt (z. B. pK von Phenobarbital 7,3); in diesen Fällen ist auch Alkalisierung bei Vergiftungen sinnvoll.
- Anilin kann wegen seiner guten Lipidlöslichkeit durch die intakte Haut resorbiert werden und in das ZNS eindringen, daher findet sich bei der Anilinvergiftung eine zentrale Symptomatik in Form von Rauschzuständen (außerdem Methämoglobinämie); das gleiche gilt für viele organische Lösungsmittel.
- Penicillin ist an sich ein Krampfgift (vermutlich wegen der GABA-antagonistischen Wirkungskomponente), dringt aber normalerweise, weil es schlecht lipidlöslich ist, nicht in das ZNS ein. Krämpfe können aber auftreten bei extrem hohem Blutspiegel (etwa als Folge eines Nierenschadens) und/oder bei entzündlichen Veränderungen im Bereich des ZNS, die die Permeabilität der Schranken erhöhen.
- Bei Kleinkindern können verschiedene Medikamente einen Kernikterus auslösen, wenn durch diese Substanzen Bilirubin, das gut lipidlöslich ist, aus der Plasmaproteinbindung verdrängt wird (außerdem ist bei Kleinkindern in der Leber weniger Glukuronsäuretransferase vorhanden, weswegen Bilirubin weniger in die wasserlösliche, renal ausscheidbare Form übergeführt wird).

## Verteilung im ZNS

Die *initiale Verteilung* einer Substanz im ZNS ist von der Durchblutung abhängig, daher finden sich initial in der grauen Substanz höhere Konzentrationen als in der weißen; nach einiger Zeit tritt Konzentrationsausgleich ein.

Die über die Blut/Hirn- und/oder Blut/Liquor-Schranke eingedrungene Substanz erreicht die extrazelluläre Flüssigkeit des Gehirns bzw. den Liquor (dazwischen existiert keine Barriere!) und von dort die Zellen (s. Abb. 5), in die die Substanzen wegen ihrer guten Lipidlöslichkeit eindringen können (aber nicht müssen).

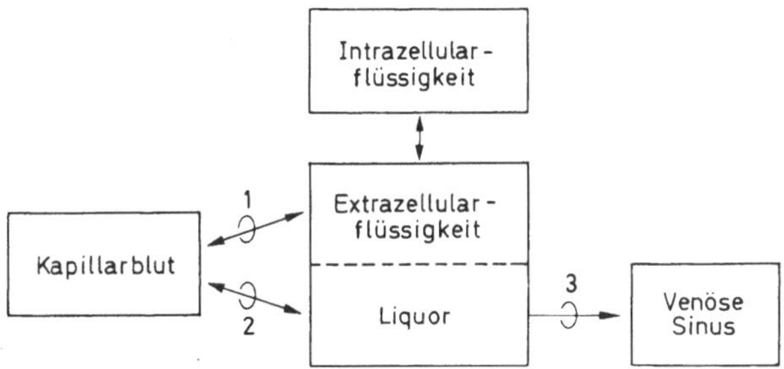


Abb. 5. Verteilung von Substanzen im ZNS. Die Pfeile deuten mögliche Substanzbewegungen an. *1* Blut/Hirn-Schranke; *2* Blut/Liquor-Schranke; *3* Subarachnoidalzotten

Der *Abtransport* der Substanzen erfolgt, ebenso wie deren Eindringen, durch Diffusion oder durch aktive Transportmechanismen; zusätzlich spielt Filtration eine Rolle (s. unten). Wenn der Abtransport schneller erfolgt als das Eindringen, können niemals nennenswerte Konzentrationen im ZNS erreicht werden. Der Übertritt in das Blut erfolgt entweder (wie das Eindringen und den gleichen Gesetzmäßigkeiten folgend) an der Blut/Hirn- und/oder Blut/Liquor-Schranke, vor allem aber, der Liquorströmung folgend, durch Filtration, an den Arachnoidalzotten in die venösen Sinus (der hydrostatische Druck ist im Liquor höher als in den venösen Sinus).

Obwohl nach Abklingen der initialen, durchblutungsabhängigen Phase der Verteilung innerhalb des ZNS ein Konzentrationsausgleich angestrebt wird, sind doch die beobachteten pharmakologischen Wirkungen fast immer ganz bestimmten, allerdings oft nicht bekannten Angriffspunkten zuzuschreiben. Prinzipiell sind zwei Möglichkeiten denkbar:

1. Die Substanz erreicht zwar im gesamten ZNS die gleiche Konzentration, die pharmakologische Wirkung ist aber durch die Wirkung auf einen ganz bestimmten Hirnteil bedingt. Dieser Sachverhalt dürfte z. B. bei den Narkotika zutreffen.

2. Aufgrund besonderer Affinitäten, z. B. infolge Vorhandenseins von Rezeptoren, erfolgt eine Anreicherung in einem ganz bestimmten Hirnteil. Dieser Sachverhalt wurde z. B. für Nikotin nachgewiesen.

Es gibt auch paradoxe Situationen: 6-Aminonicotinsäureamid, ein Antimetabolit des Nicotinsäureamids, erreicht zwar im Hypothalamus die höchsten Konzentrationen, doch sind bestimmte neurologische Ausfallserscheinungen durch eine

Wirkung dieser Substanz auf bestimmte Neuronen des Rückenmarks bedingt, wo nur relativ niedrige Konzentrationen erreicht werden[1].

*Literatur*

Goldstein, A., Aronow, L., Kalman, S. M.: Principles of Drug Action. New York, Evanston, and London: Harper & Row. 1969.
Rall, D. P.: Drug entry into brain and cerebrospinal fluid. In: Fundamentals of Drug Metabolism and Drug Disposition (La Du, B. N., Mandel, H. G., Way, E. L., eds.), pp. 76–87. Baltimore, Maryland: The Williams & Wilkins Company. 1971.
Scheler, W.: Grundlagen der Allgemeinen Pharmakologie. Jena: VEB Gustav Fischer Verlag. 1969.

# 1.3 Experimentelle Untersuchungsmethoden

Die üblicherweise für die experimentelle Untersuchung psychotroper Substanzen verwendeten Methoden lassen sich den folgenden vier Gruppen zuordnen: pharmakologische Methoden, biochemische Methoden, elektrophysiologische Methoden und Methoden zur Feststellung von Verhaltensänderungen. Typische Beispiele für die ersten drei Gruppen sind:

## Pharmakologische Methoden

Muskelrelaxierende Wirkung: Drehstab oder schräggestelltes Gitter (je stärker diese Wirkung ist, desto kürzer können sich Mäuse am Drehstab bzw. Gitter halten);

Analgetische Wirkung: Test mit heißer Platte (Verlängerung der Reaktionszeit);

Antikonvulsive Wirkung: Schutzwirkung gegenüber elektrisch oder durch Krampfgifte ausgelösten Krämpfen;

Hypnotisch-narkotische Wirkung: Bestimmung der Schlafdauer, meist gemessen an der Dauer der Seitenlage;

Zentral erregende oder dämpfende Wirkungen: Bestimmung der lokomotorischen Aktivität von Mäusen im Lichtschrankenkäfig (durch Bewegung der Tiere werden Lichtstrahlen unterbrochen und die Unterbrechungen elektronisch gezählt);

Bestimmung der Beeinflussung der Körpertemperatur;

Untersuchung der Wechselwirkung mit anderen Substanzen: häufig verwendet werden z. B. Reserpin oder Tetrabenazin (z. B. Aufhebung der Tetrabenazin-Ptosis der Maus durch Antidepressiva), Apomorphin (zur Erfassung einer DA-Rezeptoren blockierenden Wirkung), Barbiturate und Alkohol u. a.;

Bestimmung der akuten und chronischen Toxizität usw.

---

[1]  Lison, H.: Untersuchungen zur Differenzierung der durch 6-Aminonicotinamid, einen Antimetaboliten des Nicotinamids, hervorgerufenen zentralnervösen Funktionsstörungen. Naunyn-Schmiedeberg's Arch. Pharmak. *267*, 155–169 (1970).

## Biochemische Methoden

Biochemische Methoden ermöglichen vor allem die Erfassung von Substanzwirkungen auf zentrale Transmittersysteme. Untersucht werden damit z. B. die durch psychotrope Substanzen induzierten Veränderungen bezüglich
- Konzentration von Transmittersubstanzen, ihrer Vorstufen und Abbauprodukte,
- Umsatz von Transmittersubstanzen,
- Produktion von cAMP oder cGMP (als Hinweis auf Rezeptorenwirkungen),
- Enzymaktivitäten u. dgl.

Untersuchungen der Wechselwirkungen mit anderen Substanzen haben die gleiche Bedeutung wie bei den pharmakologischen Methoden.

Radioaktiv markierte Agonisten oder Antagonisten können für autoradiographische Untersuchungen oder dazu verwendet werden, um Rezeptoren nachzuweisen oder Wechselwirkungen am Rezeptor zu erfassen.

Im Endeffekt erlauben biochemische Methoden Aussagen über molekularbiologische Wirkungen psychotroper Substanzen (wie Rezeptorerregung oder -blockade, Förderung oder Hemmung der Transmittersynthese oder des Transmitterabbaues usw.).

## Elektrophysiologische Methoden

In diese Gruppe gehören alle Untersuchungen über die Wirkung psychotroper Substanzen
- auf die elektrobiologische Aktivität (EEG) verschiedener Hirnteile
und
- auf die elektrische Tätigkeit (Entladungsfrequenz und -muster, Ionenströme durch die Membran) einzelner Neurone.

In beiden Fällen kann sowohl die Beeinflussung der „spontanen" Tätigkeit wie auch der durch Reize induzierten Tätigkeit (z. B. evozierte Potentiale, EEG-Weckreaktion usw.) untersucht werden. EEG-Untersuchungen eignen sich besonders zur Erfassung zentral dämpfender und erregender sowie konvulsiver Wirkungen.

Mit Hilfe mikroelektrophoretischer Applikation (Mehrfachmikroelektroden) können Substanzen an einzelne Nervenzellen appliziert und gleichzeitig deren Aktivitäten (Aktionspotentiale) abgeleitet werden.

## Methoden zur Feststellung von Verhaltensänderungen

Die Literatur über die mit diesen Methoden durchgeführten Untersuchungen ist vielfältig und uneinheitlich, wohl vor allem deswegen, weil sie in das Arbeitsgebiet von Medizinern, Psychologen und Verhaltensforschern fallen, die sich nicht unbedingt der gleichen Arbeitsmethoden und Terminologie bedienen. Insbesondere muß aber berücksichtigt werden, daß zur Erfassung von Verhaltensweisen
- Methoden der Verhaltensforschung (Ethologie), d. h. Untersuchungen an Tieren, die sich frei in ihrem Lebensraum befinden („Freilandforschung")
oder

– Methoden des sogenannten „Behaviorismus", d. s. Untersuchungen unter
  standardisierten Laborbedingungen (z. B. die verschiedenen Formen der bedingten Reaktionen)
angewendet werden können. Bisher haben die letztgenannten Untersuchungsmethoden in der Neuropharmakologie – sicherlich nicht ganz zu Recht – das
absolute Übergewicht.

Im einfachsten Fall werden bei Untersuchungen dieser Gruppe Veränderungen
des „spontanen"[1] Verhaltens zu erfassen versucht. Im allgemeinen läßt sich auf diese
Weise gegebenenfalls relativ einfach das Auftreten einer Katalepsie, einer
Bewegungsstereotypie, eines Tremors, einer Rigidität usw. feststellen.

---

[1]  Die Definition von „spontan" ist schwierig, das gilt nicht nur für „spontane" Verhaltens-
     weisen, sondern z. B. auch für das „spontane" EEG. Im allgemeinen versteht man darunter
     nur durch endogene Einflüsse bedingt, nicht-reaktiv; exogene Einflüsse können jedoch
     kaum mit Sicherheit ausgeschlossen werden.

# 2 Spezieller Teil

# 2.1 Lokalanästhetika

## Vorbemerkungen

An allen erregbaren Zellen werden durch einen aktiven, Energie verbrauchenden Transport („gekoppelte Natrium-Kalium-Pumpe") Konzentrationsgradienten für bestimmte Ionen zwischen intra- und extrazellulär aufrechterhalten; insbesondere ist der $[K^+]/[Na^+]$-Quotient intrazellulär hoch, extrazellulär niedrig. Diese Ionenverteilung bewirkt in Verbindung mit einer unterschiedlichen Permeabilität der Membran für verschiedene Ionen – die Membran ist im Ruhezustand insbesondere für $K^+$ relativ gut durchlässig — entsprechend der Nernstschen Gleichung[1] eine Potentialdifferenz zwischen intra- und extrazellulär, wobei das Ruhemembranpotential annähernd dem Kaliumgleichgewichtspotential entspricht ($E_K =$ $-90\,mV$). Veränderungen der Permeabilität der Membran für bestimmte Ionen haben eine Erniedrigung (Depolarisation) oder Erhöhung (Hyperpolarisation) der Potentialdifferenz zur Folge. Erreicht die Depolarisation einen bestimmten Schwellenwert, kommt es zur Ausbildung eines fortgeleiteten Aktionspotentials ($Na^+$-Einstrom, gefolgt von $K^+$-Ausstrom).

Membranstabilisierende Substanzen setzen die Membranpermeabilität herab. Lokalanästhetika sind der Prototyp für membranstabilisierende Substanzen; zahlreiche andere Substanzen wirken ähnlich, so z. B. einige Toxine (wie Tetrodotoxin und Saxitoxin), einige quarternäre Ammoniumverbindungen, Chininsalze u. v. a. Die meisten dieser Substanzen haben nur experimentelle Bedeutung, die erwähnten Toxine werden im Anhang zu den Lokalanästhetika besprochen.

Lokalanästhetika werden zur Schmerzausschaltung lokal an Nerven appliziert; die Lokalanästhesie stellt eine Alternative zur Allgemeinnarkose dar. Darüber hinaus werden Lokalanästhetika aber auch zu anderen Zwecken verwendet (s. unten).

## Chemie und Einteilung

*Formelübersicht Lokalanästhetika*

*Ester*

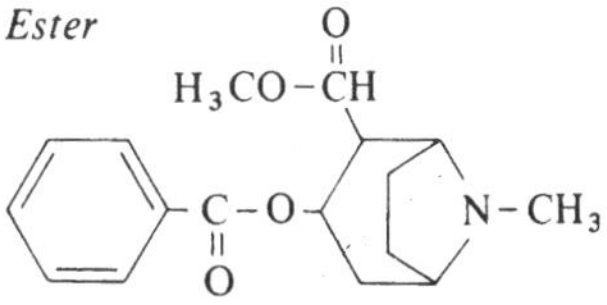

Cocain

---

[1]  Nernstsche Gleichung (für einwertige Ionen): $U_m = \dfrac{RT}{F} \cdot \ln\left(\dfrac{c_a}{c_i}\right)$, wobei $U_m$: Membranpotential; R: Gaskonstante; T: Temperatur; F: Faraday-Konstante; $c_a$ und $c_i$: Ionenkonzentration an der Membranaußen- bzw. -innenseite (unter Berücksichtigung der Leitfähigkeit der Membran für dieses Ion). Für $T = 293°$ (= 20°C) ist $RT/F \approx 25\,mV$.

*Formelübersicht Lokalanästhetika* (Fortsetzung)

|  | $R_1$ | $R_2$ | $R_3$ |
|---|---|---|---|
| Procain | $-H$ | $-C_2H_5$ | $-H$ |
| Oxybuprocain | $-H$ | $-C_2H_5$ | $-O-(CH_2)_3-CH_3$ |
| Tetracain | $-(CH_2)_3-CH_3$ | $-CH_3$ | $-H$ |

Allgemeine Formel: $R_1N(H)-C_6H_3(R_3)-C(=O)-O-CH_2-CH_2-N(R_2)_2$

*Säureanilide*

|  | $R_1$ | $R_2$ |
|---|---|---|
| Lidocain | $-CH_3$ | $-CH_2-N(C_2H_5)_2$ |
| Tolycain | $-COO.CH_3$ | $-CH_2-N(C_2H_5)_2$ |
| Butanilicain | $-Cl$ | $-CH_2-NH-(CH_2)_3-CH_3$ |
| Mepivacain | $-CH_3$ | (Piperidin-$N-CH_3$) |
| Bupivacain | $-CH_3$ | (Piperidin-$N-C_4H_9$) |

Grundstruktur: $C_6H_3(R_1)(CH_3)-NH-C(=O)-R_2$

*Andere* (atypische Struktur)

$H_2N-C_6H_4-C(=O)-O-CH_2-CH_3$       $C_6H_5-CH_2-OH$

Benzocainum            Benzylalkohol

    Die meisten Lokalanästhetika sind Basen und haben eine gemeinsame chemische Grundstruktur (nachfolgend als „typische Struktur" bezeichnet), nämlich:
Lipophiler aromatischer Rest   –   Zwischenkette   –   hydrophiler Rest
                                         (im allgemeinen Aminogruppe).
    Dabei hat die Zwischenkette eine weitgehend einheitliche Länge, nämlich etwa 7 Å. Die einheitliche Struktur läßt eine Affinität zu einem bestimmten Rezeptor vermuten (s. unten).
    Eine Unterteilung wird meist aufgrund der Struktur der Zwischenkette vorgenommen:
1   Lokalanästhetika mit typischer Struktur
1.1 Basische Ester (meist Ester der Benzoesäure oder der p-Aminobenzoesäure), z. B. Cocain, Procain, Oxybuprocain, Tetracain
1.2 Basische Säureamide und Säureanilide, z. B. Lidocain, Mepivacain, Bupivacain, Cinchocain, Butanilicain, Tolycain
1.3 Andere: Basische Äther, Ketone usw.
2   Lokalanästhetika mit atypischer Struktur, z. B. Benzocainum, Benzylalkohol[1].

---

[1]   Offenbar gehört auch *Eugenol* (Allyl-guajacol) in diese Gruppe; es ist im Nelkenöl (offiz. als Oleum [oder Aetheroleum] Caryophylli, aus der Nelkenwurz, Eugenia caryophyllata) enthalten und wirkt auch antiseptisch. In der Volksmedizin wird Nelkenöl lokal bei Zahnschmerzen, in der Zahnmedizin als Öl oder Eugenöl in Kombination mit Zinkoxid für provisorische Füllungen von Zahnkavitäten verwendet. Das i. v. Kurznarkotikum *Propanidid* war ein Eugenolderivat.

Da die *H₁-Antihistaminika* formal den Lokalanästhetika mit typischer Struktur ähneln, haben viele von ihnen eine ausgeprägte lokalanästhetische Wirkung und wurden auch gelegentlich (z. B. beim Vorliegen einer Allergie gegen die typischen Lokalanästhetika) für diesen Zweck verwendet.

*Procainamid* steht chemisch dem Procain nahe (Säureamid anstatt Ester), ist peroral wirksam und hat eine nur geringe lokalanästhetische Wirksamkeit; es wird gelegentlich als chinidinartig wirkendes Antiarrhythmikum bei bestimmten Herzrhythmusstörungen verwendet.

## Wirkungsspektrum der Lokalanästhetika (Prototyp: Procain)

### Pharmakologische Einzelwirkungen

1. Bei lokaler Applikation:

Aufhebung der Erregung bzw. der Erregungsleitung am Nerven (Leitungsanästhesie) oder an Nervenendigungen und Rezeptoren (Infiltrations- und Oberflächenanästhesie).

Ausschaltung der Funktion der einzelnen Nervenfasern durch Lokalanästhetika – im wesentlichen, aber nicht ausschließlich durch den Faserdurchmesser bedingt – in der nachfolgend angegebenen Reihenfolge (Funktion jeweils in Klammern): B (Vasokonstriktion) – A $\delta$ und C (Schmerz und Temperatur) – A $\gamma$ (Tiefensensibilität) – A $\beta$ (Berührung und Druck) – A $\alpha$ (Motoneuronen). Die Schmerzfasern gehören somit zu den dünnsten Fasern und werden daher bereits durch niedrige Konzentrationen in ihrer Funktion gehemmt.

2. Bei systemischer Applikation:

Da Lokalanästhetika auf alle erregbaren Membranen wirken, entfalten sie eine Vielzahl von Allgemeinwirkungen.

Wichtig sind in diesem Zusammenhang:

Blockade der Rezeptoren („Endoanästhesie" bzw. „Endorezeptorenanästhesie"), wobei tonische und phasische Rezeptoren unterschiedlich beeinflußt werden.

Ferner:

Blockade der synaptischen Erregungsübertragung an vegetativen Ganglien, wobei parasympathische Ganglien empfindlicher sind als sympathische;

spasmolytische Wirkung an der glatten Muskulatur;

komplexe Beeinflussung der Herztätigkeit und der Kreislaufs;

zentrale Wirkungen, und zwar analgetische, sedierende, antikonvulsive, konvulsive und andere Wirkungskomponenten.

Es gibt auch Hinweise auf antiphlogistische und die Kapillarpermeabilität beeinflussende Wirkungskomponenten der Lokalanästhetika.

### Molekularbiologische Wirkungen

Membranstabilisierung, und zwar wird die Permeabilität der Membran für $Na^+$, aber auch für andere Ionen reduziert (für den lokalanästhetischen Effekt würde die Hemmung des $Na^+$-Einstromes genügen).

Als Folge der Membranstabilisierung wird das Ruhemembranpotential nicht oder nur geringfügig verändert, während Depolarisationen und Hyperpolari-

sationen gehemmt werden; am Nerven wird die Fortleitung eines Aktionspotentials über die blockierte Stelle verhindert (dieser Effekt kann durch
einen Katelektrotonus, d. h. durch eine erzwungene Depolarisation aufgehoben werden).

Hypothesen zum Wirkungsmechanismus (vgl. auch Abb. 6):

1 – Bindung an einen an der Membraninnenseite am $Na^+$-Kanal oder in der Nähe
desselben lokalisierten Rezeptor;

2 – Eindringen in die Membran, gefolgt von einer Membranausdehnung,
wodurch sekundär die Membranpermeabilität herabgesetzt würde;

3 – Verschiedene andere Hypothesen, z. B. „Oberflächenladungshypothese":
Lokalanästhetika (mit typischer Struktur) reichern sich an der Grenzfläche
Membran/umgebendes wäßriges Medium an, wobei der lipophile aromatische Rest in die Membran „eintaucht" und die geladene Aminogruppe
nach außen gerichtet ist; dadurch würden die negativen Ladungen an der
Membranaußenseite neutralisiert und als weitere Folge Depolarisationen
erschwert werden.

### Wechselwirkungen mit anderen Substanzen

Die *Allgemeintoxizität* der Lokalanästhetika (insbesondere am ZNS und
kardial) wird durch Barbiturate und andere Hypnotika sowie durch Benzodiazepinderivate herabgesetzt; ebenso soll Procain + Coffein weniger toxisch
sein als Procain allein (daher Anwendung derartiger Kombinationspräparate zur
„Neuraltherapie", s. unten). Opiate und Neuroleptika steigern die Toxizität der
Lokalanästhetika. Die Wechselwirkungen zwischen Lokalanästhetika und
Narkotika sind komplex und wesentlich von der Art des Narkotikums abhängig.

Die *lokalanästhetische Wirkung* der Lokalanästhetika wird durch Calciumsalze verstärkt ($Ca^{2+}$ wirkt ebenfalls membranstabilisierend).

### Nebenwirkungen

Abgesehen von Überempfindlichkeitsreaktionen treten Nebenwirkungen
nur dann auf, wenn zu große Mengen eines Lokalanästhetikums in den allgemeinen Kreislauf gelangen.

Einer Phase der Erregung (Muskelzuckungen, Krämpfe) folgt eine Phase der
Lähmung (einschließlich Atemlähmung). Neben dem ZNS ist vor allem das
Herz betroffen: Lokalanästhetika wirken negativ chronotrop, inotrop, dromotrop
und bathmotrop.

### Weitere Hinweise zur Wirkung

Die Lokalanästhetika mit typischer Struktur sind schwache Basen; abhängig vom
pH und vom $pK_a$-Wert der Verbindung liegt sie zum Teil als wasserlösliches,
dissoziiertes, geladenes Salz ($R \equiv N^+H$), zum Teil als lipidlösliche, undissoziierte,
ungeladene Base ($R \equiv N$) vor:

$$R \equiv N^+H \; \rightleftharpoons \; R \equiv N + H^+.$$

Da der $pK_a$-Wert der Lokalanästhetika ca. 7,5 bis 9 (z. B. 7,6 für Mepivacain, aber 8,9
für Procain) beträgt, liegen beim physiologischen pH von 7,4 jedenfalls weniger als
50% der Gesamtmenge in Form der Base vor.

Nur die basische Form kann (wegen ihrer Lipidlöslichkeit)
1. biologische Barrieren durchdringen und
2. in die Membran eindringen (wodurch diese anschwillt usw., s. oben!).

Nur die kationische Form kann
1. injiziert werden (wegen ihrer Wasserlöslichkeit) und
2. an den Rezeptor gebunden werden (s. oben) (daher nimmt die lokalanästhetische Wirkung bei pH-Abnahme zu). Die Reihenfolge der erwähnten Vorgänge ist in Abb. 6 schematisch dargestellt.

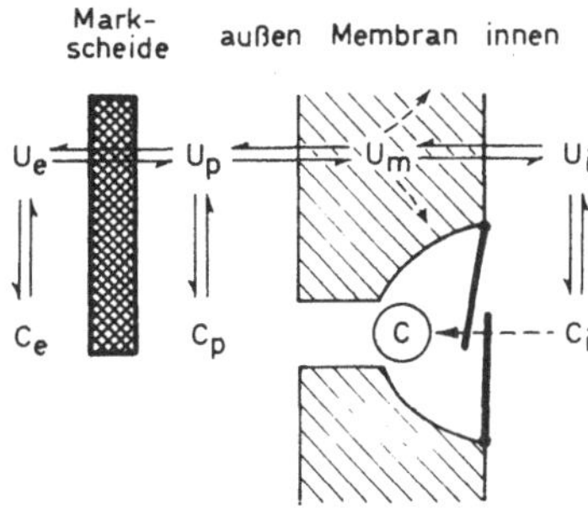


Abb. 6. Wechselwirkung zwischen einem Lokalanästhetikum und einem $Na^+$-Kanal. Das Diagramm zeigt die Verteilung der basischen ($U$) und der kationischen ($C$) Form des Lokalanästhetikummoleküls in einem myelinisierten Nerven. $e$ Konzentration in der externen Badeflüssigkeit, $p$ in der unmittelbaren Nachbarschaft der Membran, $m$ in der Membran, $i$ im Axoplasma (intrazellulär). Zwei Wirkungsmechanismen sind dargestellt (strichliert): (1) Ausbreitung der basischen, undissoziierten Form ($U_m$) in der Membran und (2) Wechselwirkung der kationischen Form ($C_i$) mit einem Rezeptor an der Innenseite des $Na^+$-Kanals. (Nach Ritchie, J. M.: Mechanism of action of local anaesthetic agents and biotoxins. Brit. J. Anaesth. *47,* 191–198 (1975), Fig. 7)

Die Wirkung der Lokalanästhetika auf die Membran – Blockade der Ionenkanäle – ist zum Teil auch von deren Zustand bzw. „Vorgeschichte" abhängig („use-dependent"-Hemmung der Leitfähigkeit für $Na^+$-Ionen); sie ist stärker, wenn eine Depolarisation vorliegt, da offenbar bevorzugt offene $Na^+$-Kanäle blockiert (und auch wieder freigegeben) werden[1] (ähnliche Befunde liegen übrigens auch für die Wirkung von d-Tubocurarinchlorid und anderen Muskelrelaxantien an der motorischen Endplatte vor).

Lokalanästhetika mit atypischer Struktur, z. B. Benzocainum, sind zur Salzbildung nicht befähigt. Sie können daher nicht in wäßriger Lösung injiziert werden (daher Anwendung z. B. in Salbenform für die Oberflächenanästhesie) und auch nicht an den Rezeptor gebunden werden. Ihre Wirkung beruht daher vermutlich ausschließlich auf den oben sub 2) genannten Mechanismus.

Für die Lokalanästhesie werden häufig *Vasokonstringentien* zugesetzt, und zwar Noradrenalin und/oder Adrenalin, in der Zahnheilkunde auch Corbadrin. Diese

---

[1]  Courtney, K. R.: Mechanism of frequency-dependent inhibition of sodium currents in frog myelinated nerve by the lidocaine derivative GEA 968. J. Pharmacol. exper. Therap. *195,* 225–236 (1975).

Zusätze sollen die Resorption der Lokalanästhetika verzögern und damit 1. die Lokalanästhesie verlängern und 2. die Gefahr von Allgemeinwirkungen reduzieren. Da aber auch die Zusätze allmählich resorbiert werden, ist deren unterschiedliche Wirkung z. B. auf die Herzfrequenz zu beachten. Die Allgemeintoxizität einer Kombination Lokalanästhetikum + Sympathomimetikum ist größer als die des Lokalanästhetikums allein, weswegen wiederholt versucht wurde, den Zusatz wegzulassen, was bei bestimmten Lokalanästhetika (z. B. Mepivacain) auch möglich ist. Der Zusatz von Adrenalin oder Noradrenalin liegt bei 1 : 200.000, die Gesamtmenge sollte 0,25 bis 0,5 mg nicht übersteigen. Vereinzelt wurde versucht, die erwähnten Vasokonstringentien durch Vasopressinabkömmlinge zu ersetzen.

## Unterschiede zwischen den einzelnen Präparaten

*Cocain* ist das einzige natürlich vorkommende Lokalanästhetikum, es ist das Alkaloid aus den Blättern der Kokastaude (Erythroxylum coca und Erythroxylum truxillense, beide in Südamerika beheimatet; Blätter von den Einheimischen schon zu den Zeiten der Inkas gekaut). Es unterscheidet sich von allen anderen Lokalanästhetika 1. durch seine zentrale Wirkung (Suchtgift!) und 2. durch seine adrenerge Wirkungskomponente. Es wird, wenn überhaupt, nur für die Oberflächenanästhesie im Bereich des Kopfes verwendet. Die Bestimmungen des Suchtgiftgesetzes sind zu beachten![1]

*Procain* (seit 1905) kann als das klassische synthetische Lokalanästhetikum gelten, wurde aber später (seit 1948) durch *Lidocain* weitgehend verdrängt. Lidocain ist als Säureamid besser beständig, erheblich länger und auch stärker wirksam als Procain und darüber hinaus auch zur Oberflächenanästhesie geeignet.

Aus der Gruppe der Säureanilide sind zwei weitere Lokalanästhetika wichtig: *Mepivacain,* das bezüglich Wirkungsdauer mit Lidocain vergleichbar ist, schlechter als dieses diffundiert und für Leitungsanästhesien, vor allem auch in der Zahnheilkunde, verwendet wird, und *Bupivacain,* das sich durch eine extrem lange Wirkungsdauer auszeichnet und vor allem für rückenmarksnahe Leitungsanästhesien (extradurale Anästhesien und Spinalanästhesien), auch in der Geburtshilfe, geeignet ist. Eine Neuentwicklung ist *Dichlorprocain,* das extrem schnell wirkt und z. B. mit Bupivacain kombiniert werden kann.

Ester (wie Procain) besitzen im allgemeinen eine kurze Wirkungsdauer, da sie im Organismus durch verschiedene Esterasen, u. a. auch durch die unspezifische Cholinesterase, wenn auch mit unterschiedlicher Geschwindigkeit, abgebaut werden. Jedoch ist die Wirkungsdauer der Lokalanästhetika am Ort der Wirkung von der Eliminationsgeschwindigkeit unabhängig.

---

[1]  1884 wurde Cocain in Wien vom Augenarzt Karl Koller für die Lokalanästhesie und von Sigmund Freud für die Behandlung von Morphinisten verwendet bzw. empfohlen. Die cocainfreien Blätter von E. truxillense werden bei der Herstellung des Getränkes Coca-Cola verwendet. Cocain hemmt die (aktive) Rückaufnahme von NA in die adrenerge Nervenendigung. Diese Wirkung ist für Cocain so charakteristisch, daß sie als „cocainartig" bezeichnet wird, sie ist aber nicht spezifisch für Cocain. So gehört z. B. eine cocainartige Wirkung zum Wirkungsspektrum der trizyklischen Antidepressiva (s. d.).

Im übrigen unterscheiden sich die verschiedenen synthetischen Lokalanästhetika (mit typischer Struktur) voneinander nur in quantitativer Beziehung z. B. bezüglich ihrer Wirkungsstärke, Pharmakokinetik, Lipidlöslichkeit, Verträglichkeit usw.

### Arten der Lokalanästhesie

Man unterscheidet Oberflächen-, Infiltrations- und Leitungsanästhesie.
Oberflächenanästhesie: an Haut und Schleimhäuten (lokale Applikation ohne Injektion); dafür geeignet sind auch Lokalanästhetika vom Ethoform-Typ.
Infiltrationsanästhesie: Um- und Unterspritzung des zu anästhesierenden Gebietes.
Leitungsanästhesie: Lokalanästhesie im Bereich des versorgenden Nerven; es sind dafür höhere Konzentrationen erforderlich als zur Infiltrationsanästhesie. Zahlreiche Sonderformen wie z. B. „Rückenmarksnahe Verfahren" der Leitungsanästhesie: a) Epiduralanästhesie (thorakal, lumbal oder kaudal); b) Spinalanästhesie, wobei das Lokalanästhetikum in den Liquorraum injiziert wird (einzige Form der Lokalanästhesie, bei der das spezifische Gewicht der injizierten Lösung von Bedeutung ist!)[1].

### Dosierungsrichtlinien

50 ml einer 1%igen Lösung sind toxischer als 100 ml einer 0,5%igen Lösung, daher ist nicht nur die absolute Menge, sondern auch die Konzentration wichtig! Die Toxizität eines Lokalanästhetikums nimmt mit dem Quadrat seiner Konzentration zu; wenn z. B. 50 ml einer 1%igen Lösung verabreicht werden dürfen, beträgt die zulässige Menge bei einer 2%igen Lösung $50/2^2 = 12,5$ ml.
Dosierungsbeispiel für Lidocain:
Infiltrationsanästhesie 0,25−0,5%, meist mit Adrenalinzusatz, maximal 0,2 ohne bzw. 0,5 mit Adrenalinzusatz; Leitungsanästhesie: meist 1%, meist mit Adrenalinzusatz, bis ca. 50 ml; Zahnmedizin: 1−2% mit Adrenalinzusatz, 1−2 ml; Oberflächenanästhesie 2−4%, bis ca. 4 ml.
Literaturangaben über die zulässigen Maximaldosen schwanken beträchtlich, so z. B. für Procain von 0,2 bis 5,0!

### Indikationen

1. Lokale Applikation: Lokalanästhesie
   zur Schmerzausschaltung bei chirurgischen Eingriffen;
   zur Schmerzausschaltung bei schmerzhaften Prozessen, z. B. Brandwunden, Haemorrhoiden usw.;
   aus anderen Gründen, z. B. Ethoform peroral bei Erbrechen, zur Anästhesie des Rachens bei pharyngitischem Reizhusten usw.
2. I. v. Applikation:
   bei ventrikulären Herzrhythmusstörungen (Lidocain);

---

[1] Für die Schmerzausschaltung durch intrathekale Injektion werden nicht nur Lokalanästhetika, sondern − bei bestimmten Indikationen − auch Alkohol oder hypertone NaCl-Lösungen verwendet. Das letztgenannte Verfahren (nach Hitchcock) wirkt durch Depolarisation der Nervenfasern, ist sehr schmerzhaft und kann daher nur in Narkose durchgeführt werden. Auch Opiate können intrathekal oder epidural appliziert werden (vgl. S. 152).

als Antikonvulsiva, z. B. Lidocain + Phenytoin beim Status epilepticus;
Endoanästhesie bei Schockzuständen, zur „vegetativen Dämpfung" u. a.

Nicht allgemein anerkannt, von der Schulmedizin größtenteils abgelehnt, sind
Verfahren, die unter den Begriffen „Therapie mit Procain", „Heilanästhesie" oder
„Neuraltherapie" zusammengefaßt werden: Segmentale Therapie (z. B. segmentale
paravertebrale Spinalanästhesie bei Koliken, Lungenödem, Ulcus usw.), Reflex-
zonentherapie (Unterbrechung kutoviszeraler Reflexe), zur Fokusdiagnose
(„Sekundenphänomen") u. a. Noch umstrittener, weil objektiv niemals nachgewiesen, ist die Wirksamkeit von Procain (eventuell in Kombination mit Haemato-
porphyrin) bei Altersbeschwerden.

### Präparate

*Procain:* Novanaest® purum 1% (oder 2%)-Amp., − „S"-Amp. 2% (mit Adrenalinzusatz).
*Lidocain:* Xylocain® 2%-Amp., 0,5% (oder 1%, 2%)-Durchstichflaschen, 1% (oder
2%)-Ephedrin 1 : 200.000-Durchstichflasche.
*Mepivacain:* Scandicain®-Amp. 0,5% (oder 1%, 2%), − Durchstichflasche 0,5% (oder
1%, 2%).
*Bupivacain:* Carbostesin® 0,25% (oder 0,5%)-Amp., Carbostesin® 0,25% (oder 0,5%)
mit Adrenalin-Amp.

*Literatur*

Lokalanästhesie und Lokalanästhetika (Killian, H., Hrsg.). 2. neubearb. u. erweiterte Aufl.
Stuttgart: G. Thieme. 1973.
Proceedings of a Symposium of Local Anaesthesia Edinburgh, 1974 (Scott, D. B., ed.). In: Brit.
J. Anaesth. *47,* Suppl. Ed., 1975.


# 2.1.1 Anhang


## 2.1.1.1 Tetrodotoxin und Saxitoxin

### Tetrodotoxin (TTX)

**Chemie:**

TTX ist chemisch kompliziert strukturiert (s. Formel), geringfügige chemische
Modifikationen führen zum Verlust der Wirkung, die positiv geladene Guanidin-
gruppe scheint für die molekularbiologische Wirkung wesentlich zu sein.

**Vorkommen:**

TTX kommt in zahlreichen Fischen der Unterordnung Gymnodontes und in
Amphibien der Familie Salamandridae (darunter auch in europäischen Arten wie
Triturus vulgaris [Streifenmolch] und Triturus alpestris [Bergmolch]) vor. Am
wichtigsten ist das Vorkommen in Organen − vor allem Ovar und Leber − des Fugu-,
Puffer- oder Kugelfisches, Sphaeroides rubripes und S. porphyreus, der in Japan als

Tetrodotoxin

Delikatesse gilt (in Japan ist die Zubereitung des Fisches − Entfernen der gifthältigen Organe − nur in bestimmten Restaurants mit einer besonderen staatlichen Lizenz gestattet).

**Wirkung:**

Die Wirkung von TTX ist hochspezifisch: TTX blockiert die $Na^+$-Kanäle an ihrer Außenseite am Nerven und am Muskel; $Na^+$-Einstrom und damit Depolarisation werden verhindert[1]. *Unbeeinflußt* bleiben insbesondere: der aktive Ionentransport, die $K^+$-Kanäle (auch nach hohen TTX-Dosen − Unterschied gegenüber den Lokalanästhetika!) und die (chemische) Erregungsübertragung an Synapsen und an der motorischen Endplatte. Kardiovaskuläre (z. B. Hypotonie) und zentralnervöse Wirkungen wurden behauptet, sind aber unwahrscheinlich, insbesondere letztere, da TTX kaum in das ZNS eindringt. Die Wirkung von TTX auf die $Na^+$-Kanäle ist so spezifisch, daß sich mit Hilfe von radioaktiv markiertem TTX die Anzahl der $Na^+$-Kanäle an einer bestimmten Struktur erfassen läßt.

**Vergiftung:**

TTX gehört zu den giftigsten proteinfreien Toxinen. Die Vergiftung beginnt mit Sensibilitätsstörungen an Lippen, Zunge und Fingerspitzen, gefolgt von Schwäche und Sensibilitätsstörungen an den Extremitäten bis zu einer generalisierten Muskelschwäche. Todesursache ist Atemlähmung (als Folge der peripheren Lähmung der Atemmuskulatur), künstliche Beatmung ist die einzig mögliche, aber wirksame Therapie.

### Saxitoxin (STX)

**Chemie:**

Gewisse Ähnlichkeiten mit TTX, zwei Guanidingruppen anstatt einer.

---

[1] Es gibt auch Substanzen, die spezifisch die $K^+$-Kanäle blockieren, z. B. Tetraäthylammonium.

Saxitoxin

**Vorkommen:**

STX kommt in Plankton, und zwar in Dinoflagellatenarten, insbesondere in Gonyaulax catanella, vor, die sich bei günstigen Temperatur- und Lichtbedingungen so vermehrt, daß es zu einer Rotverfärbung der Meeresoberfläche kommt. Meerestiere, die sich von diesem Plankton ernähren (vorwiegend handelt es sich um Muscheln) sind für den Menschen erheblich toxisch. Eine derartige Muschel kann eine Giftmenge enthalten, die bis zu 50 Menschen töten könnte.

**Wirkung und Vergiftung:**

Wie TTX. Die STX-Vergiftung wurde früher als „paralytische Form der Muschelvergiftung" bezeichnet.

## 2.1.1.2 Aconitin und verwandte Substanzen

Genauso wie es periphere Muskelrelaxantien gibt, die entweder stabilisierend (kompetitive Verdrängung von ACh, Prototyp: d-Tubocurarinchlorid) oder depolarisierend (Prototyp: Dekamethonium) wirken, kann auch die Membran der Nerven entweder im Sinne einer Stabilisierung (Lokalanästhetika, TTX usw.) oder im Sinne einer Depolarisation beeinflußt werden. Zu den Substanzen mit der letztgenannten Wirkung gehören insbesondere:

*Aconitin,* Alkaloid aus Aconitum napellus (blauer oder echter Eisenhut);
*Veratridin* und andere Veratrumalkaloide, aus verschiedenen Pflanzen, u. a. auch aus dem einheimischen Veratrum album (weißer Germer);
*Batrachotoxin,* eine der giftigsten Substanzen, aus der Haut des kolumbianischen Frosches Phyllobates bicolor.

Alle diese Substanzen bewirken, wenn sie mit Schmerzfasern in Kontakt kommen, Schmerz bzw. eine „Anaesthesia dolorosa", d. i. Schmerz, gefolgt von Anästhesie (vgl. die Wirkung depolarisierender Muskelrelaxantien auf den Muskel: Zuckungen, gefolgt von Lähmung). Alle diese Substanzen öffnen die $Na^+$-Kanäle und wirken dadurch depolarisierend; ihre Wirkung kann durch TTX oder STX aufgehoben werden, obschon der molekularbiologische Angriffspunkt von TTX und STX einerseits und von den depolarisierenden Substanzen andererseits verschieden ist.

Aconitin und Veratrumalkaloide haben eine wenn auch nur geringe therapeutische Bedeutung: Aconitin bei Neuralgien, Veratrumalkaloide als Antihypertonika (da es durch Stimulierung bestimmter Rezeptoren zur Auslösung vagaler Kreislaufreflexe kommt).

### Aconitinvergiftung

2 mg können tödlich sein! Die Vergiftung beginnt mit Parästhesien an Zunge, Mund und Haut, gefolgt von Gefühllosigkeit. Ferner: Nausea, Erbrechen und Diarrhöen; intensives Kältegefühl; allgemeine Muskelschwäche; ausgeprägte kardiale Wirkung, und zwar zunächst Bradykardie (Stimulierung des Vaguszentrums), gefolgt von Arrhythmien (direkte Herzwirkung). Todesursache: Herzstillstand oder Atemlähmung.
Behandlung: Warmhalten, Magenspülung, Atropin (1 mg s. c.), gegebenenfalls künstliche Beatmung.

*Literatur*

Evans, M. H.: Tetrodotoxin, saxitoxin, and related substances: Their applications in neurobiology. Int. Rev. Neurobiol. *15,* 83−166 (1962).
Kao, C. Y.: Tetrodotoxin, saxitoxin and their significance in the study of excitation phenomena. Pharmacol. Rev. *18,* 997−1049 (1966).
Ritchie, J. M., Rogart, R. B.: The binding of saxitoxin and tetrodotoxin to excitable tissue. Rev. Physiol. Biochem. Pharmacol. *79,* 1−50 (1977).

# 2.2 Narkotika

**Synonyma:** Narkosemittel, engl.: an(a)esthetics (der englische Terminus „narcotic analgesics" ist synonym mit dem deutschen Begriff „Opiate"!).

## Vorbemerkungen

Unter Narkose versteht man im allgemeinen eine vorübergehende Ausschaltung des Bewußtseins und der Schmerzempfindung, vergesellschaftet mit Relaxation und Reflexdämpfung, bei Aufrechterhaltung der lebenswichtigen Funktionen wie Atmung und Kreislauf. Diese Definition ist jedoch nicht zufriedenstellend, da einerseits auch Einzeller „narkotisiert" werden können und andererseits eine komplette Analgesie bei eingeschränktem, aber nicht aufgehobenem Bewußtsein meist auch als Narkose bezeichnet wird.
Zur Narkose im klinischen Sinn gehören auch die Prämedikation (Narkosevorbereitung) und die Induktion (Narkoseeinleitung), die beide im Anschluß an die Narkotika besprochen werden.

## Chemie und Einteilung

*Formelübersicht Narkotika*

*Inhalationsnarkotika*

Flüssigkeiten

  Äther

$C_2H_5-O-C_2H_5$
Diäthyläther

$CH_2=CH-O-CH=CH_2$
Divinyläther

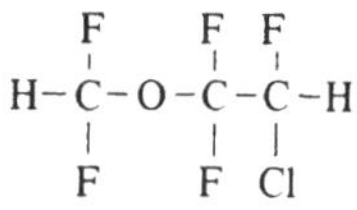

$$\begin{array}{ccccc} & F & & F & F \\ & | & & | & | \\ H- & C & -O- & C & -C & -H \\ & | & & | & | \\ & F & & F & Cl \end{array}$$

Enfluran

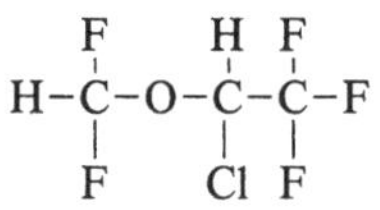

$$\begin{array}{ccccc} & F & & H & F \\ & | & & | & | \\ H- & C & -O- & C & -C & -F \\ & | & & | & | \\ & F & & Cl & F \end{array}$$

Isofluran

$$\begin{array}{ccccc} & H & & F & Cl \\ & | & & | & | \\ H- & C & -O- & C & -C & -H \\ & | & & | & | \\ & H & & F & Cl \end{array}$$

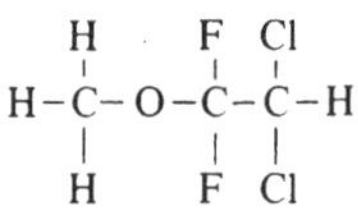

Methoxyfluran

  Halogenierte Alkane

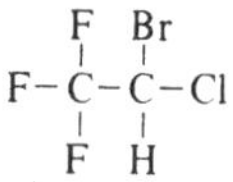

$$\begin{array}{ccc} & F & Br \\ & | & | \\ F- & C & -C & -Cl \\ & | & | \\ & F & H \end{array}$$   Halothan

Gas

  $N\equiv N=O$   Distickstoffoxid

*Injektionsnarkotika*

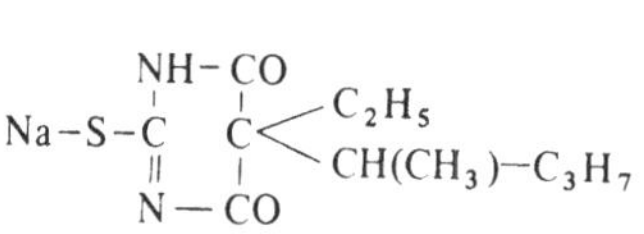

Thiopental Natrium

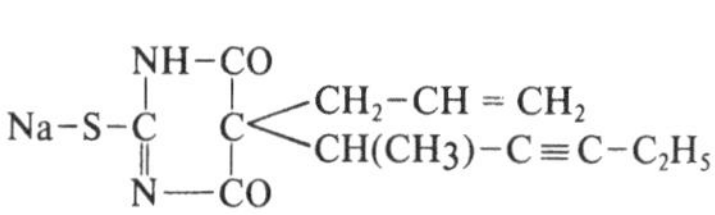

Methohexital Natrium

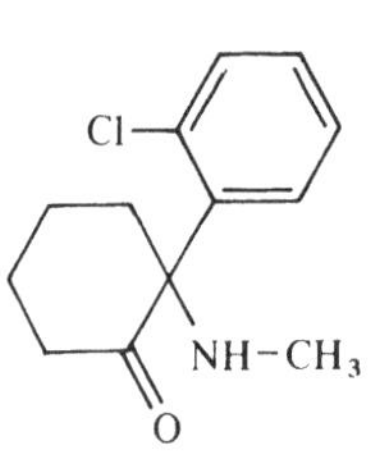

Ketamin

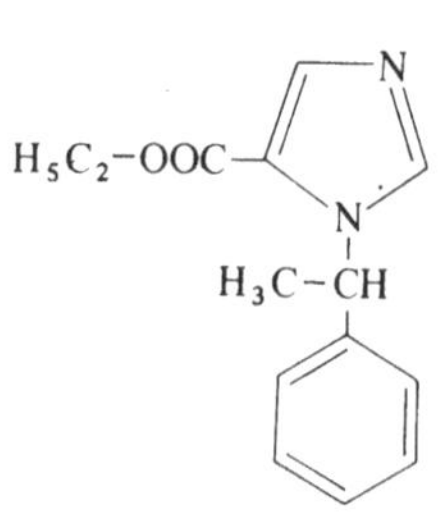

Etomidat

$$CH_2-O-CO-(CH_2)_2-COOH$$

Hydroxydion

$$HO-(CH_2)_3-COOH$$

γ-Hydroxybuttersäure

Einteilung am zweckmäßigsten nach der Applikationsart in Inhalationsnarkotika (oder: volatile Narkotika)[1], intravenöse Narkotika (richtiger: Injektionsnarkotika, da z. B. Ketamin auch i. m. injiziert werden kann) und rektale Narkotika[2].

1    Inhalationsnarkotika
1.1  Äther, z. B. Diäthyläther, Divinyläther, Methoxyfluran, Enfluran
1.2  Halogenierte Alkane, z. B. Halothan
1.3  Distickstoffoxid (Stickoxydul), Cyclopropan u. a.
2    Injektionsnarkotika
2.1  Barbitursäurederivate, z. B. Thiopental, Methohexital
2.2  Ketamin
2.3  Benzodiazepinderivate, z. B. Flunitrazepam
2.4  Verschiedene andere, wie z. B. γ-Hydroxybuttersäure, Etomidat, einige Substanzen mit Steroidstruktur (z. B. Hydroxydion) u. a.
3    Rektale Narkotika: im wesentlichen nur Barbiturate, aber auch Äther in Öl, Chloralhydrat, Paraldehyd u. a. Praktisch nur bei Kindern bis zum Alter von 5 Jahren.

## 2.2.1 Inhalationsnarkotika

**Vorbemerkungen**

Die Gesamtfläche der Alveolen beträgt fast 100 m², daher erfolgt die Aufnahme (durch Diffusion[3]) durch die Alveolarmembran außerordentlich schnell, vergleichbar mit einer i. v. Injektion (wichtig auch für Vergiftungen durch giftige Gase!).

---

[1]  Unterteilung in Gas- und Dampfnarkotika nicht korrekt, da in der physikalischen Literatur unter einem Dampf ein Gas verstanden wird, das mit seiner Mutterflüssigkeit im dynamischen Gleichgewicht steht. Von den unter 1 angeführten Inhalationsnarkotika ist bei 18 °C nur Distickstoffoxid gasförmig.

[2]  Der Vollständigkeit halber sei erwähnt, daß es auch eine Elektronarkose gibt, die allerdings kaum praktische Bedeutung hat.

[3]  Nach dem 1. Fickschen Gesetz ist $n = -D.q.\dfrac{\Delta c}{\Delta x}$, wobei n: diffundierende Stoffmenge; D: Diffusionskoeffizient (mit neg. Vorzeichen, weil Diffusion gegen den Konzentrationsquotienten gerichtet ist; abhängig von der Temperatur und – bei Gasen – auch vom Gesamtdruck); q: Diffusionsquerschnitt; Δc/Δx: Konzentrationsgradient beiderseits q. Die Diffusion ist somit zu jedem Zeitpunkt dem Konzentrationsgradienten proportional.

Für die *Pharmakokinetik* der Narkose sind die Narkotikumkonzentrationen in der Inhalationsluft, in der Alveolarluft, im Blut, im Gehirn und gegebenenfalls auch in anderen Organen von besonderer Bedeutung.

Beim *Narkosebeginn* wird Narkotikum eingeatmet, während die Narkotikumkonzentration in Alveolarluft, Blut und Gehirn noch Null beträgt.

Im *Gleichgewichtszustand,* der theoretisch nie, praktisch jedoch nach kürzerer oder längerer Zeit erreicht wird, ist der Partialdruck des Narkotikums in der Inhalationsluft identisch mit jenem in der Alveolarluft und die Konzentration des Narkotikums im Blut identisch mit jener im gesamten Körperwasser und auch annähernd identisch mit jener im Gehirn. Die Beziehung zwischen Partialdruck in Inspirations- und Alveolarluft und der Konzentration im Blut (und Gehirn) ist durch die Blutlöslichkeit des Narkotikums bzw. durch seinen Blut/Gas-Verteilungskoeffizienten gegeben, der für die verschiedenen Narkotika innerhalb weiter Grenzen schwanken kann (vgl. Tab. 1).

*Tabelle 1*

| Narkotikum | Blutlöslichkeit bei 37–38 °C | Öl/Wasser-Verteilungs-koeffizient | MAK-Wert[1] | mg/ml Blut bei III/2–3[2] | Siedepunkt °C |
|---|---|---|---|---|---|
| Diäthyläther | 15 | 3,2 | 1,92 | 1,5 | 35 |
| Methoxyfluran | 12 | 400 | 0,16 | | 105 |
| Halothan | 2,3 | 220 | 0,75 | 0,21 | 50 |
| Enfluran | 1,8 | 120 | 1,68 | | 57 |
| Divinyläther | 1,5 | 41 | | 0,18 | 28 |
| N$_2$O | 0,47 | 3,2 | 105 | 1,3 | −88 |

[1]   Nach Eger, E. I., II: Anesthetic uptake and action. Baltimore, Maryland: The Williams & Wilkins Company. 1974. MAK = minimale alveolare Konzentration zur Aufrechterhaltung einer bestimmten, unter standardisierten Bedingungen ermittelten, oberflächlichen Narkosetiefe; ausgedrückt in % des atmosphärischen Druckes.

[2]   Nach Goldstein, A., Aronow, L., Kalman, S. M.: Principles of drug action. New York, Evanston, and London: Harper & Row Publishers. 1969. Konzentration im Blut (in mg/ml) im Toleranzstadium, Planum 2–3.

Als *Einleitungsphase (Anflutung)* bezeichnet man die Zeit vom Narkosebeginn bis zum Erreichen des Gleichgewichtszustandes. Während dieser Phase steigt der Partialdruck des Narkotikums in der Alveolarluft allmählich an (bis er gleich groß ist wie der Partialdruck in der Inspirationsluft) und ebenso die Konzentration des Narkotikums in Blut und Gehirn (und in den anderen Organen). Die Dauer der Einleitungsphase hängt von mehreren Faktoren ab, insbesondere jedoch einerseits vom verwendeten Narkotikum (nämlich von dessen Blutlöslichkeit[3]), andererseits vom

[3]   Nach dem Henry-Daltonschen Absorptionsgesetz ist die Löslichkeit eines Gases in einer Flüssigkeit vom Partialdruck des Gases über der Lösung abhängig. $H = p/n$, wobei $H$: Henrysche Konstante, $p$: Partialdruck, $n$: Mole das Gases in der Lösung (gilt für hinreichend verdünnte Lösungen). $H$ ist abhängig von den Eigenschaften des Gases, seiner Löslichkeit und der Temperatur (Löslichkeit von Gasen nimmt mit steigender Temperatur ab).

Patienten (nämlich von dessen Ventilation, Herzleistung, eventuellen pathologischen Veränderungen). Prinzipiell wichtig ist zunächst, daß der alveolare Partialdruck durch die pulmonale (richtiger: alveolare) Ventilation in Richtung einer Erhöhung, hingegen durch die Aufnahme durch das Blut (Abtransport) in Richtung einer Erniedrigung („Auswaschung") beeinflußt wird. Das Blut nimmt umso mehr Narkotikum auf, je besser blutlöslich es ist.

Die Einleitungsphase ist jedenfalls umso kürzer
- je geringer die Blutlöslichkeit des Narkotikums,
- je größer die Ventilation und
- je größer die Herzleistung des Patienten sind.

Allerdings ist der relative Einfluß von Ventilation und Herzleistung auf die Geschwindigkeit, mit der annähernd der Gleichgewichtszustand erreicht wird, sehr wesentlich vom Narkotikum bzw. von seiner Blutlöslichkeit abhängig (Abb. 7):

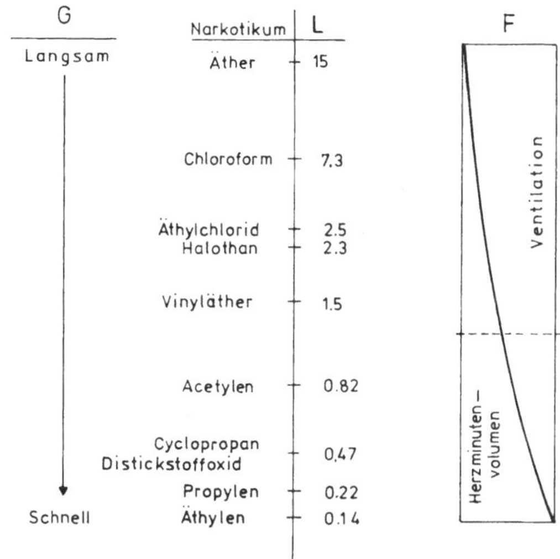


Abb. 7. Beziehung zwischen der Geschwindigkeit, mit der das Fließgleichgewicht erreicht wird (*G*), der Blutlöslichkeit (*L*) und des bezüglich *G* limitierenden Faktors *F* (Herzminutenvolumen bzw. Ventilation) für verschiedene Narkotika. (Nach Goldstein, A., Aronow, L., Kalman, S. M.: Principles of Drug Action, Fig. 4−16. New York, Evanston, and London: Hoeber Medical Division; Harper & Row. 1969)

Bei gut blutlöslichen Narkotika ist die Ventilation der limitierende Faktor (weil in der Lunge eine völlige „Auswaschung" stattfindet), bei schlecht blutlöslichen Narkotika hingegen die Herzleistung (weil in diesem Fall das Blut sehr schnell abgesättigt ist). Umgekehrt ist bei gegebener Ventilation und Herzleistung die Blutlöslichkeit der wichtigste Faktor: je besser blutlöslich ein Narkotikum, desto länger dauert die Einleitungsphase. Selbstverständlich wird die Einleitungszeit auch durch pathologische Veränderungen an Lunge und/oder Kreislauf entscheidend beeinflußt; erwähnt sei lediglich, daß z. B. eine Veränderung der Dicke der Alveolarmembran die Diffusionsstrecke und damit die Diffusionsgeschwindigkeit verändert.

Für die Aufnahme der Narkotika in die einzelnen Organe sind im wesentlichen
die gleichen Faktoren wie die oben genannten verantwortlich, nämlich insbesondere
Löslichkeit des Narkotikums in dem betreffenden Organ sowie Durchblutung und
Volumen des betreffenden Organs. Zunahme jedes einzelnen dieser Faktoren
beschleunigt die Aufnahme aus dem Blut (analog zur „Auswaschung" in der Lunge).
Die Durchblutung ist dabei insbesondere für die initiale Verteilung von ausschlag-
gebender Bedeutung (s. S. 10), weswegen auch in dem sehr gut durchbluteten
Gehirn schnell hohe Konzentrationen erreicht werden. Alle Narkotika sind gut
lipidlöslich, daher ist die Aufnahme in das Fettgewebe von besonderer Bedeutung:
da das Fettgewebe schlecht durchblutet ist, nimmt es das Narkotikum nur sehr langsam auf, kann aber, insbesondere wenn es voluminös ist, im Gleichgewichtszustand
erhebliche Mengen speichern.

Für die *Abklingphase (Abflutung)* sind im wesentlichen die gleichen Faktoren
von Bedeutung wie für die Einleitungsphase, nur gewissermaßen in umgekehrter
Reihenfolge. Wichtig ist dabei z. B., daß aus den eben angeführten Gründen das
Fettgewebe noch längere Zeit beträchtliche Mengen Narkotikum gespeichert
enthalten kann.

Bei der *praktischen Durchführung der Narkose* ist eine kurze Einleitungs- und
Abklingzeit aus verschiedenen Gründen erwünscht. Aus dem Gesagten ergibt sich,
daß bei gut blutlöslichen Narkotika, da Herzleistung und Ventilation kaum beeinflußt werden können, ein schneller Narkoseeintritt nur durch die Anwendung *initial*
hoher Partialdrucke in der Inspirationsluft erreicht werden kann; sie müssen umso
höher sein, je besser blutlöslich das Narkotikum ist, und sie müssen zeitgerecht
reduziert werden, wenn das gewünschte Narkosestadium erreicht ist.

Die einzelnen Inhalationsnarkotika unterscheiden sich nicht nur bezüglich ihrer
Löslichkeit in verschiedenen Medien, sondern auch bezüglich ihrer *narkotischen
Wirksamkeit* (vgl. Tab. 1); diese kann auf verschiedene Weise ermittelt werden, zwei
Möglichkeiten – MAK-Wert[1] und Blutkonzentration bei bestimmten Narkosetiefen
– sind in Tab. 1 angeführt. Zwischen narkotischer Wirksamkeit und Fettlöslichkeit
besteht ein bestimmter Zusammenhang (s. Narkosetheorien). Die narkotische Wirksamkeit hat *keinen* Einfluß auf die Geschwindigkeit von An- und Abflutung, aber sie
bestimmt die Höhe der zur Aufrechterhaltung einer gewünschten Narkosetiefe in
der Inspirationsluft erforderlichen Konzentration.

„Narkosen" mit Äthanol und/oder Cannabis wurden schon vor mehr als
2000 Jahren durchgeführt. Im übrigen wurden in die Therapie eingeführt: Diäthyläther 1846, Chloroform (obsolet wegen Cardio- und Hepatotoxizität) 1847, Distickstoffoxid 1863, Cyclopropan (obsolet wegen Explosionsgefahr) 1929, Trichloräthylen 1941, Halothan 1956, Methoxyfluran 1960. Weitere Inhalationsnarkotika mit
untergeordneter Bedeutung: Äthylen, Chloräthyl, Fluroxen und Isofluran.

*Prototyp* der Inhalationsnarkotika ist der Diäthyläther; die größte praktische
Bedeutung haben allerdings Halothan und Distickstoffoxid.

**Diäthyläther** (Narkoseäther, Aether ad narcosim, im folgenden kurz als Äther
bezeichnet) zersetzt sich bei Luft- und Lichtzutritt unter Entstehung giftiger Per-

---

[1]  Erklärung s. Tab. 1. Cave Verwechslung mit dem MAK-Wert der Toxikologie (= maximale
Arbeitsplatzkonzentration von verschiedenen Gasen).

oxide und muß daher entsprechend aufbewahrt werden. Äther ist brennbar und bildet in einem weiten Konzentrationsbereich mit Luft oder Sauerstoff explosible Gemische (wesentlicher Nachteil).

Äther wirkt relativ stark narkotisch; eine tiefe Narkose kann ohne Hypoxie erreicht werden. Zur Einleitung werden (wegen der guten Blutlöslichkeit!) bis zu 24%, zur Aufrechterhaltung eines oberflächlichen Toleranzstadiums (im Gleichgewichtszustand) ca. 5% verwendet.

## Wirkungsspektrum von Äther

### Komplexe pharmakologische Wirkungen:

Abhängig vom Blutspiegel Erregung bzw. Narkose[1], s. Narkosestadien.

### Pharmakologische Einzelwirkungen:

Analgetische Wirkung[2]
Curareartige Muskelrelaxation
Negativ inotrope Wirkung, jedoch antagonisiert durch sympathomimetische
    Wirkung
Periphere Gefäßerweiterung
Bis in das Toleranzstadium (s. unten) Stimulierung der Atmung.

### Molekularbiologische Wirkungen:

Siehe Narkosetheorien.

### Wechselwirkungen mit anderen Substanzen:

Verstärkung der narkotischen und/oder analgetischen Wirkung durch verschiedene zentral dämpfend wirkende Substanzen (s. Prämedikation)
Verstärkung der muskelrelaxierenden Wirkung von peripheren Muskelrelaxantien vom Curaretyp.

---

[1] Der Übergang vom Wachzustand zum narkotischen Zustand (und umgekehrt) ist prinzipiell vom Übergang vom Wachzustand in den Schlaf (und umgekehrt) verschieden. Bei zunehmender Narkosetiefe kommt es zu einer zunehmenden Funktionsminderung des ZNS, die in psychiatrischer Terminologie als Funktionspsychose bezeichnet wird; ihre zunehmenden Schweregrade sind: leichtes, mittelschweres und schweres Durchgangssyndrom − Bewußtseinstrübung − Bewußtlosigkeit (Koma bzw. Narkose). In diesem Zusammenhang muß allerdings berücksichtigt werden, daß viele Pharmaka nicht nur eine Funktionspsychose auslösen, sondern auch hypnotisch wirken. Bei der Narkose sollte jedoch nicht von „Einschlafen" und „Aufwachen" gesprochen werden. (Flügel, K. A., Wieck, H. H.: Neuropsychiatrische Aspekte der Neuroleptanalgesie. In: Die Neuroleptanalgesie (Rügheimer, E., Heitmann, D., eds.). Stuttgart: Thieme. 1975).

[2] Analgetische und narkotische Wirkungsstärke sind voneinander unabhängig; es gibt Narkotika, die − wie Äther − stark, und andere, die − wie Halothan − nicht oder kaum analgetisch wirken.

**Nebenwirkungen**[1]:

Schleimhautreizende Wirkung
Laryngospasmus
unter Umständen gefährlicher Blutdruckabfall
Postoperativ Erbrechen.

*Vor- und Nachteile* von Äther:

Vorteile: niedriger Preis, Atmungsanregung, große Narkosebreite. Äther ist das einzige wirksame Mononarkotikum (ohne Muskelrelaxantien für abdominelle Eingriffe tauglich). Gute Blutlöslichkeit hat zwar langsamen Narkoseeintritt zur Folge, erlaubt aber keine schnellen Änderungen der Narkosetiefe (Dosierungsfehler werden ausgeglichen). Die zunehmende Atemdepression im III. Stadium kann sich angeblich als „Selbststeuerung" auswirken.

Nachteile: die oben angeführten Nebenwirkungen, der langsame Eintritt und das langsame Abklingen der Narkose, vor allem aber das Entstehen explosibler Gemische.

**Narkosestadien**

Nach Guedel werden bei der Äthernarkose vier Stadien (mit einer weiteren Unterteilung des III. Stadiums) unterschieden, und zwar:

*I. Stadium* (analgetisches Stadium)

vom Narkosebeginn bis zum Bewußtseinsverlust. Somnolenz, Analgesie und retrograde Amnesie.

*II. Stadium* (Exzitationsstadium)

vom Bewußtseinsverlust bis zum Auftreten einer sogenannten „automatischen" oder „maschinenartigen" Atmung. Starke motorische Unruhe, Sympathikuserregung (Hypertonie, Tachykardie, Mydriasis usw.), unregelmäßige Atmung, Bulbusbewegungen, starke Steigerung der Sekretion (Schweiß, Tränensekretion usw.), Brechreiz.

*III. Stadium* (Toleranzstadium oder chirurgisches Stadium)

vom Einsetzen der „maschinenartigen" Atmung bis zum Atemstillstand. Keinerlei Reaktion auf operative Eingriffe. Zunehmende Erschlaffung der quergestreiften Muskulatur, zunehmendes Verschwinden bestimmter Reflexe, im tiefen Toleranzstadium allmähliche Reduktion der pulmonalen Ventilation (wobei zuletzt die thorakale Atmung vor der diaphragmal-abdominalen Atmung sistiert); Haut rot und gut durchblutet, zuletzt blaß und naßkalt; Pupillen mittelweit, zuletzt weit. Für

---

[1] Die Toxizität der Inhalationsnarkotika (insbesondere Hepato- und/oder Nephrotoxizität sowie möglicherweise auch teratogene Wirkung) beruht im wesentlichen auf der Bildung von Metaboliten, die entweder mit Gewebsmakromolekülen kovalente Bindungen eingehen oder als Haptene wirken können (im letztgenannten Fall käme es bei neuerlicher Verabreichung zu Überempfindlichkeits- bzw. Immunreaktionen). Die Toxizität vieler Inhalationsnarkotika wird daher durch Barbiturate erhöht, durch Substanzen vom Typ des Disulfiram hingegen reduziert; Barbiturate verursachen in der Leber eine Enzyminduktion (daher vermehrter Metabolismus der Narkotika, vgl. auch S. 53), Substanzen wie Disulfiram haben den gegenteiligen Effekt (Cohen, E. N., Toxicity of inhalation anaesthetic agents. Brit. J. Anaesth. *50,* 665–675 (1978)).

klinische Zwecke weitere Unterteilung dieses Stadiums in Planum 1 bis 4, im wesentlichen beurteilt aufgrund des Verschwindens verschiedener Reflexe (z. B. des reflektorischen Glottisschlusses beim Übergang von Planum 2 in Planum 3) und der Atmung (z. B. völliges Sistieren der Thoraxatmung beim Übergang von Planum 3 in Planum 4).

*IV. Stadium* (asphyktisches Stadium)

Asphyxie[1], weite und reaktionslose Pupillen, Haut kalt und zyanotisch, drohender Herzstillstand, Reanimation noch möglich. Das IV. Stadium wird erreicht, wenn (im Gleichgewichtszustand) in der Inspirationsluft mehr als 11% Äther enthalten sind (obschon zu Beginn der Narkose, insbesondere zur Verkürzung des Exzitationsstadiums, vorübergehend Ätherkonzentrationen bis über 20% angewendet werden!)

Beim Abklingen der Narkose werden die einzelnen Stadien in umgekehrter Richtung wieder durchlaufen.

## Unterschiede zwischen den einzelnen Präparaten

Die verschiedenen Inhalationsnarkotika unterscheiden sich − abgesehen von unterschiedlicher Blut- und Fettlöslichkeit, narkotischer Wirkungsstärke usw. − bezüglich bestimmter Wirkungskomponenten nicht unwesentlich voneinander.

*Divinyläther* ist, wie Äther, brennbar und explosibel.

Ca. 4mal stärker narkotisch wirksam als Äther, ansonsten diesem ähnlich (geringfügige Schleimhautreizung, analgetisch wirksam, gelegentlich Krämpfe), hepato- und nephrotoxisch. Wegen dieser Nebenwirkungen, der Brennbarkeit und der geringen Narkosebreite kaum mehr verwendet.

*Methoxyfluran.* Nicht brennbar. Mit Methoxyfluran ist sozusagen „gerade noch" eine Narkose möglich: wegen des hohen Siedepunktes (über 100 °C!) besitzt Methoxyfluran einen niedrigen Dampfdruck, und bei Raumtemperatur und atmosphärischem Druck können maximal 3 Vol.-% in der Inspirationsluft erreicht werden, die für die Einleitung notwendig sind[2] (für die Aufrechterhaltung der Narkose 0,6−0,8 Vol.-%). Methoxyfluran besitzt unter allen gebräuchlichen Inhalationsnarkotika die beste Fettlöslichkeit und − nach Äther − die beste Blutlöslichkeit, daher langsame An- und Abflutung.

Analgetisch und muskelrelaxierend wirksam (Verstärkung der Wirkung curareartiger Muskelrelaxantien); Dämpfung der Atmung und hemmende Wirkung auf das Herz-Kreislauf-System ähnlich wie Halothan, aber schwächer.

Nephrotoxische Wirkung, bedingt durch beim Metabolismus des Narkotikums entstehende anorganische $F^-$-Ionen, die auf verschiedene Weise nephrotoxisch

---

[1] Asphyxie = Atemstillstand infolge einer (zentralen) Atemlähmung; Apnoe = vorübergehendes Sistieren der Spontanatmung als Folge einer vorhergehenden Hyperventilation (Abatmung von $CO_2$ − respiratorische Alkalose).

[2] Mit narkotisch wirksamen Flüssigkeiten ist eine Narkose nur möglich, wenn der für die Narkose(einleitung) erforderliche Partialdruck gleich oder niedriger ist als der Dampfdruck (bei Raumtemperatur und atmosphärischem Druck)!

wirken könnten (Interferenz mit $Na^+$-Transport in den Tubuli, Enzymhemmung u. a.); umstrittene hepatotoxische Wirkung, vermutlich auf dem gleichen Mechanismen wie bei Halothan basierend (offenbar führt auch frühere Zufuhr von Halothan zu einer Überempfindlichkeit gegenüber Methoxyfluran und umgekehrt). Wegen der nephrotoxischen Wirkung und der langsamen Anflutung praktisch obsolet.

*Enfluran.* Nicht brennbar, chemisch dem Methoxyfluran (Äther!), wirkungsmäßig eher dem Halothan nahestehend. Stark narkotisch wirksam, Konzentrationen von 0,5% (in Kombination mit $N_2O/O_2$) bis 3% genügen zur Aufrechterhaltung der Narkose. Schlechter blutlöslich als Halothan, daher schnellerer Wirkungseintritt und schnelleres Abklingen der Narkose.

Muskelrelaxation und Verstärkung der Wirkung curareartiger Muskelrelaxantien; Atemdepression; Sensibilisierung des Reizleitungssystems (jedoch viel geringer als bei Halothan). Inhalationsnarkotikum mit der stärksten Kreislaufwirkung (negativ intrope Wirkung, Vasodilatation, Blutdruckabfall).

Enfluran besitzt zentral erregende Wirkungskomponenten (motorische Erregung in tiefer Narkose, Krampfstromabläufe im EEG nachweisbar, selten auch motorische Krämpfe).

Hauptvorteil von Enfluran dürfte seine extrem geringe Metabolisierung sein, daher keine Parenchymschäden.

*Isofluran.* Mit Enfluran isomer und diesem in vieler Beziehung ähnlich. Blutlöslichkeit etwas schlechter, daher noch schnellere An- bzw. Abflutung.

Praktisch keine direkte Herzwirkung, jedoch Blutdruckabfall infolge peripherer Gefäßerweiterung; Atemdepression stärker als bei Halothan (s. u.); ausgeprägte curareartige muskelrelaxierende Wirkung; zentral erregende Wirkungskomponente geringer als bei Enfluran. Wie bei Enfluran extrem geringe Metabolisierung.

Hauptvorteil (im Vergleich zu Enfluran) ist die bessere Steuerbarkeit der Narkose (wegen der schlechteren Blutlöslichkeit).

*Halothan.* Nicht brennbar, zusammen mit $N_2O$ wichtigstes Inhalationsnarkotikum. Ca. 4mal stärker narkotisch wirksam als Äther, daher genügen für die Einleitung 1,5–3%, für die Aufrechterhaltung der Narkose 0,5–1,2 Vol.-%.

Nur schwache analgetische Wirkung, keine Muskelrelaxation, aber Verstärkung der Wirkung curareartiger Muskelrelaxantien, keine Schleimhautreizung. Hemmende Wirkung auf Atmung und Kreislauf (insbesondere Hypotonie und Bradykardie; Reduktion des Sympathikotonus bei Erhöhung des Parasympathikotonus sowie Senkung des peripheren Widerstandes), daneben negativ inotrope Wirkung und Sensibilisierung des Reizleitungssystems für CA; bronchodilatatorische Wirkung (günstig bei Asthma bronchiale); tokolytische Wirkung (wichtig bei Anwendung in der Geburtshilfe).

Viel diskutiert wird die *hepatotoxische Wirkung,* eventuell auch als Gefahr für Ärzte und Personal im Operationsraum, verantwortlich dafür sind vermutlich hochreaktive Metaboliten (u. zw. entweder oxydative – $CF_3 \cdot CO \cdot Cl$ – oder – wahrscheinlicher – reduktive Metaboliten wie $CF_3 \cdot CH_2 \cdot Cl$ und $CF_2 = CH \cdot Cl$, die in der Leber an Stellen mit mangelhafter $O_2$-Versorgung gebildet werden könnten) oder freie Radikale (wie $CF_3 \cdot CH \cdot Cl^-$), die in der Leber kovalente Bindungen mit Makromolekülen eingehen können, vielleicht auch als Haptene wirken; daher wurde die „Halothan-Hepatitis", die mit Fieber, Arthralgie, Eosinophilie und Lymphopenie einhergeht, auch als Überempflindlichkeitsreaktion (zelluläre Immunität vom Spättyp) gedeutet. Eine potentiell letale Komplikation ist die *maligne Hyperthermie,* die jedoch auch durch andere Substanzen (andere Inhalationsnarkotika wie Diäthyläther, Enfluran, Isofluran u. a.; Muskelrelaxantien; Lokalanästhetika vom Amidtyp; verschiedene Psychopharmaka wie Phenothiazine oder trizyklische Antidepressiva; Anticholinergika) ausgelöst werden kann und mit Azidose und hohen Serumwerten an Kreatinphosphokinase, Phosphat und $K^+$ einhergeht[1]. Ätiologie unbekannt, sicher handelt es sich um eine pathologische Reaktion der quergestreiften Muskulatur. Zur Behandlung wird Dantrolen (ein peripheres Muskelrelaxans mit direkt muskulärem Angriffspunkt) empfohlen.

*Distickstoffoxid,* $N_2O$ (Synonyma: Stickstoff(I)-oxid, Stickoxydul, „Lachgas")[2], farbloses Gas, unterhält die Verbrennung. Aufbewahrt in Druckflaschen (40–70 atü), daher zeigt das Manometer, solange noch flüssiges $N_2O$ in der Flasche ist, nur den (temperaturabhängigen) Dampfdruck an! $N_2O$ ist extrem schlecht blutlöslich, daher sehr schnelle An- und Abflutung; bei der Abflutung kann, wenn nicht $N_2O/O_2$ vorübergehend durch reinen $O_2$ ersetzt wird, eine sogenannte Diffusionshypoxie auftreten (Alveolen sind unmittelbar nach dem Absetzen von $N_2O/O_2$ vorwiegend mit $N_2O$ und daher mit zu wenig $O_2$ gefüllt). Wichtigstes Inhalationsnarkotikum! $N_2O$ wirkt stark analgetisch (und amnestisch), aber nur schwach narkotisch, und ist praktisch frei von Nebenwirkungen[3]. Selbst 100% $N_2O$ würden nicht genügen, um das Toleranzstadium zu erreichen (vgl. Tab. 1), praktisch können aber maximal 80%, besser nur 70% oder noch weniger, in Kombination mit $O_2$ verabreicht werden; jede gewünschte Narkosetiefe könnte bei Überdruck (Erhöhung des $N_2O$-Partialdruckes!) erreicht werden, was möglich, aber nicht praktikabel ist. Daher wird $N_2O/O_2$ meist mit Halothan kombiniert, eine ideale Kombination, da Halothan zwar stark narkotisch, aber nur schwach analgetisch wirkt.

$N_2O$-Konzentrationen von 30–50% verursachen eine weitgehende Einschränkung des Bewußtseins (aber keine Bewußtlosigkeit), starke Analgesie und Amnesie, lebhafte Traumerlebnisse, die meist nicht als unangenehm empfunden werden

---

[1]  Klinische Symptomatologie: Hohes Fieber, Rigidität, Tachykardie und Arrhythmien. Vermutlich autosomal dominant vererbbar. Synonym: Malignes Neuroleptika-Syndrom.

[2]  $N_2O$ ist mesomer mit den Grenzstrukturen $\underset{\cdot\cdot}{N} = N = \underset{\cdot\cdot}{O} \leftrightarrow |N \equiv N - \underline{\underset{\cdot\cdot}{O}}|$. Es sind acht verschiedene Stickstoffoxide bekannt. Toxikologisch wichtig sind Stickstoffoxid (NO), Stickstoffdioxid ($NO_2$) und das (unbeständige) Distickstofftrioxid ($N_2O_3$), die, in Form eines Gemisches, als „nitrose Gase" bezeichnet werden (im wesentlichen bewirken sie bei Einatmung ein toxisches Lungenödem). $N_2O$ in den Druckflaschen im gasförmigen *und* flüssigen Aggregatzustand (eine Gasverflüssigung ist nur möglich, wenn bei Unterschreitung der kritischen Temperatur der kritische Druck überschritten wird), bedingt durch (erhebliches) Abweichen vom Boyle-Mariotteschen Gesetz (Produkt aus Druck und Volumen konstant), das für ideale Gase bei gleichbleibender Temperatur gilt.

[3]  Es gibt einige Hinweise dafür, daß verschiedene Inhalationsnarkotika, darunter auch $N_2O$, karzinogen wirken könnten; im Fall des $N_2O$ wäre dies einer Umwandlung in $NO_2^-$ in der Leber und nachfolgender Bildung von Alkylnitrosaminen zuzuschreiben. Auch andere Nebenwirkungen wurden diskutiert; kritische Beurteilung schwierig, da $N_2O$ praktisch bei jeder Narkose als Basisgas verwendet wird.

*Tabelle 2*[1]

| Narkotikum | Narkotisch wirksamer Partialdruck in ATA |
|---|---|
| Halothan | 0,008 |
| Diäthyläther | 0,02 |
| Xenon | 0,75 |
| Distickstoffoxid | 1,0 |
| Krypton | 2,9 |
| Stickstoff | 29 |
| Neon | 88 |
| Helium | >261 |

[1] Nach Hills, B. A., Ray, D. E.: Inert gas narcosis. Pharmacology and Therapeutics, Part B *3*, 99−111 (1977).

(daher: „Lachgas"), sowie Parästhesien; durch Konzentrationen über 45% wird ein Zustand mit weiterer zentraler Dämpfung und zunehmender Analgesie und Amnesie ausgelöst, der auch als „Amnalgesie" bezeichnet wird.

Im angloamerikanischen Raum 50% $N_2O$ + 50% $O_2$ als „dental gas" in Flaschen; als Langzeitanalgetikum wegen Knochenmarksdepression und peripherer Neuropathien unbrauchbar.

Die narkotische Wirksamkeit des $N_2O$ kann durch eine entsprechende Prämedikation erheblich, seine analgetische Wirkung durch Verabreichung starker Analgetika (etwa Fentanyl, s. d.) weiter verstärkt werden.

Aus rein theoretischen Gründen ist interessant, daß auch *Edelgase* narkotisch wirken können, meist allerdings nur bei Anwendung entsprechend hoher Partialdrucke, wie aus Tab. 2 hervorgeht. Allein die Tatsache, daß es eine Edelgasnarkose gibt, läßt vermuten, daß die Narkose rein physikalisch „erklärt" werden kann (s. Narkosetheorien).

## Bemerkungen zur praktischen Durchführung der Inhalationsnarkose

Das Inhalationsnarkotikum kann, zusammen mit Luft oder Sauerstoff, über eine Gesichtsmaske oder über einen endotrachealen Tubus zugeführt werden.

Apparatenarkosen unter Verwendung von Narkosegeräten, in denen die Gemischbildung (z. B. $N_2O/O_2$/Halothan) erfolgt; flüssige Inhalationsnarkotika müssen in den gasförmigen Aggregatzustand übergeführt werden, und zwar in den „Verdampfern" oder „Verdunstern"[2]. Ventile verschiedenster Bauart regeln die Richtung des Gasstromes im System. Es gibt mehrere verschiedene Narkosesysteme (offene, halboffene, halbgeschlossene und geschlossene), die sich im wesentlichen dadurch unterscheiden, ob und gegebenenfalls wieviel Exspirationsgemisch wieder zurückgeführt wird; bei Rückführung des Exspirationsgemisches muß die exspirierte Kohlensäure durch einen $CO_2$-Absorber entfernt werden.

Beatmung im Rahmen einer Inhalationsnarkose kann aus verschiedenen Gründen erforderlich sein. Jede künstliche Beatmung ist unphysiologisch, da

[2] Richtiger: „Verdunster", da eine Flüssigkeit beim Siedepunkt verdampft, bei niedrigeren Temperaturen hingegen verdunstet.

während der Inspiration das Gas unter Druck (bei der natürlichen Atmung durch Sog!) zugeführt wird. Für die Beatmung verwendet man Respiratoren, die als „Assistoren" und/oder „Controller" arbeiten können. Die Assistoren unterstützen eine noch vorhandene, wenn auch insuffiziente Eigenatmung („assistierende Beatmung"); eine „kontrollierte Beatmung" ist bei einem völligen Ausfall der Spontanatmung notwendig (z. B. unter der Wirkung von Muskelrelaxantien).

## Narkosetheorien

Narkosetheorien versuchen die Narkose zu „erklären" oder − genauer gesagt − Angriffspunkt und Wirkungsmechanismus der Narkotika zu definieren.

### Angriffspunkt

Es ist selbstverständlich, daß nur solche Substanzen narkotisch wirken können, die, um in das ZNS eindringen zu können, genügend fettlöslich sind; eine gewisse Wasserlöslichkeit ist allerdings auch Voraussetzung, da sie ansonsten nicht zum ZNS transportiert werden könnten.

Wahrscheinlich beeinflussen alle Narkotika die Funktion aller Anteile des ZNS; trotzdem könnte die Beeinflussung eines bestimmten Anteiles für die Narkose verantwortlich sein. Viel diskutiert wurde in diesem Zusammenhang das *aszendierende retikuläre System*[1], obschon eine Dämpfung dieses Systems keine für Narkotika spezifische Wirkung darstellt.

Narkotika haben zahlreiche *physikalische Eigenschaften,* die eine gute Korrelation[2] zur narkotischen Wirkungsstärke (also etwa zum MAK-Wert) zeigen, so z. B.

Öl/Wasser-Verteilungskoeffizient,

Hydratdissoziationsdruck,

Siedepunkt,

van der Waalsche Konstanten,

Beeinflussung der Oberflächenspannung des Wassers usw.

Einige dieser Größen − Siedepunkt und eine der beiden van der Waalschen Konstanten („a") − sagen zwar etwas über die Kohäsionskraft (Anziehungskraft zwischen gleichartigen Molekülen), aber nicht unbedingt etwas über die Wechselwirkung mit andersartigen Molekülen (im vorliegenden Fall zwischen Narkotikum

---

[1] Das aszendierende retikuläre System ist im Hirnstamm lokalisiert, besteht aus vielen kurzen Neuronen (und daher entsprechend vielen Synapsen!), wird über Kollateralen der langen, aufsteigenden Bahnen erregt und beeinflußt seinerseits über diffuse Projektionssysteme praktisch das gesamte Gehirn. Jede sensible oder sensorische Erregung bewirkt daher über die erwähnten Kollateralen eine Miterregung des aszendierenden retikulären Systems, die sich ihrerseits in einer im EEG und am Verhalten erkennbaren sogenannten „Weckreaktion" (engl. „arousal reaction") äußert. Läsionen im Bereich des aszendierenden retikulären Systems verhindern die Weckreaktion und bewirken Bewußtlosigkeit. Alle Narkotika, Hypnotika, Tranquilizer sowie die meisten Neuroleptika dämpfen das aszendierende retikuläre System und heben in entsprechend hoher Dosierung die Weckreaktion auf. Anticholinergika heben die EEG-Weckreaktion auf, lassen aber die Verhaltensweckreaktion weitgehend unbeeinflußt („Dissoziation").

[2] Eine Korrelation läßt zwar einen kausalen Zusammenhang vermuten, beweist ihn aber nicht!

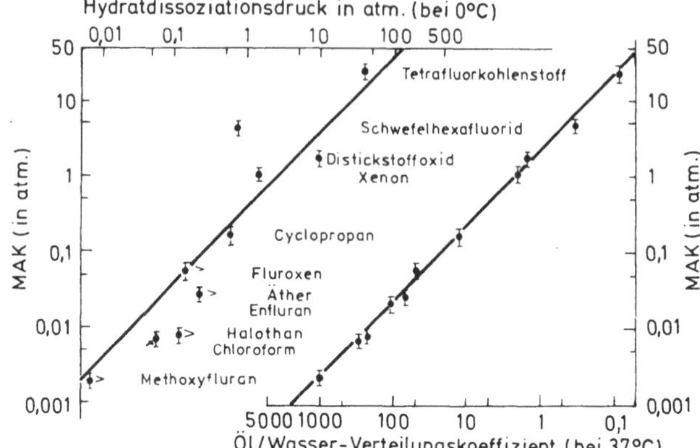


Abb. 8. Mögliche Korrelation zwischen dem MAK-Wert verschiedener Narkotika (bei Hunden) und dem Hydratdissoziationsdruck (oben links) oder der Lipidlöslichkeit (unten rechts). Beim Vorliegen einer Korrelation müßte der Quotient MAK/Hydratdissoziationsdruck bzw. das Produkt MAK × Lipidlöslichkeit eine Konstante sein und die experimentell gefundenen Werte müßten entlang der gezeichneten Geraden liegen. Ähnliche Korrelationen wurden auch bei Verwendung der MAK-Werte für Menschen, Mäuse und andere Spezies gefunden. (Nach Eger, E. I., II.: Anesthetic Uptake and Action, Figs. 3, 5. Baltimore, Maryland: The Williams & Wilkins Company. 1974)

und bestimmten Molekülen des ZNS) aus. Die Korrelation zwischen narkotischer Wirksamkeit und Öl/Wasser-Verteilungskoeffizient bzw. Hydratdissoziationsdruck (Abb. 8) bietet die Grundlage für zwei große Gruppen von *physikalisch-chemischen Theorien:*

1. Öl/Wasser-Verteilungskoeffizient (Lipidlöslichkeitshypothese[1]): „Eine Narkose tritt ein, wenn eine chemisch indifferente Substanz in der Zelle eine bestimmte molare Konzentration erreicht hat" (Meyer[2]). Diese Hypothese wurde verschiedentlich modifiziert.:

a) Bedeutung des für die Bestimmung der Lipidlöslichkeit verwendeten Lösungsmittels (Abhängigkeit vom „Löslichkeitsparameter");

b) möglicherweise zusätzliche Bedeutung der Molekülgröße des Narkotikums. Jedenfalls weist diese Korrelation darauf hin, daß für die Narkose eine Wechselwirkung zwischen dem Narkotikum und einer hydrophoben Struktur wesentlich sein könnte.

Hydrophobe Strukturen:

a) Lipide (etwa als Bestandteil der Zellmembran) oder

b) hydrophobe Anteile von Proteinen; eine Narkotikum/Protein-Wechselwirkung könnte zu einer Konformationsänderung des Proteins führen, mit sekundärer Beeinflussung der Lipidmatrix.

2. Hydratdissoziationsdruck: Diese Korrelation (obwohl weniger eindeutig als Korrelation mit Lipidlöslichkeit) deutet auf eine Narkotikum/Wasser-Wechselwirkung hin, und zwar entweder Wasser (Bildung von Hydraten) oder hydrophile Strukturen (z. B. in Proteinen).

---

[1]  Lipide: Fette + Lipoide; Lipoide: Sterine, Phosphatide, Cerebroside und Ganglioside.

[2]  Meyer, K. H.: Contribution to the theory of narcosis. Trans. Faraday Soc. *33*, 1062—1064 (1937).

Das Gehirn besteht aus Wasser (78%), Lipiden (12%) und Protein (8%). Narkose könnte somit die Folge einer Wechselwirkung des Narkotikums mit jedem dieser Strukturelemente sein, obzwar der Wechselwirkung mit einer Lipidstruktur offenbar die größte Bedeutung zukommt.

**Wirkungsmechanismus**

Der Wirkungsmechanismus der Narkotika ist umstritten und letzten Endes ungeklärt. Die wesentlichste Frage ist, ob es eine sogenannte „Einheitshypothese" über diesen Wirkungsmechanismus gibt oder nicht.

Narkotika dürften durch Beeinträchtigung der Funktion bestimmter zentraler Synapsen narkotisch wirken. Narkotika bewirken im allgemeinen und in unterschiedlichem Ausmaß
- eine Hemmung der Erregungsübertragung an erregenden Synapsen durch einen prä- und/oder postsynaptischen Angriffspunkt (d. h. Hemmung der Transmitterfreisetzung bzw. Verhinderung der postsynaptischen Depolarisation),
- eine Förderung der prä- und/oder postsynaptischen Hemmung und
- eine Hemmung der axonalen Erregungsleitung, jedoch erst in wesentlichen höheren Konzentrationen.

Die Hemmung der Erregungsübertragung an erregenden Synapsen mit einem postsynaptischen Angriffspunkt gilt heute noch am ehesten als wahrscheinlichster (einheitlicher) Wirkungsmechanismus der Narkotika, da viele experimentelle Befunde dafür sprechen. Umstritten ist allerdings die Frage, ob diese Wirkung durch eine unspezifische Beeinflussung der postsynaptischen Membran (etwa Hemmung des $Na^+$-Einstromes durch Anschwellen der Membran, durch direkte Blockade der $Na^+$-Kanäle, durch Konformationsänderungen von Proteinen in der Membran usw.) zustande kommt oder durch eine Interferenz mit postsynaptischen Rezeptoren.

Zahlreiche Untersuchungen − insbesondere solche, die sich nicht auf Inhalationsnarkotika beschränken − weisen jedoch darauf hin, daß die einzelnen Narkotika die Erregungsübertragung an verschiedenen Synapsentypen in sehr unterschiedlicher Weise beeinflussen. Ein einheitlicher Wirkungsmechanismus, wie er von den verschiedenen „Narkosetheorien" postuliert wird, könnte daher eher unwahrscheinlich sein. Es wurde sogar argumentiert[1], daß es vielleicht „ebensoviele Wirkungsmechanismen wie Narkotika gibt".

## 2.2.2 Injektionsnarkotika

Die meisten Hypnotika wirken narkotisch, wenn sie, in eine injizierbare Form gebracht, in genügend hoher Dosis parenteral zugeführt werden. Prinzipiell könnte man durch Injektion eines lang wirkenden Präparates eine entsprechend lange Narkose auslösen, die jedoch nicht steuerbar wäre. Aus diesem Grund werden heute praktisch nur kurz wirksame Injektionsnarkotika verwendet, und zwar entweder
1. für die intravenöse Kurznarkose oder
2. für die Einleitung (Induktion) einer Inhalationsnarkose.

---

[1] Richards, C. D.: The action of anaesthetics on synaptic transmission. Gen. Pharmac. *9*, 287−293 (1978).

Ähnlich wie die Hypnotika gehören auch die Injektionsnarkotika chemisch ganz verschiedenen Gruppen an und lassen keine gemeinsame Grundstruktur erkennen.

Aus der Reihe der *Barbiturate* wurden mehrere Präparate in Form ihrer Natriumsalze als Injektionsnarkotika verwendet, am wichtigsten sind jedoch Thiopental und Methohexital, beide in Form der Natriumsalze. *Thiopental* wirkt bei i. v. Zufuhr schnell (innerhalb von 30 sec) und − wegen der Umverteilung − kurz, der Bewußtseinsverlust tritt ohne vorherige Exzitation ein. Thiopental wirkt nicht analgetisch (zu niedrige Dosen haben eine antianalgetische Wirkung!) und nicht muskelrelaxierend. Nebenwirkungen: Broncho- und Laryngospasmus bei der Induktion, Blutdruckabfall, Atemdepression. Dosis: 100−300 mg i. v. (100 mg/10 sec). *Methohexital* hat ähnliche Wirkungen und Nebenwirkungen wie Thiopental, ist jedoch stärker wirksam als dieses. Es wirkt kürzer als Thiopental, aber länger als Propanidid. Seine Lipidlöslichkeit ist geringer als die des Thiopental, weswegen eine Speicherung im Fettgewebe bzw. eine Umverteilung in das Fettgewebe eine nur untergeordnete Rolle spielt; daher sind auch die Nachwirkungen geringer als bei Thiopental. Dosis: 30−120 mg i. v. (eventuell auch i.m.). Weitere Angaben über die Wirkung der Barbiturate s. S. 52.

*Propanidid,* ein Eugenolderivat, das als Ester schnell abgebaut wurde und keine Nachwirkungen hatte, ist nicht mehr im Handel.

*Etomidat,* ein Imidazolderivat und ebenfalls ein Ester, ist ein neueres i. v. Kurznarkotikum und kann als Alternative zu Thiopental bzw. Propanidid gelten. Der Wirkungseintritt ist schnell, die Erholung komplikationslos. Etomidat verursacht nur minimale kardiovaskuläre und respiratorische Veränderungen, bewirkt keine Histaminfreisetzung, jedoch eine reversible Reduktion des Plasmaspiegels von Cortisol und anderen Steroidhormonen (infolge Metyrapon-ähnlicher Hemmung der $11\beta$-Hydroxylase in der NNR mit allen daraus resultierenden Folgen); gelegentlich treten myoklonische Muskelzuckungen auf. Das Präparat dürfte eine größere therapeutische Breite als Thiopental und Propanidid haben.

*Ketamin* steht chemisch dem *Phencyclidin*[1] nahe. Im Unterschied zu Thiopental und Propanidid kann Ketamin nicht als Kurznarkotikum bezeichnet werden; die Patienten sind zwar nach 5−10 min wieder ansprechbar, aber ihre komplette Wiederherstellung nimmt mehrere Stunden in Anspruch. Ketamin verursacht eine sogenannte „dissoziative Anaesthesie" (gegensätzliche Beeinflussung verschiedener Hirnteile), charakterisiert durch ausgeprägte Analgesie, Amnesie, Katalepsie (als Ausdruck einer neuroleptischen Wirkungskomponente) und oberflächliche Narkose. Keine Muskelrelaxation. Die Atmung wird kaum beeinflußt. Während der ganzen Narkose bestehen erhöhter Muskeltonus und motorische Unruhe, die Schutzreflexe sind erhalten oder gesteigert. Blutdruck, Liquordruck und intraokulärer Druck sind gesteigert (daher Kontraindikationen: Hypertonie, Glaukom, erhöhter Liquordruck); die Hypertonie ist mit Tachykardie vergesellschaftet (sympathomimetische Wirkungskomponente; selten Hypotonie und Bradykardie). Beim Aufwachen treten häufig psychotomimetische Effekte, verbunden mit Halluzinationen iterativen Charakters auf (daher Kontraindikation: psychotische Zustände). Kinder

---

[1] Phencyclidin wäre ein gutes i. v. Narkotikum (geringe Toxizität, minimale kardiorespiratorische Depression), ist jedoch ausgeprägt psychotomimetisch wirksam (s. S. 112).

und alte Menschen sind gegenüber der psychotomimetischen Wirkung unempfindlich. Die analgetische Wirkung überdauert die narkotische Wirkung. Die psychotomimetische Wirkung kann durch Benzodiazepine aufgehoben werden, daher beliebte Kombination z. B. Ketamin + Diazepam. Der Hauptvorteil von Ketamin ist dessen große therapeutische Breite (wegen der nur geringfügigen atemdepressiven Wirkung). Dosis: 1–2 mg/kg, zweckmäßig kombiniert mit 0,2 mg/kg Diazepam i. v.; bei länger dauernden Eingriffen etwa alle 10 min 0,5 mg/kg Ketamin und 0,1 mg/kg Diazepam. In weit subnarkotischen Dosen (0,3–0,5 mg/kg i. v.) ist Ketamin als Zusatzanalgetikum ohne Atemdepression z. B. bei Regionalanästhesien brauchbar.

Ketamin kann auch i. m. injiziert werden (wichtig z. B. auch in der Veterinärmedizin).

*Benzodiazepinderivate* (s. S. 67) besitzen Eigenschaften, die sie für die Anwendung in der anästhesiologischen Praxis geeignet machen: hypnotisch-narkotische, anxiolytische und amnestische Wirkung sowie Verstärkung der analgetischen Wirkung anderer Substanzen. Vor allem das Imidazobenzodiazepinderivat *Midazolam* kann als Injektionsnarkotikum bezeichnet werden. Es wird für die Prämedikation und Induktion (s. u.) verwendet; für die Aufrechterhaltung einer Narkose muß es entweder mit Fentanyl + $N_2O$ oder mit Halothan kombiniert werden. Der Wirkungseintritt ist langsamer, die Wirkungsdauer länger (Eliminationshalbwertszeit 1.7 bis 4 h) als bei Thiopental. Die Dosierung liegt bei 0.1 bis 0.4 mg/kg i.v. Im übrigen werden Benzodiazepine (neben Midazolam auch Diazepam oder Flunitrazepam) auch zur Basissedierung bei Lokalanästhesie oder Endoskopie, sowie in Kombination mit Ketamin (s. o.) verwendet.

Einige *Steroidhormone* (z. B. Progesteron) haben in extrem hoher Dosierung eine hypnotisch-narkotische Wirkung, zwischen narkotischer und endokriner Aktivität besteht jedoch kein Zusammenhang. Die bisher verwendeten *Steroidnarkotika* leiten sich von Pregnan ab (Steroid mit 21 C-Atomen; auch Gestagene und NNR-Hormone sind Pregnanderivate). Ein vorübergehend verwendetes Präparat war *Hydroxydion* (21-Hydroxy-5 β-pregnan-3,20-dion), das aber Nachteile hatte (langsamer Wirkungseintritt, Venenreizung bzw. Thrombophlebitis); ein neueres Präparat dieser Gruppe ist *Alphadion* (Alphaxalon = 3 α-Hydroxy-5 α-pregnan-11,20-dion, zusammen mit dessen Acetoxyester), das relativ schnell und kurz ($1\frac{1}{2}$ bzw. 30 min) wirkt, verschiedene Vorteile hat, aber auch nicht frei von Nebenwirkungen ist (Muskelbewegungen und -zuckungen, Tremor, eventuell Krämpfe, Blutdruckabfall sowie allergische Reaktionen, vermutlich bedingt durch das organische Lösungsmittel).

Die restlichen einleitend genannten Injektionsnarkotika sind zwar aus theoretischen Gründen interessant – so wurde z. B. die γ-*Hydroxybuttersäure* aufgrund der Annahme entwickelt, daß sie möglicherweise wie der inhibitorische Transmitter GABA wirkt, aber im Unterschied zu diesem in das ZNS eindringen könnte – haben aber kaum praktische Bedeutung.

### 2.2.3 Rektale Narkotika

Verschiedene Narkotika eignen sich für die rektale Applikation (z. B. Äther in Öl, Cloralhydrat, Paraldehyd und das „Basisnarkotikum" Tribromäthanol). Heute werden dafür ausschließlich kurz wirkende Barbiturate verwendet, in erster Linie Thiopental, und zwar zur Einleitung einer Inhalationsnarkose anstatt der i.v.-Injektion, wenn diese aus irgendwelchen Gründen nicht durchgeführt werden kann oder soll (meist bei Kindern bis zu 5 Jahren). Zufuhr in einer Dosierung von 20–40 mg/kg in Form von Lösungen, Suspensionen oder Supp.; die Wirkung tritt nach 5–15 min ein und hält etwa eine Stunde lang an.

## Präparate

*Inhalationsnarkotika*

*Diäthyläther* ist als „Aether ad narcosim" offizinell; er kommt in Flaschen (Inhalt: 100 g Äther), die mit schwarzem Papier umhüllt sind, in den Handel. Angebrochene Flaschen dürfen nicht weiterverwendet werden.
*Halothan:* Fluothan®-Inhalationsnarkotikum (250 ml); Halothan „Hoechst"-Inhalationsanaestheticum (250 ml)
*Enfluran:* Ethrane® zur Inhalationsnarkose (250 ml)
*Isofluran:* Forane®-Inhalationsnarkotikum (100 ml)

*Injektionsnarkotika*

*Thiopental-Natrium:* Thiopental-Trockenampullen (0,5 und 1,0)
*Methohexital-Natrium:* Brietal® 100 mg (oder 500 mg)-Trockenampulle
*Etomidat:* Hypnomidate®-Amp. (20 mg)
*Ketamin:* Ketalar®-Durchstichflasche 10 mg/ml bzw. 50 mg/ml (20 bzw. 10 ml)
*Flunitrazepam:* Rohypnol® „Roche" 2 mg-Konzentrat zur Injektionsbereitung (2 mg/ml).

*Literatur*

Cohen, E. N.: Toxicity of inhalation anaesthetic agents. Brit. J. Anaesth. *50*, 665–675 (1978).
Eger, E. I, II: Anaesthetic uptake and action. Baltimore, Maryland: The Williams & Wilkins Company. 1974.
Goldstein, A., Aronow, L., Kalman, S. M.: Principles of Drug Action. New York, Evanston, and London: Harper & Row. 1969.
Hills, B. A., Ray, D. E.: Inert gas narcosis. Pharmacol & Therap., Part B *3*, 99–111 (1977).
Lehrbuch der Anaesthesiologie und Wiederbelebung, 2. Aufl. (Frey, R., Hügin, W., Mayrhofer, O., Hrsg.). Berlin-Heidelberg-New York: Springer. 1971.

# 2.2.4 Prämedikation und Induktion

Für die *Prämedikation* oder (Narkose-)Vorbereitung werden Substanzen verwendet, die
– zentral dämpfend, analgetisch und anxiolytisch,
– anticholinerg
– sowie möglichst auch antiemetisch und ($H_1$-)histaminantagonistisch
wirken.
Die zentrale Dämpfung im Rahmen der Prämedikation ermöglicht eine Einsparung an Narkotikum bzw. eine Narkose mit Narkotika, die an sich nur schwach narkotisch wirken, wie z. B. $N_2O$. Durch Anticholinergika wird eine Ausschaltung

vagaler Reflexe und eine Hemmung der Sekretion erreicht, jedoch ist die Zweckmäßigkeit dieser Medikation umstritten.

Die Prämedikation beginnt nach Möglichkeit am Abend vor der Operation; es werden dafür im allgemeinen Barbiturate (z. B. Phenobarbital oder Pentobarbital) oder Benzodiazepinderivate (z. B. Diazepam) verwendet.

Die eigentliche Prämedikation beginnt 30—60 min vor dem Narkosebeginn. Klassische Prämedikation:

Morphin oder Pethidin + Atropin oder Scopolamin.

Die Mischung wird i. m. oder s. c. verabreicht; die Dosierung hängt vom Alter des Patienten und von anderen Bedingungen ab (Atropin bzw. Scopolamin in Dezimilligrammdosen, Morphin ca. 10 mg, Pethidin ca. 75 mg).

In neuerer Zeit werden für die Prämedikation verschiedene Mischungen, vor allem aber zusätzlich Benzodiazepinderivate (s. o.) oder Neuroleptika — insbesondere Promethazin — verwendet, z. B.

Pethidin + Atropin + Promethazin,

oder auch, z. B. für Kinder,

Pethidin + Atropin + Chlorprothixen.

Promethazin vereinigt in sich neuroleptische, histaminantagonistische, antiemetische und anticholinerge Wirkungskomponenten, und ist daher eine für die Prämedikation ideale Substanz.

Für die *Induktion* oder (Narkose-)Einleitung können prinzipiell alle Injektionsnarkotika (s. d.) verwendet werden; sie werden i. v. zugeführt. Beliebt sind:
Thiopental-Natrium oder Methohexital-Natrium,
Etomidat,
eventuell Ketamin
und — zunehmend häufiger verwendet — Benzodiazepinderivate mit starker narkotischer Wirkung, das sind vor allem Midazolam und Flunitrazepam.

Die Benzodiazepine können mit Fentanyl kombiniert werden; wenn diese Mischung auch für die Aufrechterhaltung der Narkose verwendet wird, ergibt sich daraus eine Alternativmethode zur sogenannten Neuroleptanalgesie (s. unten).

## Sonderformen

Begriffe bzw. Verfahren wie „Neuroplegie" (unter Verwendung des sogenannten cocktail lytique = Chlorpromazin + Promethazin + Pethidin), „potenzierte Narkose" usw. haben heute nur noch historische Bedeutung. Wichtig sind hingegen:

## 1. Neuroleptanalgesie

Dieser Begriff hat einen Bedeutungswandel durchgemacht; ursprünglich wollte man durch Verabreichung einer Mischung von Opiat + Neuroleptikum (z. B. „Ataranalgesie": Pethidin + Pecazin + Amiphenazol) eine komplette Schmerzausschaltung ohne eigentliche Narkose erzielen, heute versteht man darunter im wesentlichen den Zustand nach Verabreichung einer Opiat-Neuroleptikum-Mischung, endotrachealer Intubation (mit kontrollierter Beatmung) und oberflächlicher $N_2O$-Narkose.

Als Opiat wird fast ausschließlich *Fentanyl,* als Neuroleptikum meist *Droperidol* verwendet; Fentanyl wirkt schnell und kurz (ca. 30 min) sowie extrem stark analgetisch (die atemlähmende Wirkung ist wegen der künstlichen Beatmung, die emetische Wirkung wegen der gleichzeitigen Gabe von Droperidol bedeutungslos); Droperidol bewirkt als Neuroleptikum eine psychische Indifferenz, wirkt relativ kurz (ca. 2 bis 5 Stunden) und hat relativ wenige Nebenwirkungen (z. B. auf das extrapyramidal-motorische System).

Bemerkungen zur praktischen Durchführung der Neuroleptanalgesie in ihrer klassischen Form:

Prämedikation: Droperidol + Atropin i. m.

Einleitung: Droperidol + Fentanyl i. v., Intubation nach $N_2O$ und Muskelrelaxans
    (z. B. Suxamethonium)

Aufrechterhaltung: $N_2O/O_2$ (ca. 75 : 25), bei nachlassender Analgesie jeweils
    Fentanyl i.v., wenn nötig Muskelrelaxans (z. B. Pancuronium).

Heute werden allerdings vorwiegend verschiedene Varianten der klassischen Form der Neuroleptanalgesie angewendet, wie z. B. Kombination von Droperidol + Fentanyl mit Ketamin, Zufuhr der Droperidol-Fentanyl-Mischung als i.v. Tropfinfusion, u. v. a. Wichtige Variante: Ersatz von Droperidol durch Diazepam („Valium-Kombinationsnarkose") oder andere Benzodiazepinderivate (s. oben), unter anderem dann, wenn eine Kontraindikation für Droperidol besteht (z. B. erhöhte Krampfanfälligkeit).

## 2. Künstliche Hypothermie

wenn durch Herabsetzung der Körpertemperatur der Sauerstoffbedarf reduziert werden soll, z. B. in der Gehirnchirurgie oder bei Operationen am offenen Kreislauf. Die Hypothermie wird durch pharmakologische Ausschaltung der Temperaturregulation (durch Neuroleptika) und Abkühlung des Körpers (Eisbeutel, Besprühen mit verdünntem Alkohol, extrakorporale Blutstromkühlung usw.) erreicht.

Die Spontanatmung sistiert bei 17–25 °C, die Herztätigkeit bei 15–17 °C, dementsprechend ist künstliche Beatmung bzw. eine Herz-Lungen-Maschine erforderlich. Die Körpertemperatur kann maximal bis auf etwa 10 °C abgesenkt werden; dabei beträgt der Sauerstoffverbrauch nur mehr 10% der Norm.

Diese Methodik hat jedoch nur geringe praktische Bedeutung.

## 3. Künstliche Hypotonie

Wichtig bei diffusen Blutungen (z. B. in der Kieferchirurgie) oder bei engem Operationsgebiet (z. B. HNO).

Als Inhalationsnarkotikum ist dafür Halothan (oder noch besser Enfluran) geeignet, eventuell kombiniert mit Hyperventilation. Blutdrucksenkung durch Dihydralazin oder Natriumnitroprussid (in Form von Infusionen) gut steuerbar, früher durch Ganglienblocker.

*Literatur*

Lehrbuch der Anaesthesiologie und Wiederbelebung (Frey, R., Hügin, W., Mayrhofer, O., Hrsg.), 2. Aufl. Berlin-Heidelberg-New York: Springer. 1971.
Die Neuroleptanalgesie (Rügheimer, E., Heitmann, D., Hrsg.). Stuttgart: G. Thieme. 1975.

# 2.3 Hypnotika

**Synonyma:** Schlafmittel.

Chemisch heterogene Gruppe von Substanzen mit der gemeinsamen Eigenschaft, Schlaf zu erzeugen und/oder den Schlafeintritt zu erleichtern. Unterteilung nach der Wirkungsdauer in Einschlaf- und Durchschlafmittel; Versuche einer Unterteilung nach dem Angriffspunkt, etwa in Hirnstamm- und Hirnrindenmittel, auch derzeit noch nicht befriedigend.

## Vorbemerkungen

Es gibt zwei Schlaf-Typen:
1. REM-Schlaf (abgeleitet von „Rapid Eye Movements"; Synonyma: paradoxer Schlaf, desynchronisierter Schlaf, rhombencephaler Schlaf) und
2. NREM-Schlaf (abgeleitet von „non-REM-Schlaf"; Synonyma: „slow wave sleep", telencephaler Schlaf), je nach Schlaftiefe in mehrere (im allgemeinen vier) Stadien unterteilbar: Leichtschlaf (Stadium I), mitteltiefer Schlaf (II) und Tiefschlaf (III und IV).

Die beiden Schlaftypen treten zyklisch auf: auf einen initialen NREM-Schlaf folgt ein REM-Schlaf usw.; Zyklusdauer beim Erwachsenen etwa 80–90 min. Bei Schlafbeginn überwiegend tiefere Stadien des NREM-Schlafes als bei längerer Schlafdauer. Der Mensch verbringt etwa 50% der Gesamtschlafzeit im Stadium II des NREM-Schlafes.

Der NREM-Schlaf ist phylogenetisch älter (seit 180 Mill. Jahren) als der REM-Schlaf (seit 50 Mill. Jahren)[1], daher auch unterschiedliches Ausmaß des REM-Schlafes (in % der Gesamtschlafdauer) im Tierreich: Fische und Reptilien 0%; Vögel 1–2%; bei den Säugetieren: Raubtiere 15–30%, gejagte Tiere 4–6%. Bei Tier und Mensch darüber hinaus Abhängigkeit von zahlreichen anderen Faktoren wie Körpergewicht oder Lebensalter (z. B. beim Säugling 50%, beim Erwachsenen im Alter von 50–70 Jahren 15%).

Charakteristika der beiden Schlaftypen:
NREM-Schlaf: Im EEG, abhängig von der Schlaftiefe, im wesentlichen hohe, langsame Wellen – im Tiefschlaf vorwiegend Deltawellen – nachweisbar.

REM-Schlaf: EEG niedrig und hochfrequent („desynchronisiert"), ähnlich wie im Wachzustand (daher: „paradoxer" Schlaf), zusätzlich die sogenannten pontogeniculato-occipitalen Potentiale („PGO-Wellen"). Rhythmische Augenbewegungen, binokulär synchron; Träume; Tonusverlust der Nackenmuskulatur; Schwelle für Weckreize höher als im NREM-Schlaf.

Entzug des REM-Schlafes soll sich gravierender auswirken als Entzug des NREM-Schlafes. Praktisch alle Substanzen, die den Schlaf beeinflussen (Hypnotika, Tranquilizer, Antidepressiva, Alkohol usw.) reduzieren jedoch die REM-Schlafdauer!

---

[1]  Allison, T., van Twyver, H.: The evolution of sleep. Natural History, New York, *79,* 56–65 (1970).

Biochemie des Schlafes

Für Einleitung bzw. Aufrechterhaltung des Wachzustandes bzw. jeder der beiden Schlaftypen werden noradrenerge, serotoninerge und cholinerge Projektionssysteme verantwortlich gemacht[1]. Serotoninerge Neurone dürften für Einleitung und Aufrechterhaltung des NREM-Schlafes sowie für Einleitung des REM-Schlafes verantwortlich sein, noradrenerge Neurone für Aufrechterhaltung des REM-Schlafes. Cholinerge und catecholaminerge (noradrenerge und dopaminerge) Neurone dürften an der Aufrechterhaltung des Wachzustandes, serotoninerge und cholinerge Neurone an den tonischen und phasischen Erscheinungen des REM-Schlafes beteiligt sein.

Alle Versuche, Schlaf auf „physiologische" Weise auszulösen, etwa durch Verabreichung der 5-HT-Vorstufen Tryptophan oder 5-HTP, haben bisher zu widersprüchlichen, vorwiegend negativen Ergebnissen geführt[2].

*Indikationen* für Hypnotika sind Formen der Schlaflosigkeit (Synonym: Agrypnie, Insomnie), die durch zu lange Latenz bis zum Einschlafen, durch zu kurzen oder oberflächlichen Schlaf oder durch zu häufige Schlafunterbrechungen gekennzeichnet sind. Die Agrypnie kann kurz, vorübergehend oder chronisch sein. Ursachen für vorübergehende Formen sind Zeitverschiebungen (bei Reisen über Zeitzonen, Schichtarbeitern u. dgl.) oder Lärm, Angst, Emotionen usw., Ursachen für die chronischen Formen in erster Linie psychiatrische Erkrankungen, psychophysiologische Ursachen, Arzneimittel- oder Alkoholabhängigkeit, nächtlicher Myoklonus oder das sog. „restless leg"-Syndrom u. a. Die Beurteilung einer Agrypnie ist extrem schwierig, da es einerseits wegen der großen individuellen Unterschiede keine Definition des „normalen" Schlafes gibt und andererseits subjektive Klagen über Schlaflosigkeit und objektive Befunde oft nicht übereinstimmen. Auch Placebobehandlung hat oft eindeutige Erfolge bei (behaupteter) Schlaflosigkeit. Unproblematisch ist lediglich die Behandlung der vorübergehenden Formen der Agrypnie mit Hypnotika; als Kontraindikation gelten jedoch die durch Perioden von Schlafapnoe bedingten Schlafstörungen.

*Alle* Hypnotika können bei chronischem Gebrauch bzw. Mißbrauch zu *Abhängigkeit* (vgl. S. 176) führen. Das Abhängigkeitspotential ist bei den einzelnen Präparaten unterschiedlich, dürfte jedoch bei einigen (z. B. *Methaqualon*) erheblich sein. Nach dem Absetzen einer Hypnotikamedikation kann es als Manifestation eines Abstinenzsyndroms zu Schlafstörungen (Agrypnie, vermehrte REM-Perioden) kommen.

## Chemie und Einteilung

1   Benzodiazepinderivate, u. zw. Nitrazepam, Flunitrazepam, Flurazepam und Triazolam
2   Barbiturate (Diureide) und verwandte Substanzen

---

[1]   Das serotoninerge System des ZNS hat in den medianen Raphekernen des Hirnstammes, das wichtigste noradrenerge System im Locus coeruleus seinen Ursprung (vgl. S. 2, 3).

[2]   In der Vergangenheit sind wiederholt endogene, schlaferzeugende Substanzen beschrieben worden, so z. B. Nonapeptide („Delta Sleep Inducing Peptide", Arginin-Vasotocin) oder ein „Faktor S", die theoretisch als „physiologische Schlafmittel" verwendet werden könnten, doch ist ihre Existenz bzw. physiologische Bedeutung nach wie vor umstritten.

2.1  Barbiturate, z. B. Phenobarbital, Cyclobarbital
2.2  Monoureide, z. B. Carbromal
2.3  Carbamate, z. B. Ethinamat
2.4  Piperidindione, z. B. Glutethimid
3    Andere Hypnotika
3.1  Chloralhydrat und Paraldehyd
3.2  Alkohole, besonders tertiäre Alkohole, z. B. Methylpentynol
3.3  2,3-substituierte Chinazolone: Methaqualon
3.4  Clomethiazol

*Formelübersicht Hypnotika*

*Benzodiazepine*
siehe Formelübersicht Tranquilizer

*Barbiturate*

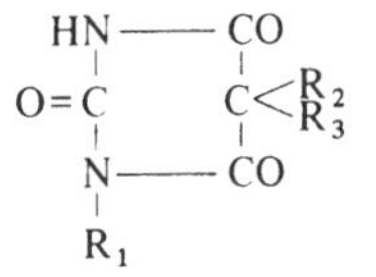

|                       | $R_1$   | $R_2$      | $R_3$                                  |
|-----------------------|---------|------------|----------------------------------------|
| Barbital              | $-H$    | $-C_2H_5$  | $-C_2H_5$                              |
| Phenobarbital         | $-H$    | $-C_2H_5$  | 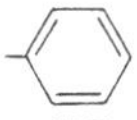 (Phenyl)                               |
| Methylphenobarbital   | $-CH_3$ | $-C_2H_5$  | 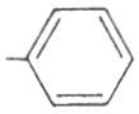 (Phenyl)                               |
| Cyclobarbital         | $-H$    | $-C_2H_5$  | 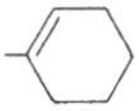 (Cyclohexenyl)                         |
| Pentobarbital         | $-H$    | $-C_2H_5$  | $-CH(CH_3)\cdot CH_2\cdot CH_2\cdot CH_3$ |

*Barbiturat-freie Hypnotika*

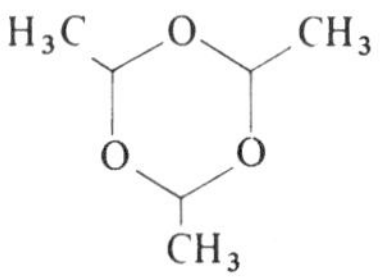

Paraldehyd 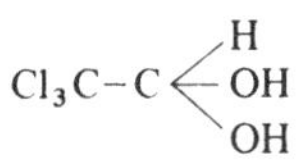        Chloralhydrat 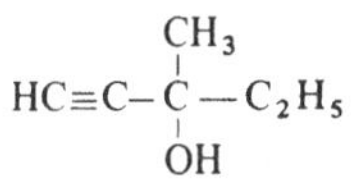        Methylpentynol

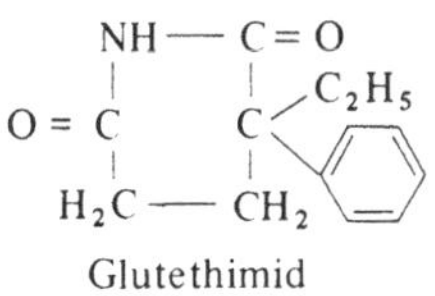

Glutethimid 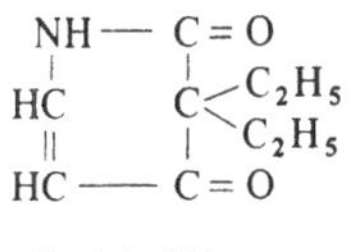        Pyrithyldion

Methaqualon          Clomethiazol

Gelegentlich werden auch $H_1$-Antihistaminika – meist *Diphenhydramin* – entweder allein oder in Form von Kombinationspräparaten (z. B. kombiniert mit Methaqualon, s. u.) als Hypnotika verwendet.

## 2.3.1 Benzodiazepinderivate

In den letzten Jahren haben die hypnotisch wirksamen Benzodiazepine alle anderen Hypnotika weitgehend verdrängt, weswegen sie in obiger Einteilung als erste Gruppe angeführt sind. Alle Benzodiazepinderivate haben eine zentral dämpfende Wirkungskomponente, die meisten werden als Tranquilizer verwendet (s.d.). Bei einigen Benzodiazepinderivaten scheint die hypnotische Wirkungskomponente so stark zu überwiegen, daß sie praktisch ausschließlich als Hypnotika verwendet werden; das gilt insbesondere für *Nitrazepam, Flunitrazepam, Flurazepam, Lormetazepam, Midazolam* und *Triazolam,* die jedoch, wie alle Benzodiazepinderivate auch anxiolytisch, amnestisch, antikonvulsiv und zentral muskelrelaxierend wirken. Triazolam wirkt am kürzesten (Halbwertzeit nur etwas mehr als 2 h). Annähernd gleich stark hypnotisch wirken 0,25 – 0,5 mg Triazolam, 30 mg Flurazepam, 5 mg Nitrazepam und 0,25 – 2 mg Flunitrazepam. Somit sind diese Präparate derzeit die wirksamsten Hypnotika. Noch wichtiger ist die Tatsache, daß ihre therapeutische Breite jene aller anderen Hypnotika übertrifft, jedenfalls verlaufen Suizidversuche mit diesen Präparaten praktisch niemals letal. Über das Wirkungsspektrum der Benzodiazepinderivate s. S. 67.

Auch andere Tranquilizer, z. B. *Meprobamat,* haben eine ausgeprägte hypnotische Wirkungskomponente und werden daher gelegentlich als Hypnotika verwendet.

## 2.3.2 Barbiturate und verwandte Substanzen

### Barbiturate

Alte Schlafmittel: *Barbital* wurde 1903, *Phenobarbital* 1912 in die Therapie eingeführt.

Barbitursäure kann als Kondensationsprodukt von Harnstoff und Malonsäure aufgefaßt werden. Barbitursäure ist eine Säure, weil $H^+$ abdissoziieren kann; daher auch Möglichkeit zur Bildung tautomerer Formen (Keto- und Enolform). Bei saurem pH wird die Dissoziation zurückgedrängt; nicht dissoziierte Form wird aus dem Magen gut resorbiert, dringt gut in das ZNS ein und wird renal schlecht eliminiert. Na-Salze der Barbiturate sind wasserlöslich (Verwendung für i.v. Injektion).

Alle hypnotisch wirksamen Barbiturate tragen an $C_5$ zwei Substituenten; das Barbiturat mit den kürzesten Substituenten ist die Diäthylbarbitursäure (Barbital); einer der Substituenten kann aromatisch sein wie bei der Phenyläthylbarbitursäure (Phenobarbital); meist handelt es sich um gesättigte oder ungesättigte, gelegentlich auch verzweigte Alkylreste. Hypnotisch wirksame Barbiturate können, aber müssen nicht N-methyliert sein. Der Harnstoffanteil kann durch Thioharnstoff ersetzt sein (Thiobarbiturate); wichtigstes Präparat dieser Gruppe: Thiopental (s. S. 43).

Geringfügige chemische Modifikation ergibt konvulsiv wirksame Präparate, z. B. durch Einführung einer zusätzlichen Methylgruppe in die Seitenkette des hypnotisch wirksamen Pentobarbital.

## Wirkungsspektrum

### Komplexe pharmakologische Wirkungen

Unspezifische zentral dämpfende Wirkung
Dosis-abhängig Sedation–Schlaf–Narkose
    Der Schlaf unterscheidet sich vom natürlichen Schlaf durch das Fehlen der zyklischen Veränderungen, somit auch durch das Fehlen der REM-Perioden (traumloser Schlaf)
Anxiolytische Wirkung

### Pharmakologische Einzelwirkungen

Atemdepressive Wirkung: nach hohen Barbituratdosen (Vergiftung) bleibt zuletzt als einziger, die Atmung aufrechterhaltender Mechanismus die hypoxisch bedingte Erregung der Chemorezeptoren in Aorta und Carotissinus erhalten.

Keine analgetische Wirkung, sondern Algesie, d. h. Verstärkung bestehender Schmerzen (daher gegebenenfalls Kombination mit Analgetika!), geringfügige antitussive Wirkung.

Antikonvulsive Wirkung: in narkotischen Dosen bei allen Barbituraten, in nicht-narkotischen Dosen nur bei solchen, die an $C_5$ einen Phenylrest tragen, das sind Phenobarbital und N-Methyl-Phenobarbital (Anwendung als Antiepileptika!).

Herabsetzung der Reaktivität der Hirngefäße gegenüber der gefäßerweiternden Wirkung von $CO_2$; klinisch bedeutungslos, da durch die gleichzeitig vorhandene Erhöhung von $pCO_2$ weitgehend kompensiert.

Hemmung zahlreicher biologischer Funktionen wie z. B. am Nerven, am quergestreiften Muskel (Curare-artig), am glatten Muskel (spasmolytisch; die Verringerung von Tonus und Amplituden der Darmtätigkeit dürfte jedoch peripher und zentral bedingt sein!), am Herzmuskel usw.; Herabsetzung des $O_2$-Verbrauches. Das ZNS ist gegenüber der Barbituratwirkung besonders empfindlich, daher steht bei der klinischen Anwendung die zentrale Wirkung im Vordergrund.

Förderung der ADH-Sekretion.

Bevorzugte Beeinflussung bestimmter zentraler Strukturen:
    Früher weitverbreitete Meinung, daß Barbiturate spezifisch das aszendie-

rende retikuläre System hemmen, ist heute offenbar nicht mehr haltbar; Barbiturate beeinflussen – ebenso wie die „typischen" Narkotika – unspezifisch das gesamte ZNS.

## Molekularbiologische Wirkungen

Siehe Narkosetheorien (S. 41) und Abb. 10.

### Wechselwirkungen mit anderen Substanzen

Prinzipiell Verstärkung der Wirkung anderer zentral dämpfender Substanzen und Antagonismus gegenüber zentral erregenden Substanzen.

Zahlreiche Wechselwirkungen infolge der durch Barbiturate ausgelösten Enzyminduktion[1]. Dadurch werden die Barbiturate selbst, aber auch andere Substanzen (z. B. Antikoagulantien vom Cumarin-Typ, orale Kontrazeptiva, Phenytoin, Griseofulvin u. a.) schneller abgebaut. Wegen der vermehrten Synthese von $\delta$-Aminolävulinsäure-Synthetase (die $\delta$-Aminolävulinsäure aus Succinyl-CoA und Glycin bildet) sind Barbiturate bei bestehender Porphyrie (Hämsynthese bleibt auf der Stufe von Porphyrobilinogen, Koproporphyrin und Uroporphyrin stehen) kontraindiziert.

Die Enzym-induzierende Wirkung der Barbiturate ist bei Icterus gravis neonatorum therapeutisch ausgenützt worden: Bilirubin wird infolge vermehrter Bildung von Glucuronyltransferase vermehrt an Glucuronsäure gebunden; in dieser Form ist Bilirubin besser wasserlöslich, kann daher nicht mehr in das ZNS eindringen, wohl aber renal eliminiert werden.

Andererseits wird der enzymatische Abbau der Barbiturate durch verschiedene Substanzen gehemmt, z. B. durch Iproniazid, Nialamid, Isoproterenol, Disulfiram, Phenoxybenzamin u. a.

Antacida reduzieren die intestinale Resorption von Phenobarbital.

### Nebenwirkungen

Relativ selten. Paradoxe Reaktionen (Erregung anstatt zentraler Dämpfung) können vorkommen, insbesondere bei bestehenden Schmerzen (Indikation für Kombination mit Analgetika).
Allergische Reaktionen sind selten.
Porphyrie ist eine Kontraindikation (s. oben).
Bei chronischer Verabreichung Gefahr der Ausbildung einer Abhängigkeit!
Barbiturate (Phenobarbital) wirken zwar nicht karzinogen, können aber (in tierexperimentellen Untersuchungen) das Wachstum maligner Tumoren fördern (sie wirken als sogenannte „Promotoren" der Hepatokarzinogenese[2]).

---

[1] Phenobarbital gilt als Prototyp („Phenobarbital-Typ") einer großen Gruppe von Substanzen, die die Synthese mikrosomaler Enzyme – im Unterschied zu andersartigen Enzyminduktoren auch von Zytochrom P-450 – im endoplasmatischen Retikulum der Leberzellen stimulieren. Insbesondere Phenytoin und das Insektizid Dichlordiphenyltrichloräthan (DDT) gehören ebenfalls in diese Gruppe.

[2] Nicht spezifisch für Barbiturate! Andere „Promotoren" sind z. B. Sexualhormone, DDT, Hexachlorcyclohexan u. a.

## Unterschiede zwischen den einzelnen Präparaten

Die Unterschiede betreffen im wesentlichen die Geschwindigkeit des Wirkungseintrittes und die Wirkungsdauer. Der wichtigste einzelne dafür verantwortliche Faktor ist die Lipidlöslichkeit der undissoziierten Form, die innerhalb weiter Grenzen schwanken kann (Thiopental ist z. B. fast 600mal besser lipidlöslich als Barbital) und im allgemeinen mit zunehmender Länge der Substituenten an $C_5$, bei N-Methylierung und beim Übergang von Oxy- zu Thiobarbituraten zunimmt. Gut lipidlösliche Barbiturate dringen gut in das ZNS ein, werden vorwiegend in der Leber enzymatisch abgebaut und unterliegen einer Um- oder Rückverteilung (d. i. Abtransport vom ZNS in die quergestreifte Muskulatur und − später − in das Fettgewebe); sie wirken daher schnell und kurz. Schlecht lipidlösliche Barbiturate dringen schlecht in das ZNS ein und werden fast ausschließlich oder zumindest teilweise in unveränderter Form renal eliminiert; sie wirken daher langsam und lang.

Extrem gut lipidlöslich (bei i. v. Injektion), extrem schnell und kurz wirkt *Thiopental Natrium* (siehe S. 44).

Schlecht lipidlöslich, langsam und (zu) lang wirken *Phenobarbital* und insbesondere *Barbital*.

Präparate vom Typ des *Cyclobarbital* oder *Pentobarbital* nehmen eine Mittelstellung ein.

## Indikationen

Als Hypnotika (Durchschnittsdosis: 0,2), und zwar in Abhängigkeit von der Wirkungsdauer als Ein- oder Durchschlafmittel. Typisches Beispiel für Einschlafmittel Hexobarbital, für Durchschlafmittel Cyclobarbital. Phenobarbital, besonders aber Barbital, wirken zu lang.

Einige Barbiturate, vorwiegend Phenobarbital, werden in niedriger Dosierung (0,015−0,02) als Sedativa verwendet (s. d.).

Barbiturate können, kombiniert mit Analgetika, in den sogenannten „Mischpulvern" enthalten sein. Sie sind bei Schmerzen indiziert und bestehen aus einem Analgetikum (z. B. Paracetamol oder Propyphenazon) und einer oder mehreren der folgenden Komponenten: Barbiturat, Codein, Coffein.

Phenobarbital und Methyl-Phenobarbital sind Antiepileptika (Grand mal-Mittel, s. Antiepileptika).

Alle i. v. injizierbaren Barbiturate (Natriumsalze) können generell als Antikonvulsiva gegeben werden, z. B. bei Tetanus, Eklampsie, Cocain-, Lokalanaesthetika-, Strychnin-, Pikrotoxin- und anderen Krämpfen.

### Monoureide, Carbamate und Piperidindione

Unter den sogenannten „Barbiturat-freien Schlafmitteln" gibt es drei Gruppen, die den Barbituraten chemisch und wirkungsmäßig nahestehen, jedoch heute nur mehr eine sehr geringe praktische Bedeutung haben.

*Monoureide* sind Harnstoffderivate, bei denen ein H durch einen meist bromierten Säurerest ersetzt ist, z. B. *Carbromal* (Bromdiäthylacetylharnstoff) und *Brom-*

*isoval* ($\alpha$-Bromisovalerianylharnstoff); es hat sich dabei um schwache, schnell und kurz wirkende Schlafmittel gehandelt.

*Carbamate* sind Derivate der Carbaminsäure $H_2N \cdot COOH$. Auch der klassische Tranquilizer, *Meprobamat,* ist ein Carbamat! *Urethan* (Carbaminsäureäthylester) ist bei Tieren ein ideales Narkotikum, beim Menschen jedoch wegen Schädigung des Knochenmarks nicht anwendbar; früher eben wegen dieser Wirkung zur Leukämiebehandlung verwendet. *Ethinamat* (1-Äthinyl-cyclohexyl-carbamat) wirkt ähnlich wie kurz wirksame Barbiturate.

*Piperidindione (Glutarimide)* sind strukturell und wirkungsmäßig den Barbituraten sehr ähnlich (Piperidindionring statt Pyrimidintrionring), bezüglich der Seitenketten entspricht *Glutethimid* dem Phenobarbital, *Pyrithyldion* dem Barbital und *Methyprylon* dem Metharbital. Sie wirken ähnlich wie kurz bis mittellang wirksame Barbiturate, nämlich dosisabhängig sedativ–hypnotisch–narkotisch, und außerdem antikonvulsiv; angewendet werden sie als Sedativa und Hypnotika. *Glutethimid* verursacht, ebenso wie Barbiturate, eine Enzyminduktion (vom Phenobarbital-Typ).

Um 1956 wurde *Thalidomid,* ein Glutarimid, in die Therapie eingeführt; es hatte – wie sich zu spät herausstellte – eine teratogene Wirkung, vermutlich weil ein Metabolit dieser Substanz ein Folsäureantagonist war[1].

## 2.3.3 Andere Hypnotika

### Chloralhydrat

ist das älteste Schlafmittel; es wurde 1869 in die Therapie eingeführt. Es wird im Organismus zu Trichloräthanol abgebaut, das vermutlich vorwiegend für die Wirkung verantwortlich ist. Nachteile sind unangenehmer Geschmack und schleimhautreizende Wirkung; beides kann vermieden werden durch Verabreichung in Kapseln bzw. in Form von *Chloralodol* (2-Methyl-2-hydroxy-4-(2,2,2-trichlor-1-hydroxyäthoxy)-pentan), das im Magen-Darm-Trakt Chloralhydrat abspaltet. Chloralhydrat soll keinen Einfluß auf den REM-Schlaf haben; es hat eine gute antikonvulsive Wirkung, daher Verwendung als Hypnotikum und Antikonvulsivum.

---

[1] Prinzipiell entstehen Mißbildungen dann, wenn die dafür verantwortliche Substanz während der Embryo- bzw. Organogenese (d. i. zwischen der 3. Woche und dem 3. Monat der Schwangerschaft) eingenommen wird. Das im übrigen ausgezeichnet verträgliche Thalidomid wirkte bei Einnahme in der Zeit zwischen dem 20. und 35. Schwangerschaftstag teratogen. Art der Mißbildung abhängig vom Zeitpunkt der Einnahme, z. B. vorwiegend Phokomelie (Hände und/oder Füße schließen unmittelbar an Schultern bzw. Rumpf an) bei Einnahme zwischen dem 24. und 27. Schwangerschaftstag. Weltweit dürfte es etwa 10.000 Fälle mit Thalidomid-Mißbildungen gegeben haben; das Präparat wurde 1961 aus dem Handel gezogen. Häufigkeit „spontaner" Mißbildungen 4−6 % (*davon* etwa 4 % durch Medikamente).

## Paraldehyd

ist ein Polymerisationsprodukt aus drei Molekülen Acetaldehyd[1]. Instabile Flüssigkeit, die sich bei Luft- und Lichtzutritt zu Acetaldehyd zersetzt. Nachteile sind, wie bei Chloralhydrat, unangenehmer Geschmack und schleimhautreizende Wirkung, und zusätzlich starker, unangenehmer Geruch, der sich auch der Ausatemluft mitteilt. Wirkungseintritt nach ca. 10 min. Wirkt ebenfalls hypnotisch und antikonvulsiv, Anwendung bei Erregungszuständen (Abstinenzsyndrom) und verschiedenen Krampfzuständen in Einzeldosen von ca. 4 ml oral oder rektal.

## Alkohole

*Äthanol* (s. d.) wirkt hypnotisch-narkotisch; Halogenierung verstärkt diese Wirkung (vgl. Trichloräthanol als Abbauprodukt von Chloralhydrat sowie Tribromäthanol, ein früher verwendetes rektales Basisnarkotikum).

*Methylpentynol,* ein tertiärer ungesättigter Alkohol (3-Methyl-pentin-3-o l), ist schwach hypnotisch wirksam, daher vorwiegend als Sedativum verwendet.

## Methaqualon

Chinazolonderivate haben ganz allgemein vielfältige pharmakologische Wirkungen: hypnotische, antikonvulsive, antipyretische, antiphlogistische, diuretische, bronchodilatatorische, chemotherapeutische, blutdrucksenkende usw. Methaqualon ist ein Chinazolonderivat, bei dem die hypnotische Wirkung im Vordergrund steht; darüber hinaus wirkt es antitussiv, lokalanaesthetisch, spasmolytisch, hemmend auf polysynaptische Reflexe. Methaqualon hat, im Unterschied zu den meisten anderen Hypnotika, eine stark ausgeprägte, zentral erregende Wirkungskomponente, die sich schon bei therapeutischen Dosen, vor allem aber bei Überdosierungen (in Form von Erregungszuständen, Reflexsteigerung, Myoklonus, Krämpfen) manifestieren kann; darüber hinaus wegen euphorisierender Wirkung beträchtliches Abhängigkeitspotential (daher auch im Anhang IV der österreichischen Suchtgiftverordnung angeführt). Es kommt häufig in Form von Spezialitäten in den Handel, in denen es mit $H_1$-Antihistaminika kombiniert ist.

## Clomethiazol

Das Molekül des Thiamin (= Vitamin $B_1$) besteht aus einem Thiazol- und Pyrimidinteil (einzig bekanntes Vorkommen des Thiazolringes in der Natur). Thiamin soll verschiedene, von der Vitaminwirkung unabhängige Wirkungen haben, über die sehr widersprüchliche Angaben vorliegen (z. B. analgetische Wirkung?).

---

[1] Metaldehyd, ein Kondensationsprodukt aus vier Molekülen Acetaldehyd, wird als Trockenspiritus („Meta"-Brennstofftabl.) und auch zur Schneckenbekämpfung verwendet. Toxikologisch wichtig. Metaldehyd wirkt nicht hypnotisch, sondern zentral erregend (tonisch-klonische Krämpfe).

Clomethiazol ist der Thiazolanteil von Thiamin mit einer chlorierten Seitenkette. Es wirkt dosisabhängig sedativ–hypnotisch–narkotisch, außerdem antikonvulsiv, antiemetisch, temperatursenkend, spasmolytisch sowie antagonistisch gegenüber Krampfgiften und gegenüber Substanzen, die Agitation oder Motilitätssteigerungen auslösen (Amphetamin oder Aminodipropionitril). Das Präparat wird (selten) als Sedativum oder Hypnotikum, eventuell auch als i. v. Narkotikum verwendet. Wichtiger ist seine Anwendung bei Delirium tremens, Status epilepticus und anderen Krampf- bzw. Erregungszuständen. Ein Nachteil bei der i. v. Applikation ist die geringe Löslichkeit (0,8%).

## Präparate

*Phenobarbital:* Agrypnal® 0,1 g (und 0,3 g)-Tabl., Agrypnaletten®-Tabl. (0,015)
*Cyclobarbital:* Phanotal®-Tabl. (0,2)
*Methylpentynol:* Pentadorm®-Kapseln (0,2)
*Glutethimid:* Doriden®-Tabl. (0,25)
*Methaqualon:* Mozambin®-Tabl. (0,2)
*Nitrazepam:* Mogadon® „Roche"-Tabl. (5 mg)
*Flunitrazepam:* Rohypnol® „Roche" 1 mg (und 2 mg)-Tabl.
*Flurazepam:* Dalmadorm® „Roche" 30 mg-Filmtabletten
*Lormetazepam:* Noctamid®-Tabl. (1 mg)
*Triazolam:* Halcion® 0,25 mg (und 0,5 mg)-Tabl.
*Clomethiazol:* Distraneurin®-Kapseln (0,3), 0,8 % i.v. Stechampulle (100 ml)

*Literatur*

Dement, W. C.: Rational basis for the use of sleeping pills. Pharmacology *27,* suppl. 2, 3–38 (1983).
Dement, W., Holman, R. B., Guilleminault, C.: Neurochemical and neuropharmacological foundations of the sleep disorders. Psychopharmacol. Comm. *2,* 77–90 (1976).
Monnier, M., Bremer, F., Gaillard, J. M., Hediger, H., Horne, J. A., Parmeggiani, P. I., Passouant, P., Rossi, G. F.: Biology of sleep. An interdisciplinary survey. Experientia *36,* 1–27 (1980).
Way, W. L., Trevor, A. J.: Sedative-Hypnotics. Anaesthesiology *34,* 170–182 (1971).

# 2.3.4 Anhang: Äthanol

Äthanol (Äthylalkohol) entsteht durch alkoholische Gärung[1] unter Einwirkung der in Hefepilzen vorkommenden Zymase aus Trauben- oder Fruchtzucker; Zwischenprodukte sind dabei Glyzerinaldehyd, Brenztraubensäure und Acetaldehyd. Die alkoholische Gärung stoppt bei einer Alkoholkonzentration von 15%, höher konzentrierte alkoholische Getränke werden durch Destillation gewonnen. Der Alkoholgehalt der alkoholischen Getränke liegt zwischen 2% (Mindestkonzentration im Bier) und 40–50% (in Schnäpsen).

---

[1]  Gärung = durch Enzyme (Mikroorganismen) verursachte Spaltung von organischen Verbindungen; neben der alkoholischen Gärung gibt es u. a. auch eine Milchsäure-, Essigsäure- und Buttersäuregärung (Essigsäuregärung zur Gewinnung von Essig aus Wein!).

Äthanol könnte als Hypnotikum-Narkotikum bezeichnet werden, am ehesten vielleicht vergleichbar mit Diäthyläther (ausgeprägtes Exzitationsstadium, analgetische Wirkungskomponente, Stimulierung der Atmung). Äthanol unterscheidet sich jedoch grundsätzlich von allen Inhalationsnarkotika, da nur 5–15 % unverändert (durch Nieren und Lunge) ausgeschieden werden. Äthanol als Medikament: 70 %ig als Desinfektionsmittel (besser: Isopropanol); ferner für Nervenblockaden bei verschiedenen Schmerzzuständen (im Sinne einer Leitungsanästhesie) sowie für die sog. Neuroadenolyse (Injektion von Alkohol in die Hypophyse; Ausschaltung der Hypophyse – auch durch andere Methoden – wirkt bei bestimmten schmerzhaften Erkrankungen analgetisch); über die intrathekale Äthanolapplikation siehe S. 25.

Bei der akuten Alkoholwirkung stehen psychische Erscheinungen im Vordergrund, bei chronischer Alkoholeinwirkung (s. d.) kommen verschiedene Organschädigungen dazu. Äthanol wirkt im wesentlichen dosisabhängig erregend-sedierend mit dem rein subjektiven Gefühl einer Steigerung der physischen und psychischen Fähigkeiten, die objektiv nur dann vorhanden ist, wenn diese Fähigkeiten im nichtalkoholisierten Zustand einer psychischen Hemmung unterliegen. Die dosisabhängigen Symptome sind in der nachfolgenden Tabelle[1] zusammengestellt.

| Blutspiegel in Promille | Symptome |
|---|---|
| 0,1–0,5 | keine Beeinflussung |
| 0,5–1,0 | Beeinflussung der Tiefenschärfe und Dunkeladaptation, sowie eventuell psychotechnischer Tests. Euphorie. |
| 1,0–1,5 | Euphorie, Enthemmung, verlängerte Reaktionszeit. Gerade diese Konzentrationen führen zu den meisten Verkehrsunfällen. |
| 1,5–2,0 | mittelschwere Intoxikation: Reaktionszeit stark verlängert, Enthemmung, leichte Gleichgewichts- und Koordinationsstörungen. |
| 2,0–2,5 | starker Rauschzustand, Gleichgewichts- und Koordinationsstörungen jetzt noch mehr hervortretend. |
| 2,5–3,0 | vor allem Lähmungserscheinungen, grobe Gleichgewichts- und Koordinationsstörungen, Schwerbesinnlichkeit, Bewußtseinstrübungen |
| 3,5–4,0 | tiefes, eventuell tödliches Koma. |

Im übrigen hat Äthanol, wie bereits erwähnt, eine analgetische und atemstimulierende Wirkung; außerdem kommt es zu einer Anregung der Magensaftsekretion, zu einer verstärkten Diurese (infolge Hemmung der ADH-Sekretion) und zu einer Beeinflussung des Kreislaufs (Gefäßerweiterung in der Peripherie [Folge: Wärmeverlust, Hypothermie] und Gefäßkontraktion im Splanchnikusgebiet); in der Leber wird die Fettsynthese stimuliert. Ferner treten Stoffwechselveränderungen auf, wichtig insbesondere eine initiale Hyperglykämie, gefolgt von einer Hypoglykämie.

Die zentralen Wirkungen des Äthanol sind möglicherweise ebenso zu erklären wie jene der Barbiturate (Bindung an die gleiche Bindungsstelle des GABA-Benzodiazepin-Rezeptorkomplexes, vgl. Abb. 10).

---

[1] Nach Moeschlin, S.: Klinik und Therapie der Vergiftungen, 5. Aufl. Stuttgart: G. Thieme. 1972.

**Pharmakokinetik und Metabolismus**

Äthanol verteilt sich schnell im gesamten Körperwasser (das sind ca. 63% des Körpergewichtes); daher ist der Äthanolblutspiegel (in mg%) = zugeführte Alkoholmenge (in g)/Körpergewicht (in kg) × 0,63. Äthanol wird zum Unterschied von fast allen anderen Substanzen nach einer Reaktion nullter Ordnung eliminiert[1], d. h. pro Zeiteinheit fällt der Äthanolblutspiegel um einen konstanten Betrag – nämlich ca. um 15 mg/100 ml/h – ab (die Frage nach der Halbwertszeit von Äthanol ist daher sinnlos!).

Äthanol wird (wie andere Alkohole) im Organismus oxydiert, und zwar im wesentlichen zuerst durch die Alkoholdehydrogenase zu Acetaldehyd und dann durch die Aldehyddehydrogenase zu Essigsäure. Beide Enzyme sind NAD-abhängig (dadurch Anstieg des NADH/NAD-Quotienten; weitere Folge: Erhöhung der Quotienten für Lactat/Pyruvat und für $\beta$-Hydroxybutyrat/Acetoacetat); Essigsäure wird als Acetyl-Coenzym A im Tricarbonsäurezyklus zu $CO_2$ oxydiert. Andere Abbauwege (Oxydation durch die Katalase und durch ein mikrosomales äthanoloxydierendes System) haben nur eine untergeordnete Bedeutung.

Viel diskutiert wurde die Entstehung psychotroper Substanzen nach Alkoholzufuhr: Infolge kompetitiver Hemmung der Aldehyddehydrogenase entsteht aus DA und 3,4-Dihydroxyphenylacetaldehyd (= unter Einwirkung der MAO entstandener Dopaminmetabolit) als Kondensationsprodukt *Tetrahydropapaverolin* (= 1,2,3,4-Tetrahydro-6,7-dihydroxy-1-(3'-4'-dihydroxybenzyl)-isochinolin), das in Papaver somniferum eine Vorstufe von Morphin ist. Ein anderes Tetrahydroisochinolin, *Salsolinol* (= 1-Methyl-6,7-dihydroxy-1,2,3,4-tetrahydroisochinolin) entsteht durch Reaktion von DA mit dem dem Äthanolabbau entstammenden Acetaldehyd.

Der Äthanolabbau kann nicht beschleunigt, jedoch verzögert bzw. modifiziert werden (s. unten).

**Wechselwirkungen mit anderen Substanzen**

1. Gegenseitige Wirkungsverstärkung von Äthanol und praktisch allen zentral dämpfend wirkenden Substanzen (größte praktische Bedeutung: Tranquilizer);

2. Herabsetzung der Alkoholtoleranz bei zahlreichen gewerblichen Vergiftungen (z. B. Hg- und Pb-Vergiftungen);

3. Disulfiram (Tetraäthylthiuramdisulfid) führt zu einer Alkoholunverträglichkeit. Wirkungsmechanismus: irreversible, daher lang (bis zu einer Woche) anhaltende Hemmung der Aldehyddehydrogenase (allerdings hemmt Disulfiram auch

---

[1] $y = y_o - kt$ (Gleichung einer Geraden; differenziert: $-\dfrac{dy}{dt} = k$, d. h. Blutspiegelabfall jederzeit konstant); ansonsten – bei fast allen anderen Substanzen – $y = y_o \cdot e^{-kt}$ (Exponentialfunktion; logarithmiert: $\ln y = \ln y_o - kt$, somit in dieser Form Gleichung einer Geraden; differenziert: $-\dfrac{dy}{dt} = ky$, d. h. Blutspiegelabfall jederzeit dem jeweiligen Blutspiegel proportional), wobei $y$: Blutspiegel zur Zeit $t$, $y_o$: Anfangsblutspiegel, $k$: Eliminationskonstante, $e$: Basis des natürlichen Logarithmus. Eine Elimination nach einer Reaktion nullter Ordnung findet dann statt, wenn ein Enzym im Sättigungsbereich arbeitet (Alkohol wird üblicherweise viel höher „dosiert" als fast alle Medikamente).

mehrere andere Enzyme, so z. B. die MAO und die an den Phase-I-Reaktionen der Arzneimittelbiostransformation beteiligten Enzyme; Folge: zahlreiche Wechselwirkungen mit anderen Arzneimitteln), wodurch es nach Alkoholzufuhr zu einer Zunahme von Acetaldehyd kommt (Symptome: Gefäßerweiterung, Hypotonie, Tachykardie, Erbrechen, Dyspnoe und Hyperpnoe). Anwendung zur Unterstützung der Alkoholentwöhnung (Patient und Angehörige müssen entsprechend informiert werden! Vorsichtiger Trinkversuch in Gegenwart des Arztes!).

Ähnlich wie Disulfiram wirken: Kalkstickstoff[1]; die Inhaltsstoffe des Faltentintlings (Coprinus atramentarius), der, ohne gleichzeitigen Alkoholgenuß, ein tadellos verträglicher Speisepilz ist; Metronidazol, ein Chemotherapeutikum bei Trichomonaden und Amoeben, verursacht bei Alkoholgenuß neben einer disulfiramartigen Wirkung auch einen metallischen Geschmack; ferner n-Butylaldoxim (Zusatz zu Druckereifarben), Tolbutamid, Pethidin, Griseofulvin, Chloramphenicol, Phentolamin, Tolazolin, einige Cephalosporine (Tetrazolinderivate) u. a. Von den genannten Substanzen wird außer Disulfiram gelegentlich nur Kalkstickstoff oder Metronidazol zur Unterstützung der Entwöhnung verwendet.

4. Einige andere Wechselwirkungen, z. B. verstärkt Äthanol die Methämoglobinämie bei Vergiftungen mit Methämoglobinbildnern vom Anilin-Typ („blauer Montag") und kann − ebenso wie Tyramin − bei gleichzeitiger Behandlung mit MAO-Hemmern hypertone Krisen auslösen.

Es gibt keine sicher Äthanol-antagonistisch wirksame Substanz, obschon zahlreiche Substanzen, z. T. mit uneinheitlichen Ergebnissen, daraufhin untersucht wurden[2]. Einige Bedeutung haben: Fructose, die in hohen Dosen (1−2 g/kg) die Äthanolelimination beschleunigt (dabei allerdings Gefahr einer Hepatotoxizität); Physostigmin, ev. in Kombination mit Methylscopolamin, das, in Dosen von 1−2 mg i. v., bei hohem Äthanolblutspiegel (2,5−4,8‰) einen vorübergehenden Weckeffekt zeigte; ähnlich wirksam war in einigen Fällen Naloxon in hohen Dosen (4−28 mg i. v.).

**Alkoholnachweis (forensisch wichtig!)**

beruht − sowohl im Blut als auch in der Exspirationsluft − auf der Reduktion von Kaliumbichromat in Gegenwart von Schwefelsäure (Nachweis nach Widmark):

$$2 \, K_2Cr_2O_7 + 8 \, H_2SO_4 = 2 \, K_2SO_4 + 2 \, Cr_2(SO_4)_3 + 8 \, H_2O + 3 \, O_2$$
$$3 \, C_2H_5OH + 3 \, O_2 = 3 \, CH_3COOH + 3 \, H_2O$$

Im Prinzip handelt es sich darum, daß $Cr^{6+}$ (gelb) durch Äthanol zu $Cr^{3+}$ (grün) reduziert wird, daher auch Grünfärbung des „Röhrchens" bei positivem Ausfall des polizeilichen Testes (der Ballon der Testvorrichtung dient dazu, eine genau definierte Menge Exspirationsluft analysieren zu können).

Der Test ist nicht spezifisch; andere reduzierende Substanzen (z. B. Inhaltsstoffe von Äpfeln, die kurz vor der Untersuchung der Exspirationsluft gegessen wurden)

---

[1]  Kalkstickstoff, in der Landwirtschaft als Düngemittel verwendet, wird im Organismus in Cyanamid $CN \, (NH_2)$ umgewandelt, verantwortlich für Gefäßerweiterung im Gesicht und am Oberkörper (ähnlich Amylnitritvergiftung) bei der „Kalkstickstoffkrankheit".

[2]  Linnoila & Mattila, M. J.: How to antagonize ethanol-induced inebriation. Pharmac. Ther. *15*, 99−109, 1981.

liefern falsche positive Resultate. Weitgehend spezifisch ist der Nachweis mit Hilfe der Alkoholdehydrogenase.

*Literatur*

Moeschlin, S.: Klinik und Therapie der Vergiftungen, 5. Aufl. Stuttgart: G. Thieme. 1972.
Wartburg, J. P. von: Biochemie der Alkoholintoxikation und des Alkoholismus. In: Sucht und Mißbrauch (Steinbrecher, W., Solms, H., Hrsg.), 2. Aufl. Stuttgart: G. Thieme. 1975.

# 2.4 Sedativa

**Synonyma:** Hypno-Sedativa, Beruhigungsmittel.

Kleine, seit dem Erscheinen der Tranquilizer fast in Vergessenheit geratene Gruppe von Präparaten, die sich in drei Untergruppen aufteilen läßt:
1. Hypnotika in niedriger Dosierung (z. B. Phenobarbital, 15 mg) oder an sich schwach wirksame Hypnotika (z. B. Methylpentynol).
2. Bromide, wirken sedierend und antikonvulsiv (daher früher Anwendung als Antiepileptika); bei chronischer Anwendung Gefahr einer Vergiftung (Bromismus).
3. Pflanzliche Sedativa
Mehrere Pflanzen sollen über sedierend wirksame Inhaltsstoffe verfügen. Typische Beispiele sind: Valeriana officinalis (Baldrian), Humulus lupulus (Hopfen) und Passiflora incarnata (Passionsblume).

## Präparate

*Phenobarbital:* Agrypnaletten®-Tabl. (15 mg)
*Bromide:* Natriumbromid, Kaliumbromid und Ammoniumbromid sind offizinell (übliche Einzeldosen um 1,0).
*Pflanzliche Sedativa:* Tinctura Valerianae und Tinctura Valerianae aetherea (Baldriantropfen) sind offizinell.
Im übrigen sind zahlreiche Kombinationspräparate im Handel; typisches Beispiel: Bellergal®-Dragees (Phenobarbital 0,02 + Ergotamintartrat 0,3 mg + Bellafolin 0,1 mg).

# 2.5 Tranquilizer

**Synonyma:** Tranquillizer (engl. Schreibweise; amerikanische Schreibweise mit −1−), Tranquillantien, minor tranquil(l)izers, Psychosedativa, Ataraktika, Anxiolytika.

## Vorbemerkungen

Die nachfolgend besprochenen Arzneimittelgruppen der Tranquilizer, Neuroleptika, Antidepressiva, Psychostimulantien und Halluzinogene werden meist unter der Bezeichnung *Psychopharmaka* (engl.: psychotropic drugs) zusammengefaßt.

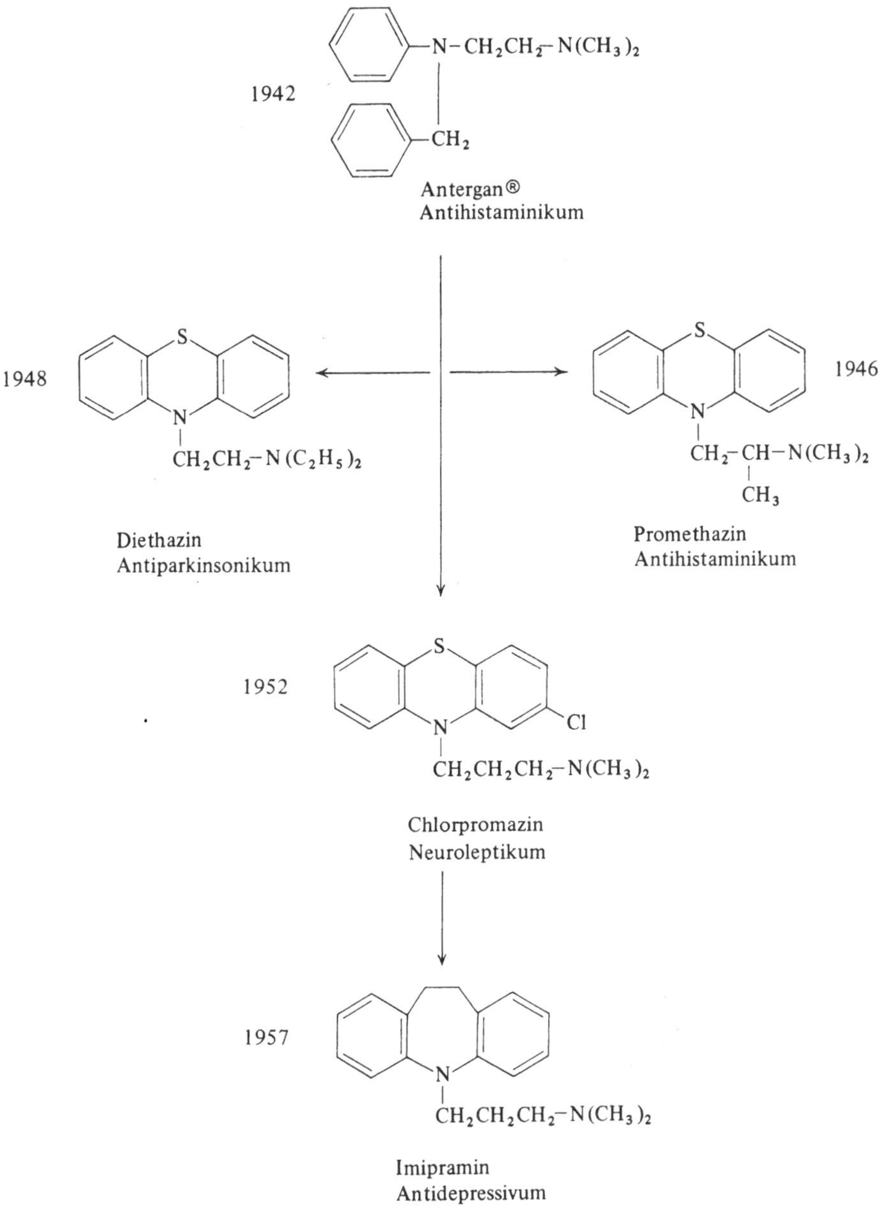

1942

$-N-CH_2CH_2-N(CH_3)_2$

$-CH_2$

Antergan®
Antihistaminikum

1948

$CH_2CH_2-N(C_2H_5)_2$

Diethazin
Antiparkinsonikum

1946

$CH_2-CH-N(CH_3)_2$
$CH_3$

Promethazin
Antihistaminikum

1952

$Cl$

$CH_2CH_2CH_2-N(CH_3)_2$

Chlorpromazin
Neuroleptikum

1957

$CH_2CH_2CH_2-N(CH_3)_2$

Imipramin
Antidepressivum

Abb. 9. Ableitung von Chlorpromazin und Imipramin aus der Antihistaminika-Forschung. (Nach Schmutz, J.: Absicht und Zufall in der Arzneimittelforschung, dargelegt am Beispiel der trizyklischen Psychopharmaka. Pharmaceut. Acta Helv. *48*, 117−132 (1973), Abb. 1)

Neuroleptika und Antidepressiva dienen vorwiegend, aber nicht ausschließlich, zur (symptomatischen) Behandlung von Psychosen; Halluzinogene sind keine Medikamente, werden aber erwähnt, weil sie einerseits zur Erzeugung sogenannter Modellpsychosen verwendet werden können und andererseits ein gewisses Mißbrauchspotential haben.

Psychopharmaka sind eine relativ junge Gruppe von Substanzen: Chlorpromazin – das erste Neuroleptikum – wurde 1952, Reserpin 1953 und Imipramin – das erste trizyklische Antidepressivum – 1957 in die Therapie eingeführt (Abb. 9). Die Tranquilizer verdanken ihre Entdeckung gewissermaßen einer Reihe von Zufällen. 1946 wurden die pharmakologischen Eigenschaften verschiedener $\alpha$-substituierter Glyzerinäther, darunter auch *Mephenesin,* beschrieben; diese Substanz hatte eine zentral muskelrelaxierende und eine sedierende Wirkung. Das 1951 in die Therapie eingeführte *Meprobamat* leitet sich chemisch von Mephensin ab und war der erste Tranquilizer. Bei dem Versuch, ein Chinazolinderivat zu synthetisieren, wurde 1961 zufällig eine Substanz – *Chlordiazepoxid* – mit einem neuartigen Ringsystem – Benzodiazepin[1] – erhalten, die trotz unterschiedlicher Struktur pharmakologisch ähnlich wie Meprobamat, aber wesentlich stärker als dieses wirkte. In der Folgezeit haben die Benzodiazepinderivate alle anderen Tranquilizer weitgehend verdrängt.

Mit Psychopharmaka werden in erster Linie Zielsymptome (Beispiele: Angst, Depression), also bestimmte Symptome oder Syndrome unabhängig von ihrer nosologischen Zugehörigkeit behandelt, und erst in zweiter Linie bestimmte Krankheiten (Beispiel: Schizophrenie). In diesem Zusammenhang darf nicht vergessen werden, daß in vielen Fällen andere therapeutische Maßnahmen (z. B. Psychotherapie) wichtiger sein können als eine Behandlung mit Psychopharmaka. Psychopharmaka spielen im übrigen nicht nur in der klinischen Praxis, sondern auch in der experimentellen Forschung eine bedeutende Rolle.

Für die klinische Wirkung der Psychopharmaka sind übrigens nicht nur deren pharmakologische Eigenschaften, sondern auch die Persönlichkeitsmerkmale des Patienten sowie die situativen Bedingungen zum Zeitpunkt der Verabreichung von entscheidender Bedeutung.

## Chemie und Einteilung

*Formelübersicht Tranquilizer*

*1 Propandiol-Derivat*

$$\begin{array}{c} CH_2-O-CO-NH_2 \\ | \\ H_3C - C - (CH_2)_2-CH_3 \\ | \\ CH_2-O-CO-NH_2 \end{array}$$

Meprobamat

---

[1]   Epine sind siebengliedrige Ringe; Diazepin: siebengliedriger Ring mit zwei N; Benzodiazepin: Benzolring + Diazepinring.

*2.1  1,4-Benzodiazepin-Derivate*

— 7-Chlor-Derivate

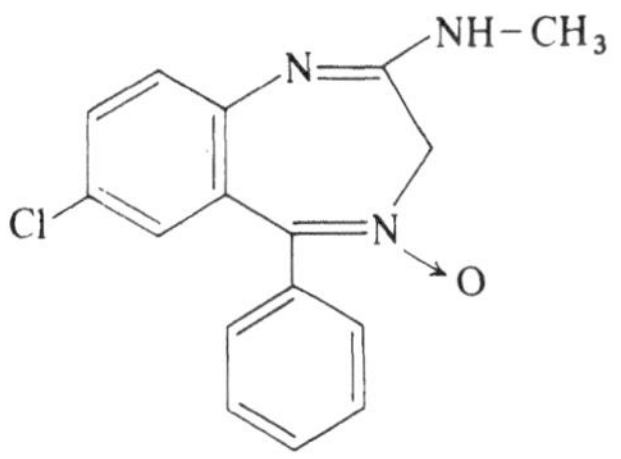

Chlordiazepoxid

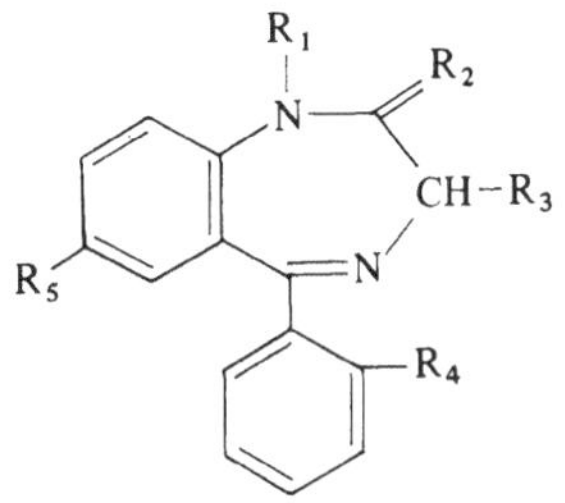

|              | $R_1$ | $R_2$ | $R_3$ | $R_4$ | $R_5$ |
|--------------|-------|-------|-------|-------|-------|
| Diazepam     | $-CH_3$ | $=O$ | $-H$ | $-H$ | $-Cl$ |
| Oxazepam     | $-H$ | $=O$ | $-OH$ | $-H$ | $-Cl$ |
| Medazepam    | $-CH_3$ | $=H_2$ | $-H$ | $-H$ | $-Cl$ |
| Prazepam     | $-CH_2 \triangleleft$ | $=O$ | $-H$ | $-H$ | $-Cl$ |
| Lorazepam    | $-H$ | $=O$ | $-OH$ | $-Cl$ | $-Cl$ |
| Lormetazepam | $-CH_3$ | $=O$ | $-OH$ | $-Cl$ | $-Cl$ |
| Temazepam    | $-CH_3$ | $=O$ | $-OH$ | $-H$ | $-Cl$ |
| Dikalii-clorazepas | $-H$ | $\overset{-OK}{\underset{-OH}{<}}$ | $-COOK$ | $-H$ | $-Cl$ |
| Flurazepam   | $-(CH_2)_2 \cdot N(C_2H_5)_2$ | $=O$ | $-H$ | $-F$ | $-Cl$ |

— 7-Nitro-Derivate

|              | | | | | |
|--------------|-------|-------|-------|-------|-------|
| Nitrazepam   | $-H$ | $=O$ | $-H$ | $-H$ | $-NO_2$ |
| Flunitrazepam | $-CH_3$ | $=O$ | $-H$ | $-F$ | $-NO_2$ |
| Clonazepam   | $-H$ | $=O$ | $-H$ | $-Cl$ | $-NO_2$ |

— 7-Brom-Derivat (Pyridyl-benzodiazepin!)

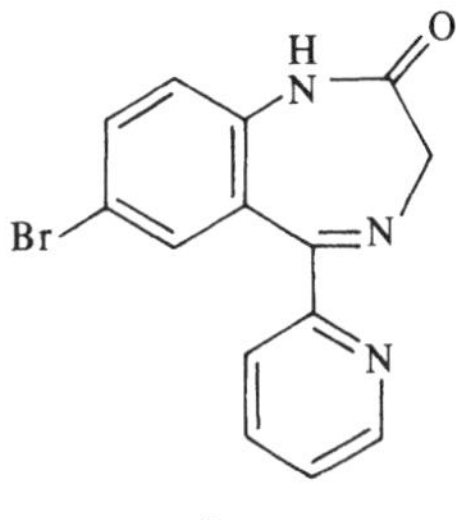

Bromazepam

— Trizyklische 1,4-Benzodiazepine (7-Chlor-Derivate)

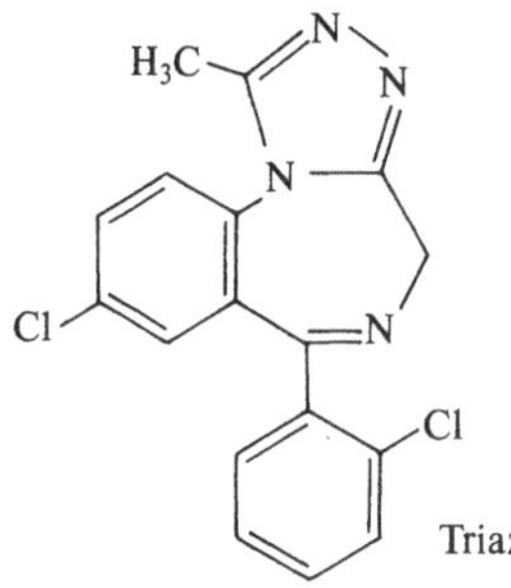

Triazolam

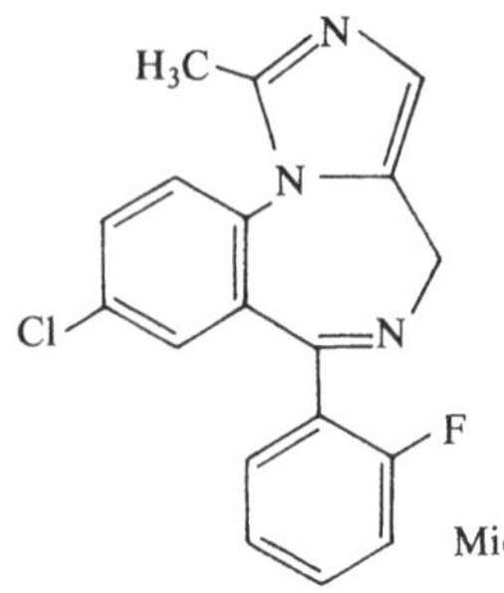

Midazolam

*Formelübersicht Tranquilizer* (Fortsetzung)

*2.2 1,5-Benzodiazepin-Derivat*

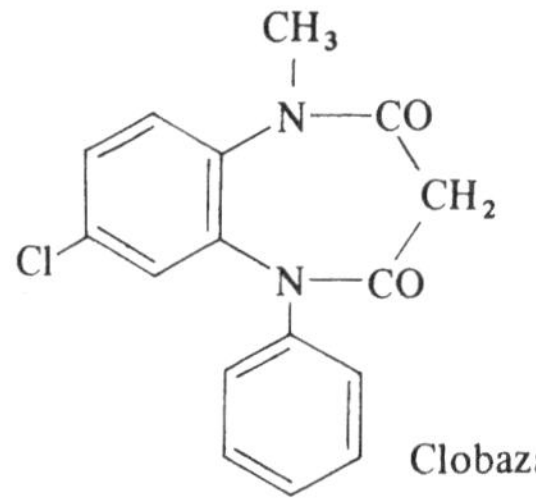

Clobazam

*3 Diphenylmethan-Derivate*

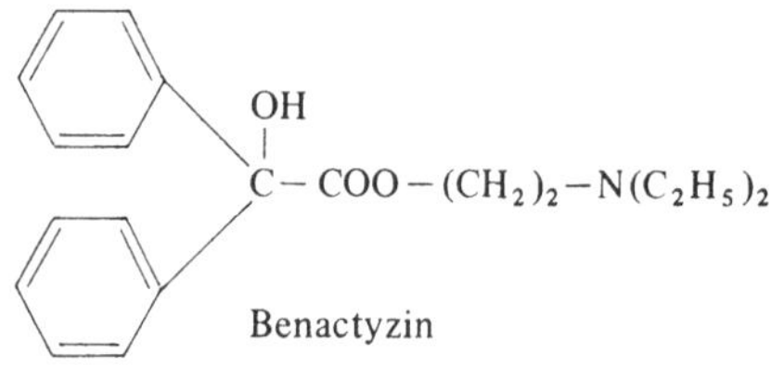

Benactyzin

1    Propandiolderivate, z. B. Meprobamat
2    Benzodiazepinderivate
2.1  1,4-Benzodiazepine, z. B. Chlordiazepoxid, Diazepam
2.2  1,5-Benzodiazepine, z. B. Clobazam
3    Diphenylmethanderivate, z. B. Benactyzin

Größte praktische Bedeutung haben die Benzodiazepinderivate. Pharmakologisch haben die Propandiol- und Benzodiazepinderivate ein vergleichbares
Wirkungsspektrum, während die sub 3 angeführten Substanzen auch qualitativ
andersartig wirken.

Bei den therapeutisch verwendeten Benzodiazepinen handelt es sich im allgemeinen um 5-Phenyl-1,4-benzodiazepin-2-one. Hohe pharmakologische Aktivität
wird erreicht, wenn sich in Position 7 ($R_5$ in der Formelübersicht) ein Substituent mit
Elektronenaffinität (Halogen, $CF_3$, $NO_2$, CN), in o-Stellung am Phenylring ($R_4$ in der
Formalübersicht) ein F oder Cl, und als Substituent am $N_1$ ($R_1$ in der Formelübersicht) eine $CH_3$-Gruppe befindet.

Jedoch zahlreiche Ausnahmen von der oben erwähnten „typischen" Struktur.

Beispiele:
- Pyridinring anstatt Phenylring in Stellung 5 (wie im *Bromazepam*);
- trizyklische Benzodiazepine[1],
  z. B. Triazolobenzodiazepine, wie *Triazolam, Alprazolam,*
  oder Imidazobenzodiazepine, wie *Midazolam;*
- Benzolring des Benzodiazepin kann durch andersartigen Ring ersetzt sein,
  z. B. Pyrazolo-diazepine, wie *Ripazepam,* oder Thieno-diazepine, wie *Clotiaze-pam, Etizolam* und *Brotizolam* (trizyklisch);
- kein aromatischer Rest in Stellung 5 des Benzodiazepin-Gerüstes, z. B. *Cloxa-zolam* oder *Ketazolam* (beide trizyklisch).

Zweckmäßigste *Einteilung* der Benzodiazepinderivate nach ihrer Wirkung (bzw. intrinsischen Aktivität) am Rezeptor (wobei allerdings auch Substanzen berücksichtigt werden müssen, die chemisch keine Benzodiazepinderivate sind):
1. *Agonisten,* z. B. *Diazepam* und die meisten anderen Benzodiazepine;
2. *Antagonisten,* vor allem – als Prototyp dieser Untergruppe – Ro 15-1788 (Äthyl-8-fluoro-5,6-dihydro-5-methyl-6-oxo-4H-imidazo [1,5-a] [1,4] benzodiazepin-3-carboxylat);
3. *Inverse Agonisten,* z. B. Äthyl-$\beta$-carbolin-3-carboxylat;
4. *Partielle Agonisten,* z. B. ebenfalls aus der Reihe der $\beta$-Carboline.

Auch für andere Substanzen, die chemisch keine Benzodiazepinderivate sind (z. B. für Triazolochinoline), wurde eine Affinität zu Benzodiazepinrezeptoren nachgewiesen.

## Wirkungsspektrum der Benzodiazepinderivate (Agonisten) (Prototyp: Diazepam)

Die vier Hauptwirkungen der Benzodiazepinderivate sind: zentral dämpfend, anxiolytisch, zentral muskelrelaxierend und antikonvulsiv.

### Komplexe pharmakologische Wirkungen

Allgemeine zentrale Dämpfung, Einschränkung der psychischen Leistungsfähigkeit, bei entsprechender Dosissteigerung auch Schlaf bzw. Narkose; allerdings dürfte der Abstand zwischen sedierender und atemlähmend wirkender Dosis erheblich größer sein als bei den Hypnotika und Hypno-Sedativa, daher große therapeutische Breite
Herabsetzung der Spontanaktivität, Ataxie
Antiaggressive Wirkung[2], nachweisbar durch den sogenannten Zähmungseffekt

---

[1] Zumindest ein trizyklisches Benzodiazepin (ein Pyridobenzodiazepin-Derivat), das *Piren-zepin,* hat keine zentrale Wirkung, sondern blockiert die muskarinartigen ACh-Rezeptoren ($M_1$-Rezeptoren) im Magen (Indikationen: Ulcus ventriculi und duodeni, Hyperazidität u. dgl.).

[2] Nicht spezifisch für Benzodiazepinderivate oder Tranquilizer. Auch trizyklische Antidepressiva, Phenothiazinderivate und Antiepileptika wirken antiaggressiv. Hinweise, daß Aggressivität durch zentrale serotoninerge Unterfunktion bedingt sein könnte; jedenfalls wirken Tryptophan, 5-HTP, MAO-Inhibitoren, 5-HT-Agonisten, Clomipramin und $Li^+$ im Tierversuch, z. T. auch bei menschlichen, mit Aggressivität vergesellschafteten Syndro-

(z. B. bei siamesischen Kampffischen, aggressiven Affen, sogenannten „Kampfmäusen", das sind Mäuse mit durch soziale Isolation induzierter Aggressivität) und charakterisiert durch Verringerung der defensiven und aggressiven Feindseligkeit, sowie Steigerung des sozialen Verhaltens

Erhöhung der Toleranzschwelle in Konfliktsituationen

Anxiolytische Wirkung in noch nicht hypnotisch wirkenden Dosen

Enthemmung unterdrückter Verhaltensweisen, und zwar Wiederherstellung des durch Bestrafung oder mangelnde Belohnung unterdrückten Verhaltens bzw. Reduktion des durch Bestrafung motivierten Verhaltens[1]; diese Wirkungen werden im allgemeinen als anxiolytische Wirkungskomponente gedeutet

Amnestische Wirkung[2].

## Pharmakologische Einzelwirkungen

Zentral muskelrelaxierende Wirkung. Mögliche Ursachen sind: a) Hemmung spinaler, besonders polysynaptischer Reflexe (Wirkung auf Rückenmark und/oder Hirnstamm?) und b) zentrale Hemmung des $\gamma$-motorischen Systems. Bei den Benzodiazepinen überwiegt der sub a) genannte Mechanismus

Antikonvulsive Wirkung, und zwar insbesondere Hemmung der Krampfausbreitung, beim Menschen antiepileptische Wirkung

Bevorzugte Beeinflussung bestimmter Gehirnareale: Die größte Menge an Benzodiazepinrezeptoren (pro Gewichtseinheit Gehirn) wurde in der Großhirnrinde, im Kleinhirncortex (+ Vermis), im Nucleus amygdalae und im Hippocampus nachgewiesen.

Enzyminduktion (geringfügig − klinisch bedeutungslos)

## Molekularbiologische Wirkungen

Bisher sind zahlreiche synaptische und extrasynaptische Wirkungen beschrieben worden.

Benzodiazepine werden offenbar an einen Benzodiazepinrezeptor gebunden, was sekundär eine „GABA-erge" Wirkung[3] zur Folge hat, die wiederum die

---

men antiaggressiv (L. Valzelli: Psychopharmacology of aggression: an overview. Int. Pharmacopsychiat. *16,* 39−48, 1981).

[1]　Experimentelle Befunde führten zur Annahme eines hypothalamischen, paraventrikulär lokalisierten, cholinergen Systems, das die Reaktion auf Bestrafung erzeugt („Bestrafungssystem"); es kann auch durch Anticholinergika gehemmt werden. Zusätzlich existiert ein sogenanntes „Belohnungssystem", das adrenerg sein soll.

[2]　Wenn vorhanden, besteht die Amnesie (d. i. Gedächtnisausfall) nur für die Zeit nach der Zufuhr des Benzodiazepinderivates (d. h. es besteht eine anterograde und keine retrograde Amnesie wie etwa bei Hirntraumen!). Wird z. B. nach Zufuhr einer hypnotisch wirksamen Flunitrazepamdosis der Eintritt des Schlafes verhindert, so besteht nachträglich für diese Zeit in den meisten Fällen eine komplette Amnesie. Auch andere Substanzen, z. B. Scopolamin, können eine Amnesie bewirken. Offenbar wird die Aufnahme gespeicherter Wahrnehmungen in das Kurzzeitgedächtnis (vgl. S. 160) gehemmt.

[3]　GABA ist sehr wahrscheinlich ein inhibitorischer Transmitter im ZNS, der an der postsynaptischen Membran zu einer Öffnung der $Cl^-$-Kanäle (Folge: Hyperpolarisation) führt und vermutlich auch für die präsynaptische Hemmung (Depolarisation der Nervenendigungen) verantwortlich ist. Vorkommen an inhibitorischen Synapsen, z. B. im Kleinhirn

Ursache für die antikonvulsive und/oder zentral muskelrelaxierende Wirkung (und vielleicht auch für andere Wirkungen) sein könnte.

Ebenso ist wahrscheinlich die verschiedentlich nachgewiesene Beeinflussung anderer Transmittersysteme durch Benzodiazepine (z. B. Herabsetzung des Umsatzes von 5-HT, NA und ACh in verschiedenen Hirnregionen) sekundäre Folge ihrer GABA-ergen Wirkung.

## Wechselwirkungen mit anderen Substanzen

Verstärkung (möglicherweise auch echte Potenzierung) der Wirkung anderer zentral dämpfender Substanzen (praktisch wichtig vor allem Alkohol!), daher auch Anwendung in der Prämedikation.

Verlängerung der Wirkungsdauer (zumindest von Diazepam und Chlordiazepoxid) durch den $H_2$-Antagonisten Cimetidin.

Antacida reduzieren die Resorption der Benzodiazepine aus dem Gastrointestinaltrakt.

Schutzwirkung gegenüber verschiedenen Krampfgiften, jedoch nicht nur solchen, die durch Interferenz mit GABA wirken (z. B. Pikrotoxin), sondern z. B. auch gegenüber Strychnin. Antagonismus auch gegenüber anderen zentral erregenden Substanzen, z. B. Amphetamin.

## Nebenwirkungen

sind größtenteils durch die zentrale Wirkung erklärbar: Schläfrigkeit, Somnolenz, Ataxie, Apathie. Gelegentlich aber auch paradoxe Reaktionen wie Schlafstörungen, Hyperaktivität, Übererregbarkeit und Aggressionssteigerung. Im

---

(Benzodiazepine hemmen die Entladungen der zerebellaren Purkinje-Zellen!) und an den Endigungen der strio-nigralen Neurone (s. S. 85). GABA wird durch die Glutaminsäuredekarboxylase aus Glutaminsäure gebildet und durch die GABA-Transaminase abgebaut; beide Enzyme hängen von Pyridoxalphosphat ab (daher treten bei Pyridoxinmangel Krämpfe infolge verminderter GABA-Synthese und nach Isoniazid Krämpfe infolge Hemmung der Glutaminsäuredekarboxylase auf). GABA dringt bei intakter Blut-Hirnschranke nicht in das ZNS ein. Substanzen mit GABA-mimetischer Wirkung könnten (a) am Rezeptor als GABA-Agonisten wirken, (b) die Rückaufnahme von GABA in GABA-erge Neurone und Gliazellen hemmen oder (c) die GABA-Transaminase hemmen. Versuche, derartige Substanzen zu finden, waren bisher nicht sehr erfolgreich (mangelnde Spezifität, mangelnde Penetration in das ZNS). Ein typischer GABA-Agonist ist Muscimol (3-Hydroxy-5-aminomethylisoxazol), ein Psychotomimetikum aus Amanita muscaria. Substanzen, die die GABA-Transaminase hemmen, sind: Aminooxyessigsäure, L-Cycloserin (D-Cycloserin ist ein Breitbandantibiotikum mit tuberkulostatischer Wirkung), Valproinsäure (s. S. 121), Gabaculin (5-Amino-1,4-cyclohexadienyl-carboxylsäure, aus Streptomyces toyocaemis), u. v. a. Substanzen mit GABA-ähnlicher Struktur sind: Baclofen ($\beta$-[p-Chlorphenyl]-$\gamma$-aminobuttersäure), das als Spezialität (Lioresal®-Tabl.) im Handel ist (Indikation: Muskelspastizität verschiedener Genese), in das ZNS eindringt, aber wahrscheinlich keine GABA-erge Wirkung hat; ähnliches gilt für $\gamma$-Hydroxybuttersäure (wurde in Form des Na-Salzes gelegentlich als i. v.-Narkotikum verwendet). Bisher wurden bei folgenden Erkrankungen Störungen der Übertragung an zentralen GABA-ergen Synapsen angenommen: Chorea Huntington (s. S. 85), Morbus Parkinson, Epilepsie und Schizophrenie (?). (Enna, S. J., Maggi, A.: Biochemical pharmacology of gabaergic agonists. Life Sci. *24,* 1727–1738, 1979). Über GABA-Antagonisten s. S. 135.

übrigen Kopfschmerz, Schwindel, Nausea, Tachykardie und Mundtrockenheit. Leberfunktionsstörungen und allergische Reaktionen können vorkommen, im allgemeinen sind jedoch Benzodiazepine sehr gut verträglich. Einige (?) Tranquilizer (entgegen früheren Behauptungen wahrscheinlich nicht Diazepam, vielleicht aber Chlordiazepoxid und Meprobamat) könnten teratogen wirken. Wegen der muskelrelaxierenden Wirkung gilt Myasthenia gravis als Kontraindikation.

## Weitere Hinweise zur Wirkung

Benzodiazepinrezeptoren sind im ZNS verschiedener Vertebraten und auch des Menschen nachgewiesen worden, und zwar vor allem im zerebralen und zerebellaren Kortex und in limbischen Strukturen. GABA-Rezeptor und Benzodiazepinrezeptor sind miteinander assoziiert, aber nicht identisch (so kommen z. B. bei Invertebraten GABA-Rezeptoren, aber keine Benzodiazepinrezeptoren vor, und auch im ZNS von Vertebraten gibt es GABA-Rezeptoren, die keine Beziehungen zu Benzodiazepinrezeptoren haben). Im übrigen dürfte es zwei Typen von GABA-Rezeptoren geben, wobei der Benzodiazepinrezeptor mit dem $GABA_2$-Rezeptor verbunden ist. Der GABA-Benzodiazepin-Rezeptorkomplex könnte die in Abb. 10 wiedergegebene Struktur und Funktion aufweisen. Außerdem wurden zwei Sub-

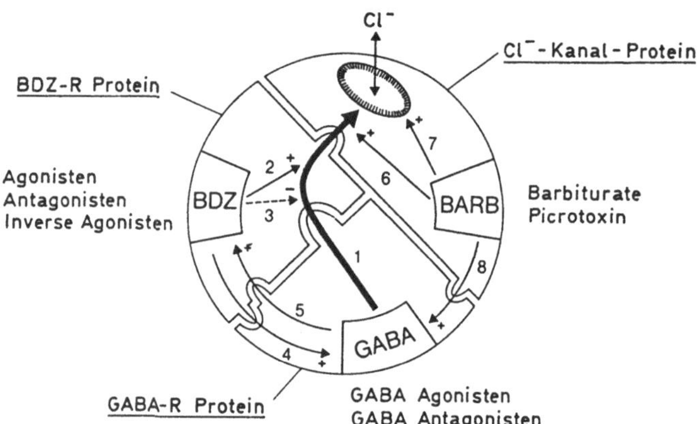


Abb. 10. Modell des subsynaptischen GABA-Rezeptor-(GABA-R)-Benzodiazepin-Rezeptor-(BDZ-R)-Chloridkanalkomplexes. Die drei Proteine tragen die Bindungsstellen für Benzodiazepine, GABA und Barbiturate. Aktivierung des GABA-Rezeptors bewirkt eine Öffnung des Chloridkanals; daran dürfte der Benzodiazepin-Rezeptor als Kopplungseinheit beteiligt sein *(1)*. Benzodiazepin-Agonisten verstärken die Kopplungsfunktion *(2)*, inverse Agonisten reduzieren sie *(3)*. Außerdem moduliert der Benzodiazepin-Rezeptor den Affinitätszustand des GABA-Rezeptors: Benzodiazepin-Agonisten erhöhen die Affinität des GABA-Rezeptors *(4)*, und GABA-Agonisten verstärken die Bindung von Benzodiazepin-Agonisten *(5)*. Barbiturate verstärken die Kopplungsfunktion *(1)* am Chloridkanal *(6)* und können ihn, in hohen Konzentrationen, direkt öffnen *(7)*; sie dürften außerdem die Affinität des GABA-Rezeptors erhöhen *(3)*. (Nach Polc, P., Bonetti, E. P., Schaffner, R., Haefely, W.: A Three-State Model of the Benzodiazepine Receptor Explains the Interactions Between the Benzodiazepine Antagonist Ro 15-1788, Benzodiazepine Tranquilizers, β-Carbolines, and Phenobarbitone. Naunyn-Schmiedeberg's Arch. Pharmacol. *321,* 260−264, 1982, Fig. 4)

typen von Benzodiazepinrezeptoren postuliert: *Typ I* verantwortlich für anxiolytische und antikonvulsive (bzw. im Fall der inversen Agonisten für anxiogene und konvulsive) Wirkung; *Typ II* verantwortlich für Sedation und Ataxie. Biochemische Unterscheidung: Triazolopyridazine und bestimmte $\beta$-Carboline sind Liganden für den Typ-I-, nicht aber für den Typ-II-Rezeptor. Noch nicht endgültig geklärt ist die Frage, ob es – etwa in Analogie zu den Opiatrezeptoren und den Endorphinen – endogene Liganden für den Benzodiazepinrezeptor gibt. Verschiedene endogene Substanzen (z. B. Proteine, Peptide, Purin- oder Pyridinderivate, $\beta$-Carboline, Aminosäuren u. a.), die dafür in Frage kommen könnten, sind beschrieben worden, aber ihre physiologische Bedeutung ist derzeit noch völlig ungewiß.

Auch völlig andersartige Wirkungsmechanismen der Benzodiazepinderivate sind postuliert worden, so z. B. GABA-antagonistische, Glycin-agonistische, oder auch nicht-synaptische (und nicht durch Bindung an Benzodiazepinrezeptoren ausgelöste) Wirkungen.

Bei den meisten Benzodiazepinderivaten besteht *kein* Zusammenhang zwischen der Höhe des Blutspiegels und der Intensität der Wirkung; eine eindeutige Erklärung dieses Phänomens ist noch ausständig.

## Unterschiede zwischen den einzelnen Präparaten

Die therapeutisch verwendeten Benzodiazepinderivate können nach verschiedenen Gesichtspunkten in Gruppen eingeteilt werden[1]:

1. nach ihrer chemischen Struktur:
   - *Chlordiazepoxid;*
   - 2-Keto-Abkömmlinge (Prototyp: *Diazepam*);
   - 3-Hydroxy-Abkömmlinge (Prototyp: *Oxazepam*);
   - 7-Nitro-Abkömmlinge (Prototyp: *Clonazepam*);
   - Triazolo- und Imidazo-Abkömmlinge (Prototypen: *Triazolam* bzw. *Midazolam*).
2. nach ihrem Metabolismus (der von der chemischen Struktur abhängt):
   - Benzodiazepine, die *oxydiert* werden:
     Clordiazepoxid, 2-Keto-Abkömmlinge, sowie die Triazolo- und Imidazo-Abkömmlinge. Die Metaboliten (z. B. Desmethylchlordiazepoxid, Desmethyldiazepam, Desalkylflurazepam) sind meist pharmakologisch aktiv; Eliminationsgeschwindigkeit von verschiedensten Faktoren (wie Alter, Lebererkrankungen usw.) abhängig.
   - Benzodiazepine, die *konjugiert* werden:
     3-Hydroxy-Abkömmlinge (Konjugation der 3-Hydroxygruppe mit Glukuronsäure). Metaboliten sind pharmakologisch inaktiv.
   - Benzodiazepine, bei denen eine *7-Nitro-Reduktion* stattfindet:
     7-Nitro-Abkömmlinge. Metaboliten (7-Amino-Abkömmlinge, anschließend weitere Umwandlung zu 7-Acetamido-Analoga) sind pharmakologisch inaktiv. Flunitrazepam wird zusätzlich oxydiert (zu Desmethylflunitrazepam, pharmakologisch aktiv).

---

[1]   Ochs, H. R.: Benzodiazepine: Bedeutung der Kinetik für die Therapie. Klin. Wochenschr. *61,* 213–224 (1983).

3. nach ihrer Wirkungsdauer (die vom Metabolismus abhängt): Es wirken
   - *kurz:* Midazolam, Triazolam;
   - *mittellang:* Flunitrazepam, Estazolam, Alprazolam, Oxazepam, Lorazepam, Temazepam;
   - *lang:* Chlordiazepoxid, Diazepam, Clorazepat, Flurazepam, Clobazam.

Gleichen Wirkungsmechanismus vorausgesetzt, dürften sich die einzelnen Benzodiazepinderivate pharmakologisch nur quantitativ voneinander unterscheiden. Trotzdem wird behauptet, daß bei den einzelnen Präparaten jeweils andere Wirkungskomponenten im Vordergrund stehen. *Diazepam* gilt als typischer Tranquilizer, hat jedoch auch eine ausgeprägte antikonvulsive Wirkung. Bei *Nitrazepam, Flunitrazepam, Flurazepam* und *Triazolam* steht die hypnotische Wirkung im Vordergrund: Flunitrazepam ist das stärkste Hypnotikum, seine übliche Dosierung liegt bei 1 mg! *Clonazepam* ist vorwiegend antikonvulsiv wirksam. Präparate wie diese werden dementsprechend den betreffenden anderen Arzneimittelgruppen (Hypnotika bzw. Antiepileptika) zugeordnet. Wenn, wie oben sub 2 angedeutet, Benzodiazepine im Organismus in ebenfalls pharmakologisch aktive Metaboliten umgewandelt werden (z. B. Diazepam über Nordiazepam in Oxazepam), wäre es denkbar, daß sich, wie gelegentlich behauptet wird, während der Wirkungsdauer eines solchen Benzodiazepinderivates das zu beobachtende Wirkungsspektrum ändert.

Wider Erwarten sind als Hypnotika Benzodiazepinderivate mit kurzer Wirkungsdauer (z. B. Triazolam) nicht unbedingt solchen mit längerer Wirkungsdauer (z. B. Flunitrazepam) vorzuziehen. Bei Verwendung von *Triazolam* als Schlafmittel (Verabreichung abends) kommt es während des jeweils darauffolgenden Tages zwar nicht zu Nachwirkungen in Form von Schläfrigkeit, wohl aber wurden gelegentlich Angstzustände beobachtet; es dürfte sich dabei um ein „Rebound"-Phänomen bzw. um ein Abstinenzsyndrom handeln. Schlaflosigkeit und Angstzustände gehören ganz allgemein zu dem Abstinenzsyndrom, das nach dem Absetzen einer länger dauernden Medikation mit hypnotisch und anxiolytisch wirksamen Substanzen auftritt (vgl. auch S. 170). Vereinzelt wurden im Rahmen des Triazolam-Abstinenzsyndroms auch paranoide Ideen beobachtet.

Unterschiede zwischen den einzelnen Präparaten bestehen auch bezüglich der Löslichkeit. *Chlordiazepoxid, Medazepam, Midazolam* u. a. können wasserlösliche Salze bilden; andere Benzodiazepine müssen, wenn sie injiziert werden sollen, in organischen Lösungsmitteln gelöst werden, die unter Umständen zentrale Eigenwirkungen entfalten. I.v.-Verabreichung der wasserunlöslichen Präparate (z. B. Diazepam) in Form von Öl-Wasser-Emulsionen (wobei das Benzodiazepin in der öligen Phase gelöst ist) ist möglich.

In neuerer Zeit wurden Benzodiazepinderivate synthetisiert, deren Wirkung sich von jener der älteren Präparate prinzipiell unterscheidet:
- Benzodiazepinderivate (u. zw. aus der Reihe der Triazolobenzodiazepine) mit antidepressiver Wirkungskomponente;
- Benzodiazepinderivate, die den Rezeptor alkylieren (d. h. kovalente, lang anhaltende Bindung an den Rezeptor, nicht kompetitiv), z. B. Irazepin und Kenazepin;
- Benzodiazepinderivate, die keine Affinität zum Benzodiazepinrezeptor, wohl aber zum Opiatrezeptor aufweisen, z. B. Trifluadom (analgetisch wirksam);

- Benzodiazepinderivate mit chemotherapeutischer Wirksamkeit bei Schistosomiasis (= Bilharziose) (3-Methylclonazepam).
- Der Benzodiazepin-Antagonist 3-Hydroxymethyl-$\beta$-carbolin reduziert den physiologischen Schlaf und wurde daher als „Somnolytikum" bezeichnet; im Unterschied zu den Psychostimulantien bleiben Verhalten und motorische Aktivität unbeeinflußt[1].

Aus der Gruppe der *Propandiol-Derivate* wird als Tranquilizer nur noch *Meprobamat* verwendet. Trotz des erheblichen Unterschieds in der chemischen Struktur ist das Wirkungsspektrum von Meprobamat jenem der Benzodiazepine weitgehend ähnlich, obschon es auf zellulärer Ebene sicherlich andersartig wirkt (keine Bindung an den Benzodiazepinrezeptor, keine Beziehung zu GABA).

Die Präparate der Gruppe der *Diphenylmethan-Derivate* zeigen chemisch Ähnlichkeiten mit $H_1$-Antihistaminika. Ihr Wirkungsspektrum ist von dem der Benzodiazepin- und Propandiol-Derivate weitgehend verschieden. Sie wirken nicht antikonvulsiv, nicht narkotisch und nicht zentral muskelrelaxierend, wohl aber anticholinerg, spasmolytisch, antihistaminartig, lokalanästhetisch usw. Im Tierversuch sollen sie besonders das Verhalten in Konfliktsituationen günstig beeinflussen. Die Nebenwirkungen sind vor allem durch die anticholinerge Wirkungskomponente bedingt (Mundtrockenheit, Tachykardie usw.). Nur *Benactyzin* und *Hydroxyzin* werden gelegentlich noch verwendet. Der Name „Ataraktika" ist vereinzelt als Bezeichnung für Präparate dieser Gruppe, gelegentlich aber auch als Synonym für Tranquilizer gebraucht worden.

## Indikationen

Zielsymptome sind Affektstörungen wie Angst, Spannung und Unruhe bzw. emotionale Erregung; als typische Indikation gelten psychosomatische Syndrome. Tranquilizer sind keine Antipsychotika!

Präparate mit zentral muskelrelaxierender Wirkung (Propandiole und Benzodiazepinderivate) sind bei spastischen Zuständen der quergestreiften Muskulatur (z. B. bei multipler Sklerose, amyotrophischer Lateralsklerose, Rückenmarksläsionen) indiziert.

Einige Benzodiazepinderivate werden wegen des (behaupteten) Vorherrschens einer bestimmten Wirkungskomponente anderen Arzneimittelgruppen zugeordnet und daher auch dort erwähnt, und zwar Nitrazepam, Flunitrazepam, Flurazepam, Midazolam und Triazolam bei den Hypnotika-Narkotika, Clonazepam und Diazepam bei den Antiepileptika. Die antikonvulsive Wirkung der letztgenannten Präparate wird jedoch auch bei anderen Krampfzuständen (Tetanus, Strychninvergiftung, Alkoholentzugssyndrom u. a.) ausgenützt.

## Präparate

*Meprobamat:* Miltaun®-Tabl. 400 mg, intramuskulär Amp. (0,4)
*Chlordiazepoxid:* Librium 25 mg-Filmtabl.

---

[1] Mendelson, W. B., et al.: A benzodiazepine receptor antagonist decreases sleep and reverses the hypnotic actions of flurazepam. Science *219*, 414–416 (1983).

*Diazepam:* Valium „Roche" 2 mg (bzw. 5 mg, 10 mg)-Tabl.; 5 mg (und 10 mg)-Supp.;
     Valium „10" Roche®- Amp. (10 mg; i. m., i. v.)
*Lorazepam:* Temesta® 1,0 (bzw. 2,5)-Tabl. (1 und 2,5 mg)
*Bromazepam:* Lexotanil „Roche"® 3 mg (und 6 mg)-Tabl.
*Dikaliiclorazepas:* Tranxilium®5 mg (bzw. 10 mg, 20 mg)-Kapseln
*Oxazepam:* Adumbran®-Tabl. (10 mg); Praxiten® 15 (bzw. 50)-Tabl.
*Prazepam:* Demetrin®-Tabl. (10 mg)
*Clobazam:* Frisium® 10 mg (bzw. 20 mg)-Tabl.
*Temazepam:* Levanxol®-Kapseln (10 mg)
*Medazepam:* Nobrium „Roche"®5 mg (und 10 mg)-Kapseln

*Literatur*

The Benzodiazepines (Garattini, S., Mussini, E., Randall, L. O., eds.). New York: Raven Press.
     1973.
Costa, E., Guidotti, A.: Molecular mechanisms in the receptor action of benzodiazepines. Ann.
     Rev. Pharmacol. Toxicol. *19,* 531−545 (1979).
Möhler, H., Okada, T.: The benzodiazepine receptor in normal and pathological human brain.
     Brit. J. Psychiat. *133,* 261−268 (1978).
Schallek, W., Schlosser, W., Randall, L. O.: Recent developments in the pharmacology of the
     benzodiazepines. Adv. Pharmacol. Chemother. *10,* 119−183 (1972).

# 2.5.1 Anhang

## 2.5.1.1 Anxiolytika

Es gibt verschiedene Arten der Angst, darunter auch solche, bei denen entweder
keine Therapie erforderlich ist oder psychotherapeutische Maßnahmen vorzuziehen
sind.

Obwohl verschiedene Angsttheorien entwickelt worden sind und obwohl die
Wirkungen der Anxiolytika relativ gut bekannt sind, gibt es bisher keine einheitliche
Hypothese darüber, warum eine bestimmte Substanz anxiolytisch wirkt. Eine in-
teressante Hypothese[1] nimmt an, daß Angst mit einer Aktivierung des noradrener-
gen Locus coeruleus-Systems (s. S. 3) vergesellschaftet ist; Substanzen, die dieses
System aktivieren (wie $\alpha_2$-adrenerge Antagonisten vom Typ des Piperoxan, ferner
Yohimbin) lösen Angst aus, Substanzen, die es hemmen (z. B. Clonidin), wirken
anxiolytisch.

„Tranquilizer" und „Anxiolytika" werden oft als Synonyma verwendet, obwohl es
mehrere anxiolytisch wirksame Arzneimittelgruppen gibt, nämlich:
Hypnotika und Sedativa (einschließlich Äthanol)
Tranquilizer
Neuroleptika
Antidepressiva vom Amitriptylin-Typ
Opiate
$\beta$-Rezeptorenblocker

---

[1]    Redmond, D. E., jr., Huang, Y. H.: New evidence for a locus coeruleus-norepinephrine
     connection with anxiety. Life Sci. *25,* 2149−2162 (1979).

Praktische Bedeutung als Anxiolytika haben vor allem *Tranquilizer* und *β-Rezeptorenblocker*. Mit Ausnahme der letzteren werden diese Arzneimittelgruppen an anderer Stelle abgehandelt. Über die Zugehörigkeit der β-Rezeptorenblocker zu der Gruppe der Anxiolytika gibt es widersprüchliche Meinungen, obwohl an einer anxiolytischen Wirkungskomponente dieser Substanzen im allgemeinen nicht gezweifelt wird.

Obschon sicher ist, daß es im ZNS β-Rezeptoren gibt und daß bestimmte β-Rezeptorenblocker in das ZNS einzudringen imstande sind, ist nach wie vor unbekannt, ob der anxiolytischen Wirkung ein zentraler Angriffspunkt zugrunde liegt. Die periphere Wirkung der β-Rezeptorenblocker – Aufhebung der Tachykardie (die üblicherweise mit Angst assoziiert ist) und damit Unterbrechung eines circulus vitiosus – könnte allein die anxiolytische Wirkung erklären. Somatische Symptome der Angst werden im übrigen besser beeinflußt als psychische, weswegen auch Kombinationen mit Tranquilizer, z. B. Diazepam, empfohlen werden. β-Rezeptorenblocker können zwar nicht nur periphere, sondern auch zentrale Nebenwirkungen (z. B. Schlafstörungen, Müdigkeit) auslösen, wirken aber – im Unterschied zu den Tranquilizern – nicht sedierend und haben auch kein Abhängigkeitspotential.

Typische Indikationen für β-Rezeptorenblocker sind insbesondere streßbedingte Angstsyndrome wie Rednerangst, Prüfungsangst, „Lampenfieber", Flugangst, Angstzustände bei bestimmten Sportarten (z. B. Fallschirmspringen) und dergleichen.

Andere Indikationen für β-Rezeptorenblocker in der Psychiatrie sind:
- bestimmte Formen des Tremors (u. a. auch Lithiumtremor),
- bestimmte schizophrene Psychosen (wozu fast ausschließlich hoch dosiertes – bis 6 g tgl.! – Propranolol verwendet wurde) und Manie, sowie
- bestimmte Entzugssyndrome (vor allem Alkoholentzugssyndrom),
wobei die beiden letztgenannten Indikationen sehr umstritten sind.

Bei den erwähnten Indikationen sind selbstverständlich die Kontraindikationen der β-Rezeptorenblocker (Herzinsuffizienz, Asthma bronchiale, Bradykardie, Diabetes usw.) zu beachten.

## Präparate

Aus der Gruppe der β-Rezeptorenblocker wurden als Anxiolytika vorwiegend Propranolol und Oxprenolol verwendet.
*Propranolol:* Inderal®-Amp. (1 mg) und 10 mg (40 mg und 80 mg)-Filmtabl.
*Oxprenolol:* Trasicor®-Trockenampullen 2 mg, 40 mg (und 80 mg)-Filmtabl., Retard-Filmtabl. (160 mg).

*Literatur*

Benkert, O.: Indikationen für Beta-Rezeptorenblocker in der Psychiatrie. Internist *19*, 542–546 (1978).
Lader, M. H.: The biochemistry and physiology of anxiety. Internat. Med. *1*, 10–12 (1979).
Neuropsychiatric Effects of Adrenergic Beta-Receptor Blocking Agents (Carlsson, C., Engel, J., Hansson, L., eds.). München-Berlin-Wien: Urban & Schwarzenberg. 1976.

## 2.5.1.2 Zentrale Muskelrelaxantien

**Synonyma:** Myotonolytika, Interneuronenblocker, Internuntialblocker.

Entsprechend der geringen praktischen Bedeutung der Präparate dieser Gruppe werden diese nachfolgend nur kurz abgehandelt.

Ausgangssubstanz für die Entwicklung der zentralen Muskelrelaxantien (ZMR) war Mephenesin, das, wie bereits erwähnt, auch zur Synthese des ersten Tranquilizers, Meprobamat, geführt hatte. Die beiden Arzneimittelgruppen der ZMR und der Tranquilizer überschneiden sich: Viele (aber nicht alle) Tranquilizer wirken auch muskelrelaxierend, viele (vielleicht alle) ZMR wirken auch sedierend.

## Chemie

*Formelübersicht zentrale Muskelrelaxantien*

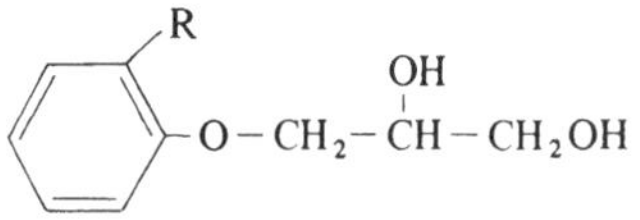

$R = -CH_3$    Mephenesin
$R = -O \cdot CH_3$ Guaiphesin

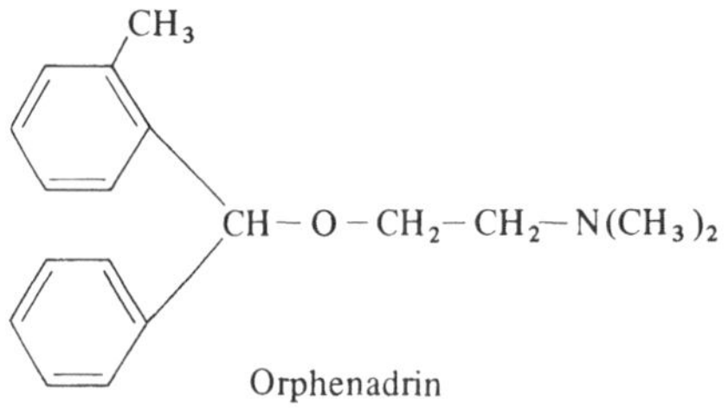

Orphenadrin

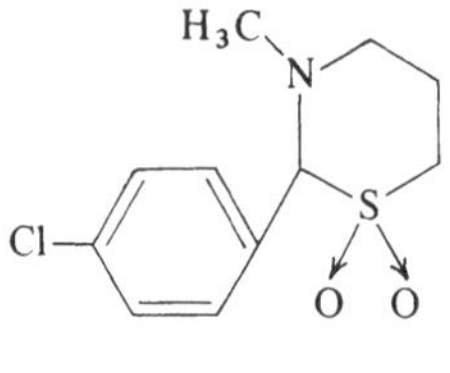

Chlormezanon

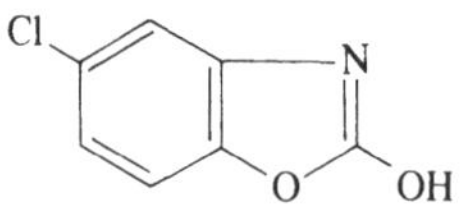

Chlorzoxazon

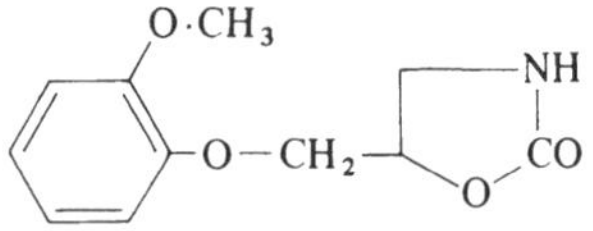

Mephenoxalon

Chemisch handelt es sich bei den ZMR um eine außerordentlich heterogene Gruppe von Präparaten, eine Tatsache, die an sich schon einen identischen Angriffspunkt oder Wirkungsmechanismus unwahrscheinlich erscheinen läßt. Die Formelübersicht bringt eine kleine Auswahl häufiger verwendeter Substanzen; zusätzlich können aus der Gruppe der Tranquilizer Meprobamat und die Benzodiazepinderivate hierher gerechnet werden.

## Wirkung

Die einzelnen Präparate zeigen unterschiedliche Wirkungsspektren, gemeinsam ist ihnen im wesentlichen
- eine Herabsetzung des Muskeltonus,
- Antagonismus gegenüber verschiedenen Formen von experimentell ausgelöster Spastizität und Rigidität,
- Abschwächung verschiedener, vor allem polysynaptischer spinaler Reflexe, und
- Antagonismus gegenüber verschiedenen Krämpfen (vor allem Strychnin- und Pentetrazolkrämpfe sowie durch E-Schock ausgelöste Krämpfe).

Wie bereits erwähnt, ist es höchst unwahrscheinlich, daß allen ZMR ein gleicher Wirkungsmechanismus zukommt. Der Angriffspunkt dürfte spinal oder supraspinal zu suchen sein, obschon ein (zusätzlicher) peripherer Angriffspunkt, etwa an den Muskelspindeln, zumindest bei einigen Substanzen nicht ausgeschlossen werden kann. Die einzelnen Substanzen würden sich vorwiegend durch das Überwiegen entweder der spinalen oder supraspinalen Wirkung voneinander unterscheiden. Mit „supraspinal" ist eine Wirkung auf deszendierende Bahnen der mesencephalen Formatio reticularis gemeint, etwa im Sinn einer zentralen Hemmung des $\gamma$-motorischen Systems[1].

## Indikationen

Spastische Zustände der quergestreiften Muskulatur verschiedener Genese (z. B. im Rahmen neurologischer Erkrankungen, arthritisch, traumatisch, psychogen usw.). Da derartige Spasmen meist schmerzhaft sind oder auch als Folge von Schmerzen auftreten können, kommen viele ZMR in Kombination mit einem Analgetikum (meist Paracetamol) in den Handel. Ob (einige) ZMR auch „echt" analgetisch wirken können, ist umstritten.

Einige Präparate dieser Gruppe sind auch als Antiparkinsonmittel verwendet worden, z. B. Orphenadrin, das sich von dem $H_1$-Antihistaminikum Diphenhydramin nur durch den Mehrgehalt einer $CH_3$-Gruppe unterscheidet und wie dieses eine ausgeprägte anticholinerge Wirkung besitzt.

## Präparate

*Chlormezanon:* Trancopal®-Tabl. 200 mg; Trancopal comp.®-Tabl. (0,1 mit 0,45 Paracetamol)
*Chlorzoxazon:* Parafon®-Kapseln (0,25 mit 0,3 Paracetamol)
*Orphenadrin:* Norflex®-Tabl. 100 mg; Norgesic®-Tabl. (0,035 mit 0,45 Paracetamol)

*Literatur*

Smith, C. M.: Relaxants of skeletal muscle. In: Physiological Pharmacology (Root, W. S., Hofmann, F. G., eds.), Vol. 2, pp. 1–96. New York and London: Academic Press. 1965.

---

[1]   Der quergestreifte Muskel wird von zwei Arten motorischer Nerven versorgt, die beide im Vorderhorn des Rückenmarks ihren Ursprung haben: die $\alpha$-motorischen Fasern enden an

## 2.6 Neuroleptika

**Synonyma:** Major Tranquil(l)izer, Neuroplegika, Psychoplegika, Antipsychotika.

### Vorbemerkungen

Die Schizophrenie ist, ebenso wie die manisch-depressive Krankheit, eine endogene Psychose, die mit Denk- und Affektstörungen, Halluzinationen, Kontaktarmut und anderen Symptomen einhergeht und verschiedene Verlaufs- und Erkrankungsformen (Hebephrenie, Schizophrenia simplex, Katatonie, paranoide und paranoid-halluzinatorische Schizophrenie) aufweisen kann. Neben der Pharmakotherapie spielen auch andere (psycho- und soziotherapeutische) Behandlungsmethoden eine wichtige Rolle.

Die *Ätiologie der Schizophrenie* ist umstritten, das gilt auch für die *„Dopamin-Hypothese der Schizophrenie"*, die jedoch als wertvolle Arbeitshypothese aufgefaßt werden kann[1]. Sie postuliert als Ursache der Schizophrenie eine dopaminerge Überstimulation in bestimmten Hirnteilen und wird von zwei Hauptargumenten gestützt:

1. Ein experimentell ausgelöster zentraler DA-Überschuß führt zu psychotischen Zuständen und/oder zu einer Verstärkung einer bereits vorhandenen schizophrenen Symptomatik: Amphetamin setzt DA (und andere biogene Amine) frei und kann bei chronischer Zufuhr ein paranoid-halluzinatorisches Syndrom auslösen (allerdings nicht konstant, und außerdem ist die Beziehung dieses Syndroms zu einer endogenen schizophrenen Erkrankung umstritten); Hemmstoffe der MAO oder der Dopamin-$\beta$-hydroxylase (z. B. Disulfiram) können eine vorhandene psychotische Symptomatik aktivieren; vereinzelt liegen Befunde für eine ähnliche Wirkung von L-DOPA (als DA-Vorstufe) vor.

2. Gemeinsam ist den antipsychotisch wirksamen Substanzen, daß sie die möglichen Folgen eines zentralen DA-Überschusses aufheben, u. zw. (a) durch eine Blok-

---

der Endplatte (= Angriffspunkt der peripheren Muskelrelaxantien), die $\gamma$-motorischen an der Muskelspindel, deren Afferenzen als Ia-Fasern monosynaptisch die $\alpha$-Motoneurone innervieren und damit die sogenannte $\gamma$-Schleife bilden. Ia-Afferenzen und $\alpha$-Motoneurone bilden den monosynaptischen Reflexbogen (z. B. Patellarsehnenreflex), der gegenüber der Wirkung der ZMR relativ resistent ist (besonders wenn der Reflex durch elektrische Einzelreize der Spindelafferenz ausgelöst wird).

[1] In der Vergangenheit hat es einige weitere biochemische „Schizophrenie-Hypothesen" gegeben, wie z. B. die Serotoninhypothese (Störung des 5-HT-Metabolismus), die Adrenochromhypothese (Störung des Adrenalinstoffwechsels mit Bildung psychotroper Substanzen), die Kupferhypothese (erhöhtes Gewebs-Cu als Folge einer Cu-Stoffwechselstörung) u. a.; sie können jedoch heute als überholt gelten. Einige Bedeutung hat hingegen die „Phenyläthylamin-Hypothese der Schizophrenie", die eine gesteigerte Aktivität von Phenyläthylamin im ZNS (im mesolimbischen System?) annimmt (dieses Amin könnte auch bei Depressionen eine Rolle spielen, s. d.). Ferner: Ungleichgewicht zwischen zentralem dopaminergen und „Cholecystokinin-ergen" System (daher auch therapeutischen Anwendung von Caerulein, einem Dekapeptid, das chemisch dem Cholecystokinin nahesteht).

kade postsynaptischer DA-Rezeptoren (trizyklische Neuroleptika und ähnliche Substanzen), (b) durch eine Entspeicherung von DA (Reserpin und ähnliche Substanzen) oder (c) durch eine Erregung präsynaptischer DA-(Auto-)Rezeptoren (Apomorphin und ähnliche Substanzen).

Trotzdem gibt es auch mehrere Argumente, die gegen die DA-Hypothese der Schizophrenie sprechen, so ist z. B. $\alpha$-Methyl-p-tyrosin (Hemmstoff der Tyrosinhydroxylase) nicht antipsychotisch wirksam. Ferner haben Neuroleptika neben ihrer Antidopaminwirkung unzählige andere Wirkungen. Völlig andersartige Möglichkeiten werden ebenfalls diskutiert; so gibt es z. B. Hinweise dafür, daß der Opiatantagonist Naloxon (s. d.) unter bestimmten Voraussetzungen antipsychotisch wirkt.

Ebenso umstritten ist das betroffene morphologische Substrat, obschon das dopaminerge mesolimbische System und/oder andere dopaminerge Systeme in Betracht kommen, wenn man an der DA-Hypothese festhält. Die postulierte „dopaminerge Überfunktion" kann ebenfalls auf verschiedene Weise erklärt werden, so etwa nicht nur durch einen tatsächlichen DA-Überschuß, sondern auch durch eine Zunahme der (postsynaptischen) DA-Rezeptoren oder durch die Unterfunktion eines antagonistischen (vielleicht GABA-ergen) Systems.

## Chemie und Einteilung

*Formelübersicht Neuroleptika*

*1 Trizyklische Neuroleptika*

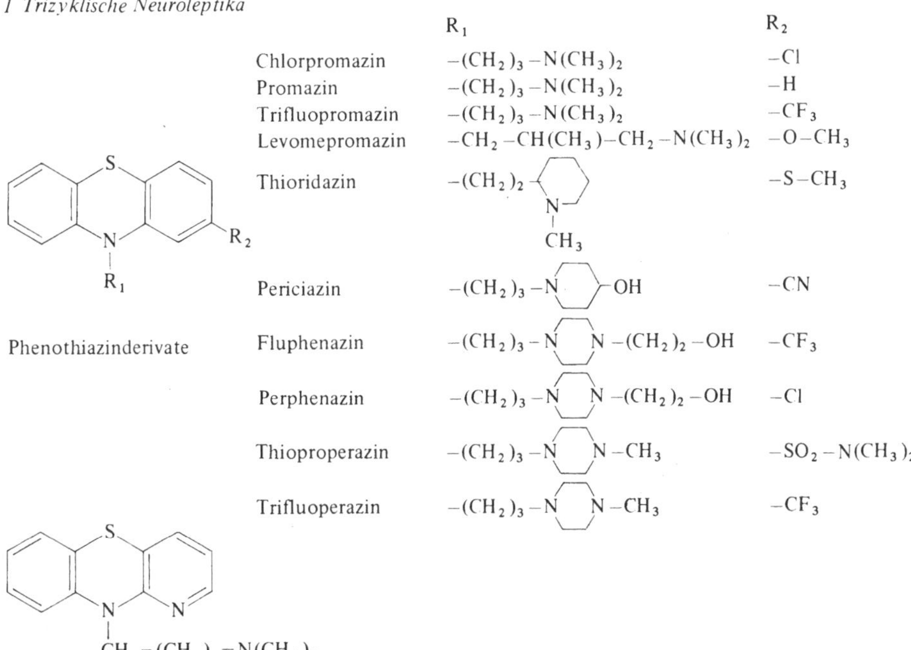

Phenothiazinderivate

| | $R_1$ | $R_2$ |
|---|---|---|
| Chlorpromazin | $-(CH_2)_3-N(CH_3)_2$ | $-Cl$ |
| Promazin | $-(CH_2)_3-N(CH_3)_2$ | $-H$ |
| Trifluopromazin | $-(CH_2)_3-N(CH_3)_2$ | $-CF_3$ |
| Levomepromazin | $-CH_2-CH(CH_3)-CH_2-N(CH_3)_2$ | $-O-CH_3$ |
| Thioridazin | | $-S-CH_3$ |
| Periciazin | | $-CN$ |
| Fluphenazin | $-(CH_2)_3-N\underset{}{\quad}N-(CH_2)_2-OH$ | $-CF_3$ |
| Perphenazin | $-(CH_2)_3-N\underset{}{\quad}N-(CH_2)_2-OH$ | $-Cl$ |
| Thioproperazin | $-(CH_2)_3-N\underset{}{\quad}N-CH_3$ | $-SO_2-N(CH_3)_2$ |
| Trifluoperazin | $-(CH_2)_3-N\underset{}{\quad}N-CH_3$ | $-CF_3$ |

Azaphenothiazinderivat: Prothipendyl

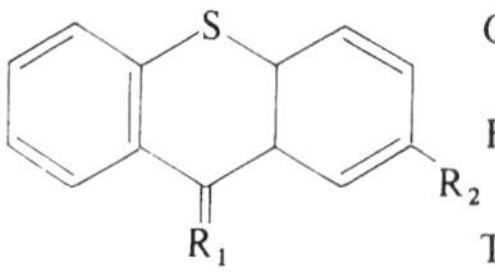

|  | R₁ | R₂ |
|---|---|---|
| Chlorprothixen | $=CH-(CH_2)_2-N(CH_3)_2$ | $-Cl$ |
| Clopenthixol | $=CH-(CH_2)_2-N\overset{\frown}{\underset{\smile}{N}}-(CH_2)_2-OH$ | $-Cl$ |
| Flupenthixol | $=CH-(CH_2)_2-N\overset{\frown}{\underset{\smile}{N}}-(CH_2)_2-OH$ | $-CF_3$ |
| Tiotixen | $=CH-(CH_2)_2-N\overset{\frown}{\underset{\smile}{N}}-CH_3$ | $-SO_2-N(CH_3)_2$ |

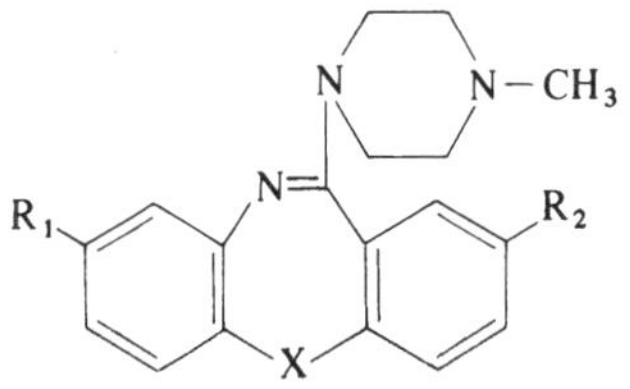

Thioxanthenderivate

|  | X | R₁ | R₂ |
|---|---|---|---|
| Clozapin | NH | $-Cl$ | $-H$ |
| Clotiapin | S | $-H$ | $-Cl$ |
| Loxapin | O | $-H$ | $-Cl$ |

Dibenzo-azepinderivate

## 2 *Butyrophenon- und Diphenylbutylpiperidin-Derivate*

|  | R₁ | R₂ |
|---|---|---|
| Haloperidol | $-OH$ | ⟨⟩$-Cl$ |
| Trifluoperidol | $-OH$ | ⟨⟩$-CF_3$ |
| Moperon | $-OH$ | ⟨⟩$-CH_3$ |
| Droperidol | $-H$ | Benzimidazolon |
| Melperon | $-H$ | $-CH_3$ |
| Pipamperon | $-CO,NH_2$ | 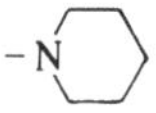 Piperidino |

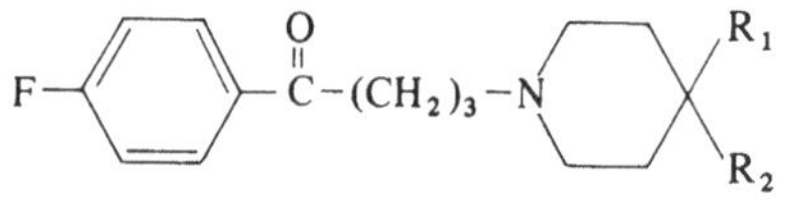

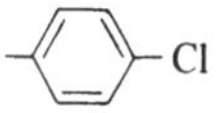

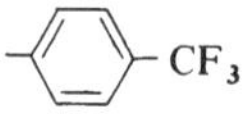

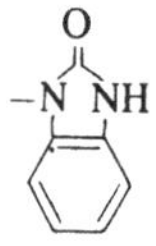

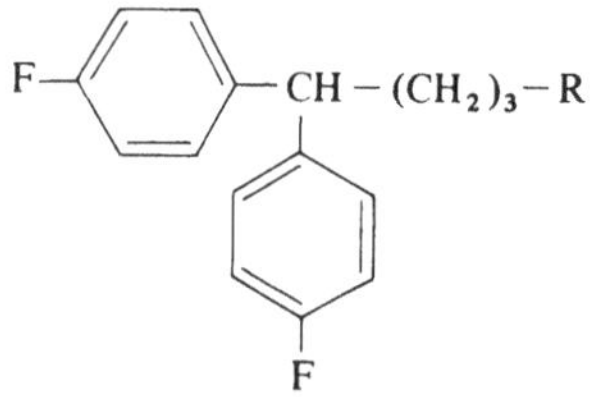

Butyrophenonderivate

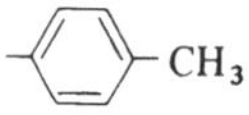

|  | R |
|---|---|
| Pimozid | Benzimidazolon-piperidinyl |
| Fluspirilen | Phenyl-spiro |

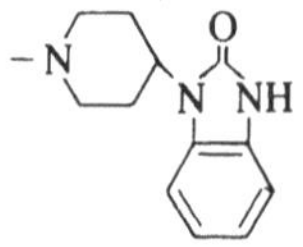

Diphenylbutylpiperidinderivate

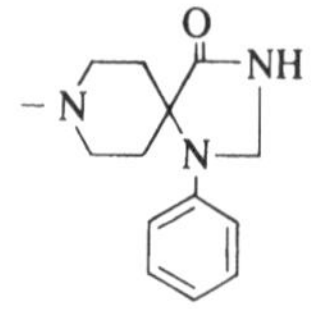

*Formelübersicht Neuroleptika* (Fortsetzung)

*3 Reserpin und andere Indolderivate*

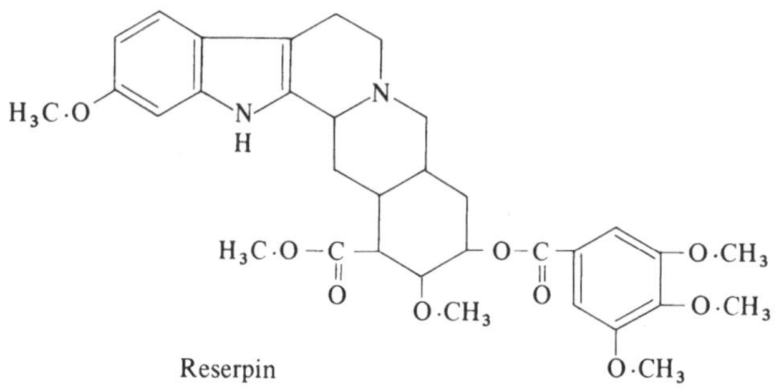

Reserpin

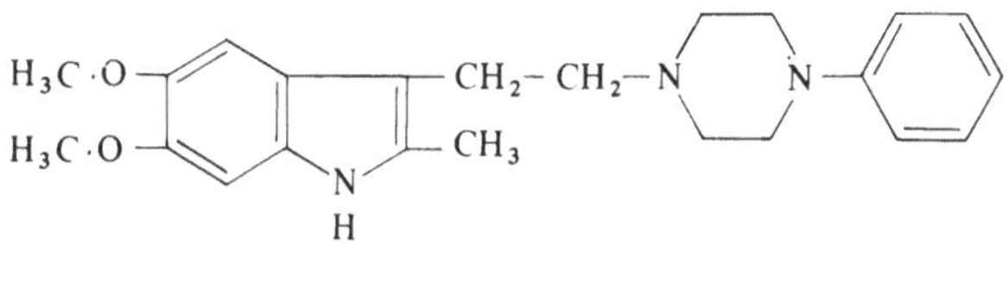

Oxypertin

*4 Andere Neuroleptika*

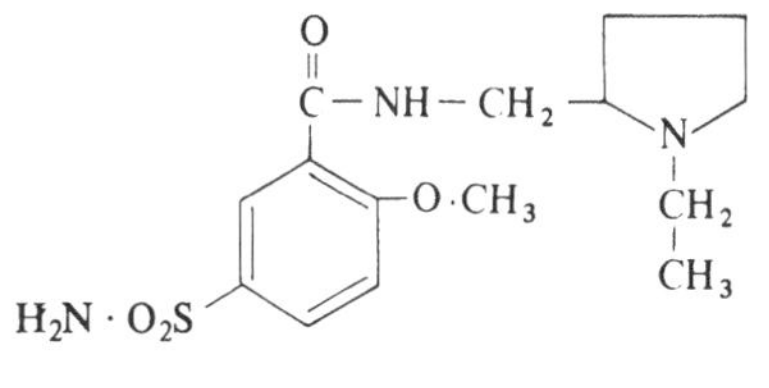

Sulpirid

1 Trizyklische Neuroleptika
1.1 Phenothiazinderivate, z. B. Chlorpromazin, Promazin, Triflupromazin, Levomepromazin, Thioridazin, Fluphenazin, Perphenazin, Trifluoperazin, Thioproperazin
1.2 Azaphenothiazinderivate, z. B. Prothipendyl
1.3 Thioxanthenderivate, z. B. Chlorprothixen, Clopenthixol, Flupentixol, Tiotixen
1.4 Dibenzodiazepin- und Dibenzothiazepinderivate: Clozapin und Clotiapin
2 Butyrophenon- und Diphenylbutylpiperidinderivate, z. B. Haloperidol, Droperidol, Moperon, Melperon, Trifluperidol, Pimozid, Pipamperon, Fluspirilen, Penfluridol
3 Reserpin und Substanzen mit reserpinähnlicher Wirkung wie z. B. Tetrabenazin bzw. andere Indolderivate wie Oxypertin
4 Andere Neuroleptika, z. B. Sulpirid

Reserpin wirkt zwar neuroleptisch, wird aber kaum mehr verwendet; Tetrabenazin hat nur experimentelle Bedeutung (insbesondere zur Auswertung von Substanzen mit möglicher antidepressiver Wirkung, s. d.).

*Depot-Neuroleptika* sind trizyklische Neuroleptika (mit endständiger OH-Gruppe am Substituenten des Mittelringes, das sind Perphenazin, Fluphenazin und Flupentixol), die mit einer Fettsäure (Önanth-, Caprin- oder Palmitinsäure: $CH_3 \cdot (CH_2)_n \cdot COOH$ mit n = 5, 8 bzw. 14) verestert sind[1], z. B. Fluphenazin-Önanthat. Ferner: Haloperidol-decanoat (in Sesamöl).

*Chlorpromazin* war das erste Neuroleptikum, es wurde 1952 in die Therapie eingeführt und ist aus der Antihistaminikaforschung hervorgegangen (vgl. Abb. 9).

## Wirkungsspektrum der trizyklischen Neuroleptika (Prototyp: Chlorpromazin)

### Komplexe pharmakologische Wirkungen

Allgemeine zentrale Dämpfung, jedoch auch nach hohen Dosen keine Narkose, häufig Dysphorie

Indifferenz gegenüber der Umgebung, Herabsetzung der Spontanaktivität

Dämpfung von Erregung und Aggressivität („Zähmungseffekt") sowie der aggressiven und defensiven Feindseligkeit, Steigerung des sozialen Verhaltens

Hemmung der bedingten Reflexe bei Aufrechterhaltung der unbedingten Reflexe

Bei Psychosen vorwiegend Wirkung gegen Hyperaktivität, Halluzinationen und Negativismus

Neuroleptika haben kein Abhängigkeitspotential!

### Pharmakologische Einzelwirkungen

Keine Dämpfung des Atemzentrums, keine antikonvulsive Wirkung (eher konvulsiv wirksam, nach hohen Dosen Krampfstromabläufe im EEG)

Im Tierexperiment Katalepsie[2], beim Menschen verschiedene „extrapyramidal-motorische" Symptome (s. Nebenwirkungen)

Ausschaltung der Temperaturregulation (gegebenenfalls Hypothermie)

Verschiedene endokrine Wirkungen, bedingt durch Beeinflussung der Ausschüttung von HVL-Hormonen, insbesondere vermehrte Prolactinausschüttung

Enzyminduktion (Phenobarbital-Typ)

Bevorzugte Beeinflussung bestimmter zentraler Strukturen, nämlich:
  - Erregung des Nucl. amygdalae, daher vielleicht anxiolytische Wirkung und Hemmung der emotionalen Reaktivität beim Menschen;

---

[1]  Nach dem gleichen Prinzip aufgebaute Depotpräparate finden sich auch bei den Steroidhormonen, vgl. z. B. Östradioldiönanthat.

[2]  Katalepsie = Beibehalten passiv erteilter Körperstellungen; nicht spezifisch für Neuroleptika, die klassische kataleptogene Substanz ist Bulbocapnin (Alkaloid aus dem Lerchensporn, Corydalis cava u. a.). Die kataleptogene Wirkung der Neuroleptika wird durch GABA-Agonisten verstärkt (vgl. Abb. 11).

- Komplexe Beeinflussung der Formatio reticularis (im wesentlichen im Sinn einer Dämpfung – Hemmung der Weckreaktion);
- Im übrigen werden infolge der antidopaminergen Wirkung der Neuroleptika in erster Linie die dopaminergen Systeme des ZNS betroffen (s. unten); Blockade der Rezeptoren der Chemorezeptoren-Triggerzone hat antiemetische Wirkung zur Folge.

## Molekularbiologische Wirkungen

Interferenz mit DA, und zwar:
- Blockade der DA-Rezeptoren (u. zw. sowohl der postsynaptischen als auch der präsynaptischen [Auto-]Rezeptoren, in einer von der Substanz abhängigen unterschiedlichen Relation, s. u.)
- Blockade der DA-empfindlichen Adenylzyklase,
- Hemmung der DA-Freisetzung;

$\alpha$-Adrenolytische Wirkung

Anticholinerge Wirkung

Antihistamin- und Antiserotoninwirkung

Hemmung von Calmodulin[1]

Allgemeine membranstabilisierende Wirkung, daher lokalanästhetische Wirkungskomponente.

## Wechselwirkungen mit anderen Substanzen

Verstärkung der Wirkung anderer zentral dämpfender Substanzen, daher verbreitete Anwendung in der Anästhesiologie (Neuroleptanalgesie und dergleichen)

Für die pharmakologische Auswertung wichtig: Schutzwirkung gegenüber der Amphetamin-„Gruppentoxizität"[2], in höheren Dosen auch allgemeiner Amphetaminantagonismus; Antagonismus gegenüber verschiedenen dopaminerg oder adrenerg wirksamen Substanzen, z. B. ausgeprägter Antagonismus gegenüber Apomorphinwirkungen[3] (Erbrechen, stereotype Verhaltensweisen u. a.)

Verschiedene Wechselwirkungen mit Substanzen, die eine Enzyminduktion bewirken

Aufhebung der antihypertensiven Wirkung von Guanethidin; starke Hypotonie bei Kombination mit Benzothiadiazinen oder peripheren Vasodilatatoren vom Typ des Hydralazins

---

[1] Calmodulin = $Ca^{2+}$-bindendes Protein (hitzestabil, sauer, Molekulargewicht ca. 17.000), das zahlreiche $Ca^{2+}$-abhängige Enzyme (wie Phosphodiesterase, Adenylzyklase, Guanylzyklase, Phospholipase u. a.) aktiviert. Nicht nur Neuroleptika, sondern auch Spasmolytika und $\alpha$-Rezeptorenblocker sind Calmodulin-Inhibitoren. Für Neuroleptika wurden Korrelationen zwischen antipsychotischer Wirksamkeit und Calmodulin-Hemmwirkung beschrieben, jedoch gibt es auch Neuroleptika, die Calmodulin nicht hemmen (z. B. Benzamide).

[2] Amphetamin und andere Weckamine haben an Tieren (z. B. Mäusen), die in Gruppen gehalten werden, eine höhere Toxizität als an Einzeltieren.

[3] Apomorphin und DA haben chemische Strukturähnlichkeiten.

Abschwächung der durch Insulin oder orale Antidiabetika ausgelösten Hypoglykämie (infolge Hemmung der Insulinfreisetzung)
Verstärkung der anticholinergen Wirkung bei Kombination mit Anticholinergika
Sympathomimetika mit kombinierter $\alpha$- und $\beta$-mimetischer Wirkung sind wegen
   „Adrenalinumkehr" kontraindiziert.

## Nebenwirkungen

Als Folge der sedierenden Wirkung: Somnolenz
Als Folge der anticholinergen Wirkung: Mundtrockenheit, Obstipation, Steigerung des intraokulären Druckes, Harnretention, kardiovaskuläre Störungen
   (s. unten)
Als Folge der antidopaminergen Wirkung: Parkinson-Syndrom („Parkinsonoid")
   mit Hypokinese und Rigidität, ferner Akathisie (motorische Unruhe) und
   dyskinetische Reaktionen (sogenannte „Frühdyskinesien"), kataleptogene
   Wirkung im Tierversuch
   nach Absetzen einer lang dauernden Medikation (besonders mit stark antipsychotisch wirksamen Präparaten, s. unten) persistierende Dyskinesien
   (Syn.: Spätdyskinesien, engl. tardive dyskinesia), das sind choreiforme Bewegungsstörungen, vorwiegend bukkal und lingual, irreversibel
   Hyperprolactinämie (s. u.), daher Laktation (gelegentlich Gefahr eines
   Mammakarzinoms diskutiert) bzw. Gynäkomastie.
Gewichtszunahme, Hyperglykämie, Menstruationsstörungen
Kardiovaskuläre Störungen, und zwar Kardiotoxizität, Tachykardie, orthostatische Hypotonie, Schwellung der Nasenschleimhaut
Erhöhte Krampfneigung, EEG-Veränderungen
Ferner: Knochenmarksschädigungen, cholostatischer Ikterus (nach Chlorpromazin), allergische Exantheme, Photosensibilisierung (photoallergische
   Reaktion[1]), Linsen- und Hornhauttrübungen (reversibel), Retinopathien (besonders bei trizyklischen Neuroleptika mit einem Piperidinring im Substituenten am Mittelring)
Psychische Nebenwirkungen von Unruhezuständen bis zu organischen Psychosyndromen.
Wegen möglicher teratogener Wirkung (kardiovaskuläre Mißbildungen) im
   ersten Trimenon der Schwangerschaft kontraindiziert
Selten: Malignes Neuroleptika-Syndrom (vgl. S. 39).

## Weitere Hinweise zur Wirkung

Wie bereits erwähnt, sind zahlreiche Wirkungen und Nebenwirkungen der
Neuroleptika, vielleicht auch deren antipsychotische Wirksamkeit, Folge der DA-
Rezeptorenblockade. Sichere Folgen der Blockade postsynaptischer DA-Rezeptoren an dopaminergen Synapsen sind vermehrte DA-Synthese (erhöhte Tyrosinhydroxylase-Aktivität) und vermehrter DA-Umsatz.

---

[1]   Ekzemartige Hautveränderungen bei Sonnenexposition; nicht spezifisch für Phenothiazinderivate, auch andere Substanzen, z. B. einige Chemotherapeutika wie Sulfonamide
   und Tetrazykline haben diese Nebenwirkung.

Von den drei Anteilen des zentralen dopaminergen Systems (s. S. 4 bzw. Abb. 1) beeinflußt
- das nigrostriatale System die Motorik;
- das mesolimbische System die lokomotorische Aktivität sowie das emotionale (sexuelle und aggressive) Verhalten;
- das tuberoinfundibulare System verschiedene endokrine Funktionen (insbesondere die Prolactinausschüttung).

Die wichtigsten Folgen einer Überfunktion (oder Erregung durch DA-Agonisten) und Unterfunktion (oder Hemmung durch DA-Antagonisten) des dopaminergen Systems sind in Tab. 3 zusammengestellt.

*Tabelle 3*

|  | Überfunktion | Unterfunktion |
| --- | --- | --- |
| Nigrostriatales System | Hyperkinese, stereotype Bewegungsabläufe | Parkinson-Syndrom, Katalepsie |
| Mesolimbisches System | Schizophrene Psychosen (?), Hyperaktivität | Antipsychotische Wirkung (?) |
| Tuberoinfundibulares System | Erhöhte PIF[1]-Sekretion, daher verringerte Prolactinsekretion | Verringerte PIF-Sekretion, daher erhöhte Prolactinsekretion (Laktation) |

Darüber hinaus bewirkt selbstverständlich eine Erregung der Chemorezeptorentriggerzone (durch DA-Agonisten – typischer Agonist: Apomorphin) Nausea und Erbrechen, während eine Hemmung dieser Rezeptoren (durch DA-Antagonisten) eine antemetische Wirkung zur Folge hat.

Wegen ihrer DA-Rezeptoren-blockierenden Wirkung sind Neuroleptika auch bei der *Chorea Huntington*[2] indiziert. Pathophysiologie: Relative Überfunktion des dopaminergen nigrostriatalen Systems als Folge einer Degeneration der intrastriatalen cholinergen und der strionigralen GABA-ergen Neurone; zusätzlich Degeneration in den Schichten III, V und VI des zerebralen Kortex (Abb. 11). Die motorischen Störungen sind durch die relative Überfunktion des nigrostriatalen Systems bedingt, und nur diese können durch Neuroleptika günstig beeinflußt werden.

Die Ausbildung eines *Parkinson-Syndroms* während einer Neuroleptikamedikation ist ebenfalls Folge der antidopaminergen Wirkung der Neuroleptika, hängt jedoch auch von deren anticholinerger Wirkung ab: das Parkinson-Syndrom ist umso

---

[1]  PIF = „Prolactin inhibiting factor", hypothalamisches Hormon, das die Prolactinsekretion hemmt, vielleicht identisch mit DA. Die Prolactinsekretion steht jedoch auch unter der Kontrolle von einem „Prolactin releasing factor", von anderen Transmittersubstanzen (NA, 5-HT, GABA u. a.) und von Neuropeptiden. Umgekehrt beeinflußt DA auch die Ausschüttung von anderen Hypophysenhormonen. Synonyma für Prolactin: luteotropes Hormon, LTH, laktogenes Hormon. Auch andere Substanzen erhöhen die Prolactinsekretion: verschiedene Antihistaminika und trizyklische Antidepressiva, Methyl-DOPA, Östrogene und TRH.

[2]  Dominant vererbliche, im 2. bis 4. Lebensjahrzehnt beginnende, chronisch progredient verlaufende, degenerative Erkrankung, die mit choreatischen Bewegungsstörungen und psychischen Veränderungen (bis zur Demenz) vergesellschaftet ist.

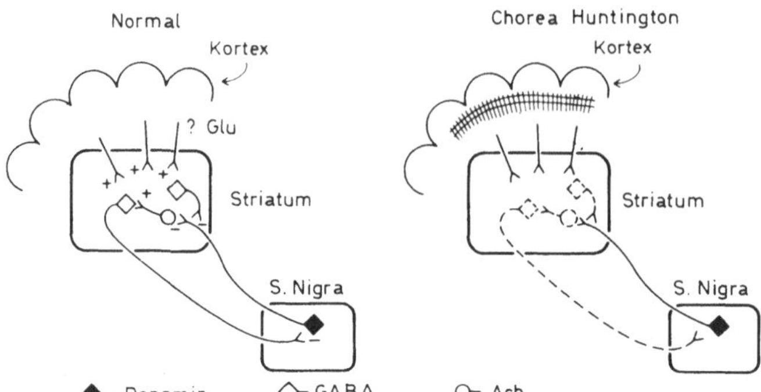


Abb. 11. Nigrostriatale Transmittersysteme. Dargestellt sind einige der identifizierten Bahnen, die für die Pathophysiologie der Chorea Huntington relevant sind; die in diesem Modell dargestellten synaptischen Beziehungen zwischen den einzelnen Neuronentypen sind mit experimentellen Ergebnissen vereinbar, sind aber (noch) nicht mit Sicherheit nachgewiesen. Die dopaminergen Neurone mit den Zellkörpern in der Substantia nigra innervieren das Striatum und üben einen hemmenden (−) Einfluß auf intrinsische striatale cholinerge Neurone aus. Diese intrastriatalen Neurone innervieren exzitatorische (+) postsynaptische muskarinartige ACh-Rezeptoren. Das Striatum erhält außerdem eine exzitatorische (+) Innervation vom zerebralen Kortex, möglicherweise mit Glutaminsäure (? Glu) als Transmitter. Das Striatum enthält lokale intrastriatale GABA-erge Neurone, aber auch GABA-erge Zellkörper mit einer inhibitorischen (−) Projektion zur Substantia nigra. Bei der Chorea Huntington degenerieren Neurone der Großhirnrinde, striatale cholinerge und GABA-erge Neurone, während die nigrostriatale dopaminerge Bahn intakt bleibt (rechter Teil der Abbildung). (Nach Coyle, J. T., Schwarcz, R., Bennett, J. P., Campochiaro, P.: Clinical, neuropathologic and pharmacologic aspects of Huntington's disease: correlates with a new animal model. Progr. Neuro-Psychopharmac. *1*, 13−30 (1977), Fig. 1)

stärker ausgeprägt, je mehr die antidopaminerge und umso schwächer ausgeprägt, je mehr die anticholinerge Wirkungskomponente im Vordergrund steht (s. auch S. 126). Das Parkinson-Syndrom kann durch Dosisreduktion und/oder zusätzliche Verabreichung von Anticholinergika gebessert werden.

Die *persistierenden Dyskinesien* nach Absetzen einer länger dauernden, hoch dosierten Neuroleptikamedikation treten bevorzugt bei älteren, weiblichen Patienten auf und werden als Folge einer postsynaptischen DA-Rezeptorenüberempfindlichkeit (vergleichbar mit einer Denervationsüberempfindlichkeit, vgl. Abb. 3) gedeutet. L-DOPA, DA-Agonisten und Anticholinergika verschlechtern die Dyskinesien, DA-Antagonisten (Neuroleptika) bessern sie. Eine Pharmakotherapie dieser Dyskinesien ist problematisch, jedoch könnte Clonidin zumindest partiell wirksam sein[1].

Sicherlich existieren mehrere (zumindest zwei) Subtypen von DA-Rezeptoren (bezeichnet als D-1- und D-2-Rezeptor, vielleicht identisch mit dem DA-1- und DA-2-Rezeptor), unterscheidbar durch selektive Agonisten und Antagonisten; Erregung des D-1-Rezeptors, nicht aber des D-2-Rezeptors, stimuliert die cAMP-Synthese. Umstritten ist die Bedeutung der Blockade präsynaptischer DA-Rezeptoren (vermutlich als D-2-Rezeptor zu charakterisieren) durch Neuroleptika (z. B. relativ

---

[1]    Nishikawa, T., et al.: Clonidine Therapy for Tardive Dyskinesia and Related Syndromes. Clin. Neuropharmacol. *7*, 239−245, 1984.

stark ausgeprägt bei den Butyrophenonen). Eine Blockade präsynaptischer DA-Rezeptoren bewirkt − ähnlich wie eine Blockade postsynaptischer DA-Rezeptoren (über Rückkopplungsmechanismen) − eine vermehrte DA-Synthese und einen vermehrten DA-Umsatz. Unabhängig davon hemmen Neuroleptika durch einen noch nicht geklärten Mechanismus die DA-Freisetzung.

Einige Befunde deuten darauf hin, daß nicht die antidopaminerge, sondern die antiadrenerge Wirkung Ursache für die antipsychotische Wirksamkeit ist: sowohl *Clonidin* als auch *Propranolol* wurden erfolgreich bei Schizophrenie angewendet (dabei selbstverständlich keine Nebenwirkungen seitens des extrapyramidal-motorischen Systems).

## Unterschiede zwischen den einzelnen Präparaten

Innerhalb der *Gruppe der trizyklischen Neuroleptika* besteht ein ausgeprägter Zusammenhang zwischen chemischer Konstitution und Wirkung: der wichtigste, die Wirkung beeinflussende Faktor ist die Struktur des Substituenten am Mittelring (er kann aliphatisch sein, oder einen Piperazin- oder Piperidinring enthalten):

− Substituent am Mittelring mit Piperazinring; Prototyp: *Perphenazin.*
  Antidopaminerge Wirkung überwiegt. Stark ausgeprägt sind bei diesen Präparaten die antipsychotische und antiemetische Wirkung sowie die Nebenwirkung im Sinn eines Parkinson-Syndroms (bzw. im Tierversuch kataleptogene Wirkung), schwach ausgeprägt hingegen die sedierende Wirkungskomponente. Besonders starke Ausprägung dieser Eigenschaften, wenn die Kette jenseits des Piperazinringes noch weiter verlängert ist.

− Substituent am Mittelring aliphatisch; Prototyp: *Chlorpromazin.*
  Diese Präparate stellen gewissermaßen das „Gegenteil" zu den piperazinsubstituierten dar (relativ starke sedierende Wirkung, geringe Ausprägung von Wirkungen, die auf den DA-Antagonismus zurückzuführen sind, geringe antipsychotische Wirkung). *Levomepromazin* wirkt darüber hinaus relativ stark analgetisch.

− − Kette kurz (endständiger N durch nur zwei $CH_2$-Gruppen vom Mittelring getrennt):
  Vorherrschen der $H_1$-Antihistaminwirkung wegen struktureller Ähnlichkeit mit den typischen $H_1$-Antihistaminika. Prototyp: *Promethazin,* ein Neuroleptikum mit starker Antihistamin-Nebenwirkung bzw. ein Antihistaminikum mit starker neuroleptisch-sedierender Nebenwirkung.

− − Kette mit endständigem Diäthylamin-Rest (anstatt des „üblichen" Dimethylamin-Restes); Prototyp: *Diethazin.* Überwiegen der anticholinergen Nebenwirkung; derartige Präparate werden als Antiparkinsonmittel (s. S.130) verwendet.

− Substituent am Mittelring mit Piperidinring; Prototyp: *Thioridazin.*
  Qualitativ ähnlich wie die Präparate mit aliphatischem Substituenten, jedoch schwächer wirksam als diese. Präparate dieser Gruppe können insbesondere bei hochdosierter Medikation eine Retinitis pigmentosa[1] auslösen.

---

[1]  Pigmentdegeneration der Retina.

Auch der Rest an $C_2$ ist für die Wirkung von Bedeutung, so ist z. B. Promazin schwächer wirksam als Chlorpromazin; bei den piperazinsubstituierten Präparaten verstärkt $-CF_3$ anstelle von $-Cl$ (z. B. Fluphenazin im Vergleich zu Perphenazin) die Wirkung erheblich.

Das Wirkungsspektrum der *Thioxanthenderivate* (Prototyp: *Chlorprothixen* — gleiche Substituenten wie Chlorpromazin) ist dem der Phenothiazinderivate ähnlich; die *Azaphenothiazinderivate* (Prototyp: *Prothipendyl* — gleiche Substituenten wie Promazin) zeigen im Vergleich zu den Phenothiazinderivaten im wesentlichen eine Wirkungsabschwächung.

Das Dibenzodiazepinderivat *Clozapin* nimmt insoferne eine interessante Sonderstellung ein, als es bei guter antipsychotischer Wirkung beim Menschen kein Parkinson-Syndrom verursacht und experimentell weder eine kataleptogene Wirkung aufweist, noch die durch Amphetamin oder Apomorphin ausgelösten Stereotypien beeinflußt. Ähnliches gilt übrigens auch für Chlorprothixen, Thioridazin und Sulpirid. Dieser Befund scheint gegen die DA-Hypothese der Schizophrenie zu sprechen, es sei denn, man nimmt an, daß Clozapin im nigrostriatalen System eine weit schwächere DA-Rezeptoren-blockierende Wirkung entfaltet als etwa im mesolimbischen System. Diese Annahme konnte allerdings widerlegt werden. Eine endgültige Erklärung für den Wirkungsmechanismus von Clozapin existiert derzeit noch nicht. Im übrigen ist die praktische Bedeutung dieses Präparates gering, da es 1977 aus dem Handel gezogen wurde, nachdem in Finnland unter Clozapintherapie mehrere Agranulocytosen als Anzeichen einer Knochenmarksschädigung beobachtet worden waren.

Die *Butyrophenon- und Diphenylbutylpiperidinderivate* stehen wirkungsmäßig den piperazinsubstituierten Phenothiazinderivaten nahe, obschon wiederholt ein unterschiedlicher Wirkungsmechanismus (etwa Interferenz mit GABA) postuliert wurde. Prototyp dieser Präparate ist *Haloperidol,* das gleichzeitig eines der am häufigsten verwendeten Neuroleptika ist, und zwar vorwiegend wegen des weitgehenden Fehlens vegetativer, insbesondere kardiovaskulärer Nebenwirkungen. *Droperidol* wird ausschließlich für die Neuroleptanalgesie (s. S. 47) verwendet.

*Reserpin* und verwandte Substanzen haben einen prinzipiell andersartigen Wirkungsmechanismus als die übrigen Neuroleptika, sie sind sogenannte „Depletorsubstanzen", die den vesikulären Speichermechanismus für NA, DA und 5-HT hemmen und dadurch diese Monoamine entleeren. Die Folge dieser Entspeicherung ist ein vermehrter intrazellulärer Abbau dieser Amine durch die MAO. Klinisch haben diese Präparate als Neuroleptika keine Bedeutung. Eine Ausnahme bildet *Oxypertin,* das als Indolderivat chemisch (und auch biochemisch) dem Reserpin nahesteht und klinisch als Antipsychotikum verwendet wird (Kontraindikation: gleichzeitige oder unmittelbar vorhergehende Medikation mit MAO-Hemmkörpern).

*Sulpirid* ist der Prototyp für *substituierte Benzamide,* eine relativ neue Gruppe von DA-Antagonisten[1]. Diese Benzamide wirken ähnlich wie die trizyklischen Neuro-

---

[1]  Zur Untergruppe der substituierten Benzamide gehören auch Metoclopramid und Tiaprid. Metoclopramid wird wegen seiner Wirkung auf periphere DA-Rezeptoren vorwiegend zur Förderung der Motorik des Magen-Darmtraktes (z. B. bei Röntgenuntersuchun-

leptika, doch zeigen sich auch eindeutige Wirkungsunterschiede, insbesondere sind die extrapyramidal-motorischen Nebenwirkungen viel geringer ausgeprägt als bei den klassischen Neuroleptika (s. o.); mögliche Ursache: Blockade der DA-Rezeptoren im mesolimbischen System stärker als im nigrostriatalen (vermutlich Blockade einer Untergruppe postsynaptischer DA-Rezeptoren).

Beträchtliche Unterschiede bestehen auch bezüglich der *Wirkungsdauer:* Bei den Depot-Neuroleptika genügen (i. m.) Injektionen in Abständen von 2 bis 3 Wochen; Haloperidol-decanoat (i. m.) hat eine Wirkungsdauer bis zu einem Monat. Die den Butyrophenonen nahestehenden Diphenylbutylpiperidinderivate haben an sich eine lange Wirkungsdauer: Fluspirilen und Penfluridol brauchen nur einmal pro Woche, Pimozid einmal täglich (p. o.) verabreicht werden.

Das breite Wirkungsspektrum der Neuroleptika mit Vorherrschen bestimmter Wirkungskomponenten macht verständlich, daß diese Präparate nicht nur als Neuroleptika, sondern auch, abhängig von ihrer Struktur, als starke Sedativa, Antiemetika, Antidepressiva, Antihistaminika oder Antiparkinsonmittel verwendet werden. Klinisch werden die Neuroleptika häufig in *Breitband-* und *Langzeitneuroleptika* eingeteilt. Bei den Breitbandneuroleptika (Prototypen: Levomepromazin, Promazin und Chlorprothixen) steht die zentral dämpfende Wirkung im Vordergrund; sie haben daher ein breites Indikationsgebiet (bei psychomotorischen Erregungszuständen). Bei den Langzeitneuroleptika (Prototypen: Butyrophenonderivate, piperazinsubstituierte trizyklische Verbindungen) steht hingegen die

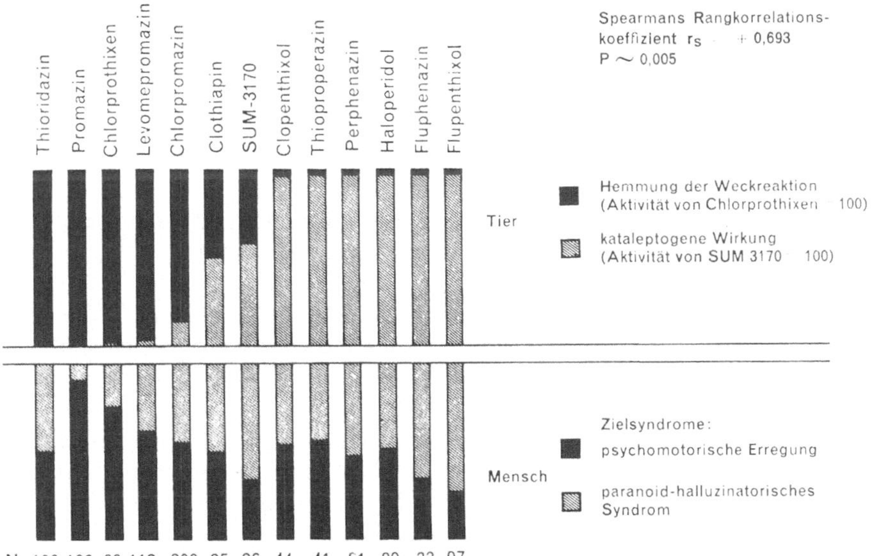


Abb. 12. Korrelation zwischen pharmakologischen und klinischen Daten bei 13 Neuroleptika. (Nach Stille, G.: Die Neuroleptikatherapie der Schizophrenie in pharmakologischer Sicht. Schweiz. med. Wschr. *99*, 1645–1652 (1969), Abb. 6)

gen), Tiaprid hingegen bei Chorea Huntington und bei anderen dyskinetischen Syndromen verwendet; beide Präparate wirken außerdem antiemetisch (Jenner, P., Marsden, C. D.: The substituted benzamides – a novel class of dopamine antagonists. Life Sci. *25*, 479–486 [1979]).

antipsychotische Wirkung im Vordergrund; ihr Hauptindikationsgebiet ist daher die Langzeitbehandlung schizophrener Psychosen. Chlorpromazin nimmt eine Mittelstellung ein.

Im Tierversuch kann als Kriterium für die zentral dämpfende Wirkung der Neuroleptika (und nicht nur dieser) die Hemmung der Weckreaktion (s. S. 41) und als Kriterium für die antidopaminerge Wirkung die Auslösung einer Katalepsie (vgl. Tab. 3) herangezogen werden; bei den Breitbandneuroleptika überwiegt die erstere, bei den Langzeitneuroleptika die letztgenannte Wirkung. Wie Abb. 12 zeigt, besteht zwischen der kataleptogenen Wirkung im Tierversuch und der antipsychotischen Wirkung beim Menschen bzw. zwischen der Hemmwirkung auf die Weckreaktion im Tierversuch und der erregungsdämpfenden Wirkung beim Menschen *im allgemeinen* eine gute Korrelation (wie aufgrund der DA-Hypothese der Schizophrenie zu erwarten wäre). Ausnahmen von dieser allgemeinen Regel − Clozapin! − wurden bereits erwähnt.


## Indikationen

Schizophrene Psychosen, und zwar bei chronischen Formen Neuroleptika mit starker antipsychotischer Wirkung (das sind trizyklische Neuroleptika mit einem Piperazinrest im Substituenten am Mittelring), bei akuten psychotischen Zuständen (Verwirrtheit, Wahn, Halluzinationen) Haloperidol und ähnliche Substanzen
Psychomotorische Erregungszustände verschiedener Genese, und zwar Neuroleptika mit stark sedierender Wirkungskomponente wie z. B. Levomepromazin
Unruhe- und Agitationszustände im Rahmen von Depressionen
Manische und hypomanische Zustände
Angst, Spannung, Aggressivität
Chorea Huntington und andere Chorea-Formen
Alkohol- und Amphetaminintoxikation, ebenso Intoxikation mit Halluzinogenen, Abstinenzsyndrome (Alkohol, Opiate) (dabei vorwiegend Haloperidol und ähnliche Substanzen)
Verschiedene Anwendungen in der Anästhesiologie: Prämedikation, Neuroleptanalgesie (s. d.); meist in Kombination mit Opiaten, deren analgetische Wirkung durch Neuroleptika verstärkt wird
Singultus
Nausea und Erbrechen: Neuroleptika gehören zu den stärksten Antiemetika, sind jedoch unwirksam bei Kinetosen (dabei sind $H_1$-Antihistaminika indiziert), bevorzugt verwendet: Triflupromazin, Thiethylperazin und Metoclopramid
Tetanus, jedoch nicht bei anderen Krampfkrankheiten.


## Präparate

*Levomepromazin:* Nozinan-„Spezia"®-Tabl. 0,025 g und 100 mg
*Perphenazin:* Decentan®-Dragees 4 mg, -Tabl. 8 mg, -Amp. 5 mg
*Fluphenazin:* Dapotum® 5 mg-Tabl.; Lyogen 0,25®-Dragees, Lyogen 1®-Tabl.
*Fluphenazin-Decanoat:* Dapotum D®-Amp. (25 mg), -Spritzamp. (25 mg/ml)
*Trifluoperazin:* Jatroneural retard®-Kapseln (2 mg)

*Thioridazin:* Melleril-25® (50 und 100)-Dragees, Meleretten®-Dragees 10 mg
*Prothipendyl:* Dominal forte®-80 mg, -Tabl., -Amp. 40 mg
*Chlorprothixen:* Taractan „Roche"®-Dragees 15 mg und 50 mg
*Flupentixol:* Fluanxol®-Dragees 0,5 mg und 1 mg
*Flupentixol-Decanoat:* Fluanxol®-Depot-2-%-Spritzamp. (20 mg/ml)
*Haloperidol:* Haldol® 1 mg- (und 10 mg-)Tabl., -Amp. (5 mg), -Tropfen (2 mg/ml)
*Haloperidol-Decanoat:* Haldol Decanoat®-Amp. 1 ml und 3 ml (70, 52 mg/ml ent-
sprechend 50 mg/ml Haloperidol)
*Pimozid:* Orap® 1 mg-Tabl., Orap forte® 4 mg-Tabl.
*Melperon:* Buronil®-Dragees 25 mg und 100 mg, 50 mg-Amp.
*Pipamperon:* Dipiperon® 40 mg-Tabl.
*Trifluperidol:* Triperidol®-Tropflösung (1 mg/ml)
*Oxypertin:* Oxypertin-Winthrop®-Kapseln 10 mg
*Sulpirid:* Dogmatil® 100 mg-Amp., 50 mg-Kapseln, 200 mg-Tabl.
*Tiaprid:* Delpral®-Amp. (100 mg), -Tabl. (100 mg)

*Literatur*

Bianchine, J. R., Shaw, G. M., Greenwald, J. E., Dandalides, S. M.: Clinical aspects of dop-
amine agonists and antagonists. Fed. Proc. *37,* 2434–2439 (1978).
Carlsson, A.: Antipsychotic drugs, neurotransmitters, and schizophrenia. Am. J. Psychiat. *135,*
165–173 (1978).
Coyle, J. T., Schwarcz, R., Bennett, J. P., Campochiaro, P.: Clinical, neuropathologic and
pharmacologic aspects of Huntington's disease: correlates with a new animal model. Prog.
Neuro-Psychopharmac. *1,* 13–30 (1977).
Klerman, G. L.: Pharmacotherapy of schizophrenia. Ann. Rev. Med. *25,* 199–217 (1974).

# 2.7 Antidepressiva

**Synonyma:** Thymoleptika (trizyklische Antidepressiva, mit vorwiegend stimmungsaufhellender Wirkung), Thymeretika (MAO-Hemmer, mit vorwiegend hemmungslösender Wirkung).

## Vorbemerkungen

Einteilung der Depressionen in (1) endogene, (2) somatogene (organische, symptomatische) und (3) psychogene (reaktive, neurotische, Erschöpfungsdepression) Depressionen. Die endogene Depression kann einmalig oder phasisch auftreten (unipolare Depression) oder auch mit manischen Phasen alternieren (bipolare Depression, manisch-depressive Krankheit, Zyklothymie). Antidepressiva sind in erster Linie bei endogenen Depressionen indiziert. Im übrigen sind depressive Syndrome auch anderen Behandlungsverfahren (psycho- und soziotherapeutische Maßnahmen, Schlafentzug und – in Sonderfällen – Elektroschockbehandlungen) zugänglich.

In Analogie zur DA-Hypothese existiert die sogenannte *„Aminhypothese" der Depression,* die noch mehr umstritten als die DA-Hypothese der Schizophrenie, jedoch als Arbeitshypothese ebenso wertvoll ist wie diese.

Die Aminhypothese postuliert einen Mangel an biogenen Aminen (NA und/
oder 5-HT, vielleicht auch DA) oder auch eine Rezeptorenunterempfindlichkeit für
diese Amine an nicht näher definierten Synapsen im ZNS bei Depressionen. Für
diese Hypothese sprechen vor allem die folgenden Fakten:

1. Reserpin (das präsynaptisch gespeicherte Amine entleert) kann depressive
Syndrome auslösen.

2. Antidepressiv wirken Substanzen, die (a) die Aminkonzentration im synaptischen Spalt durch Hemmung der Rückaufnahme erhöhen (trizyklische Antidepressiva), (b) präsynaptisch gespeicherte Monoamine freisetzen (Amphetamin
und verwandte Substanzen) oder (c) deren enzymatischen Abbau intraneuronal
hemmen (MAO-Inhibitoren).

Im Idealfall sollte darüber hinaus zwischen NA- und 5-HT-Mangel-Depressio-
nen unterschieden werden können, und zwar aufgrund der folgenden Befunde[1]:

|  | „NA-Depression" | „5-HT-Depression" |
|---|---|---|
| Renale Ausscheidung von MHPG[2] | verringert | normal |
| 5-Hydroxyindolessigsäurekonzen-tration[2] im Liquor | normal | verringert |
| GH-Ausschüttung bei Hypoglykämie oder nach Amphetamin | verringert | normal |

Mehrere Befunde sprechen jedoch gegen die Aminhypothese oder stützen sie
zumindest nicht; so z. B.:
–   Cocain hemmt ebenfalls die Rückaufnahme der Katecholamine, wirkt aber nicht
    antidepressiv.
–   Die Hemmung der Rückaufnahme durch die trizyklischen Antidepressiva setzt
    sofort ein, die antidepressive Wirkung hingegen erst nach einer Latenzzeit von
    zumindest zwei Wochen.
–   Mehrere Antidepressiva hemmen weder die NA-, noch die 5-HT-Rückaufnahme
    (s. u.).
–   Transmittervorstufen (DOPA als NA-Vorstufe bzw. Tryptophan oder 5-Hydroxy-
    tryptophan als 5-HT-Vorstufe – diese Substanzen dringen im Unterschied zu NA
    und 5-HT in das ZNS ein) sollten antidepressiv wirken, über ihre Wirkung gibt es
    jedoch widersprüchliche Befunde; einige positive Befunde mit L-Tryptophan
    liegen vor.
–   Substanzen, die die Biosynthese von NA oder 5-HT hemmen ($\alpha$-Methyl-p-tyro-
    sin bzw. p-Chlorphenylalanin), sollten bestehende depressive Syndrome ver-
    schlechtern; im Fall von p-Chlorphenylalanin scheint dies zuzutreffen, während
    sich $\alpha$-Methyl-p-tyrosin in dieser Beziehung als wirkungslos erwies.

Jedenfalls haben die angeführten und andere Diskrepanzen zur Schaffung
verschiedener Alternativhypothesen der Depression geführt, so z. B.:

---

[1]   Garver, D. L., Davis, J. M.: Biogenic amine hypotheses of affective disorders. Life Sci. *24,*
      383–394 (1979).
[2]   Die wichtigsten renalen Ausscheidungsprodukte von *zentralem* NA, 5-HT und DA sind
      3-Methoxy-4-hydroxy-phenylglykol (MHPG), 5-Hydroxy-indolessigsäure (verläßt das
      ZNS bzw. den Liquor nur langsam, und zwar durch einen aktiven Transport, der durch
      Probenecid gehemmt werden kann) und Homovanillinsäure.

1. Bei Depressionen liegt nicht ein Transmittermangel, sondern im Gegenteil ein Transmitterüberschuß oder eine Überempfindlichkeit der postsynaptischen Membran für NA und/oder 5-HT vor (s. unten).

2. Gestörter Elektrolytstoffwechsel.

3. Verschiedene neuroendokrinologische Hypothesen (insbesondere im Zusammenhang mit Cortisol, GH, TRH und TSH). Erwähnenswert ist vor allem der Befund, daß bei einem großen Teil endogener Depressionen die Cortisolsekretion erhöht und durch Dexamethason nicht hemmbar ist (Ursache: fehlende Hemmung im limbisch-hypothalamischen System?).

4. Umstritten ist auch die Bedeutung der cholinergen Systeme für Depressionen (Depressionen werden im allgemeinen durch Physostigmin verschlechtert, und andererseits haben die meisten Antidepressiva eine anticholinerge Wirkungskomponente).

5. Möglicherweise Mangel nicht an NA und/oder 5-HT, sondern an Phenyläthylamin.

Die kritische Beurteilung einer antidepressiven Wirkung ist nicht leicht. Wenn eine Remission innerhalb eines Zeitraumes von einem Monat als Kriterium verwendet wird, dann zeigt sich, daß ein derartiger Effekt in 20–25% bei unbehandelten, in 25–60% bei mit einem Placebo behandelten und in 50–75% bei mit einem wirksamen Antidepressivum behandelten depressiven Patienten eintritt[1].

## Chemie und Einteilung

Die Einteilung der Antidepressiva ist nicht ganz konsequent, da sie zwar vorwiegend nach chemischen, aber auch nach pharmakologischen Kriterien (im Fall der MAO-Inhibitoren) erfolgt.

*Formelübersicht Antidepressiva*

*1 MAO-Inhibitoren*

Iproniazid

Tranylcypromin

*2 Trizyklische Antidepressiva*

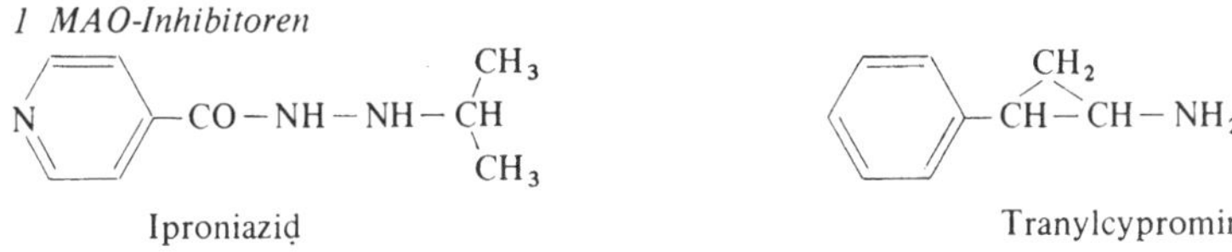

|  | $R_1$ | $R_2$ |
|---|---|---|
| Imipramin | $-(CH_2)_3-N(CH_3)_2$ | $-H$ |
| Clomipramin | $-(CH_2)_3-N(CH_3)_2$ | $-Cl$ |
| Trimipramin | $-CH_2-CH(CH_3)-CH_2-N(CH_3)_2$ | $-H$ |
| Desipramin | $-(CH_2)_3-NH \cdot CH_3$ | $-H$ |
| Lofepramin | $-(CH_2)_3-N(CH_3)-CH_2-CO- \langle \rangle -Cl$ | $-H$ |

---

[1] Lehmann, H. E.: Depression: categories, mechanisms and phenomena. In: Pharmacotherapy of Depression (Cole, J. O., Wittenborn, J. R., eds.). Springfield, Ill.: Ch. C Thomas. 1966.

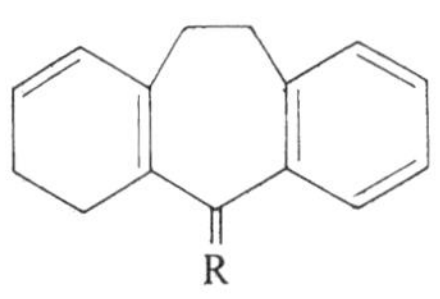

R
Amitriptylin   $=CH-(CH_2)_2-N(CH_3)_2$
Nortriptylin   $=CH-(CH_2)_2-NH\cdot CH_3$
Protriptylin   $<\!\!\begin{array}{l}H\\(CH_2)_3-NH\cdot CH_3\end{array}$

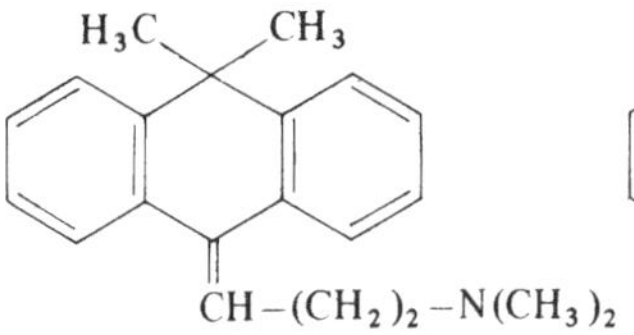

$H_3C \quad CH_3$

$CH-(CH_2)_2-N(CH_3)_2$
Melitracen

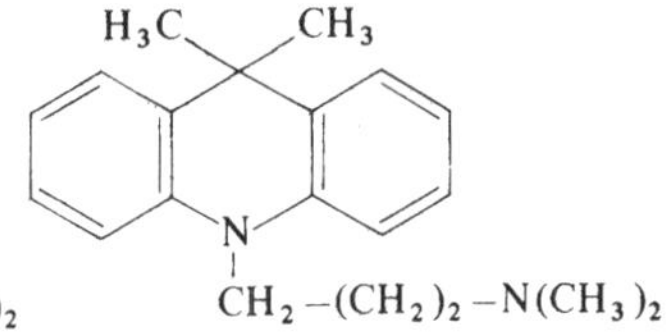

$H_3C \quad CH_3$

$CH_2-(CH_2)_2-N(CH_3)_2$
Dimetacrin

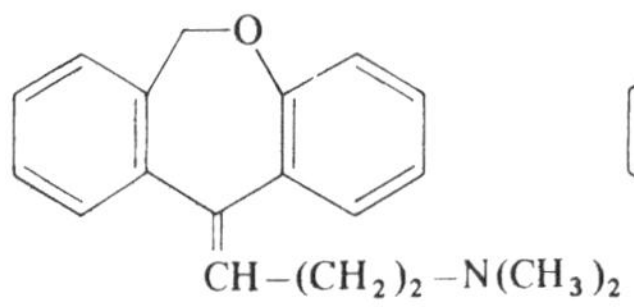

$CH-(CH_2)_2-N(CH_3)_2$
Doxepin

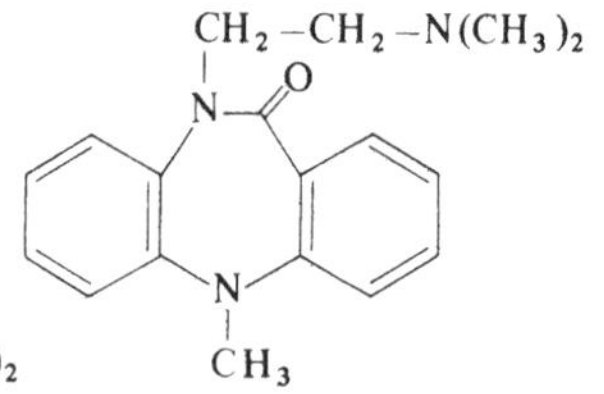

$CH_2-CH_2-N(CH_3)_2$

$CH_3$
Dibenzepin

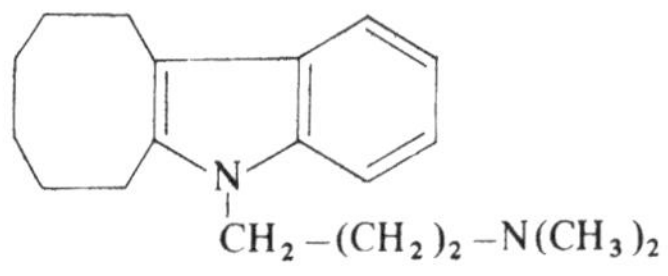

$CH_2-(CH_2)_2-N(CH_3)_2$
Iprindol

## 3 Tetrazyklische und andere Antidepressiva

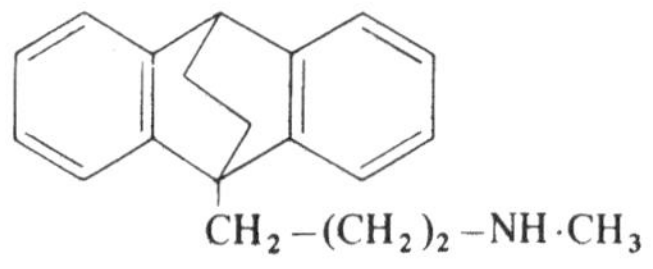

$CH_2-(CH_2)_2-NH\cdot CH_3$

Maprotilin

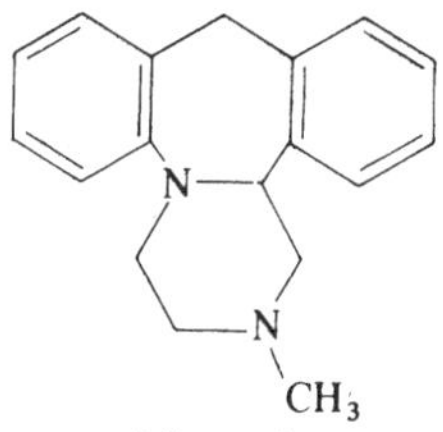

$CH_3$
Mianserin

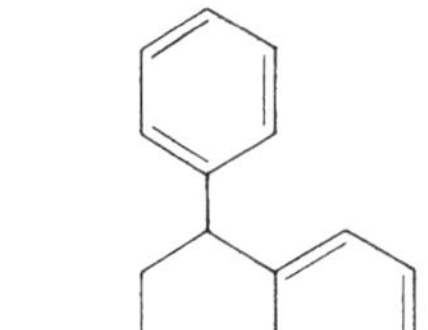

$H_3C$

$NH_2$
Nomifensin

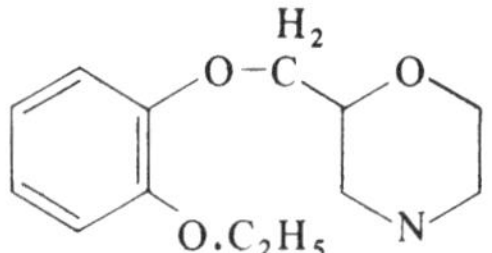

$H_2$
$O-C$   $O$

$O.C_2H_5$   $N$
                $H$
Viloxazin

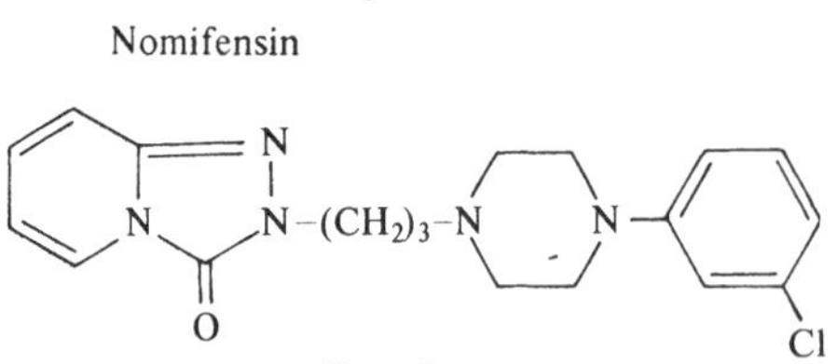

$N-(CH_2)_3-N$ $N$

$O$
Trazodon                                      Cl

$F_3C$   $\begin{array}{l}C-(CH_2)_4-O-CH_3\\N-(CH_2)_2-NH_2\end{array}$
Fluvoxamin

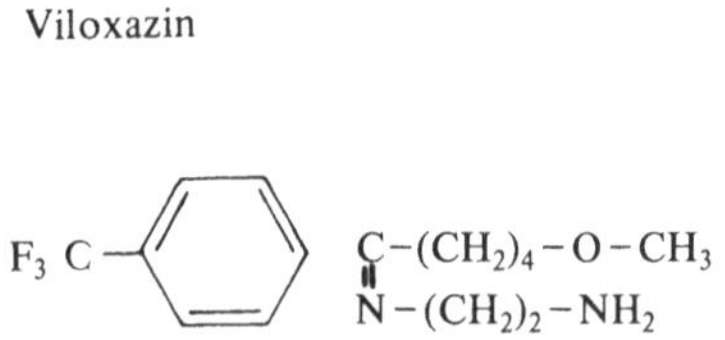

## 4 Lithiumsalze z. B. Lithiumkarbonat Li$_2$CO$_3$

1      MAO-Inhibitoren (MAOI) („Thymeretika")
1.1   Hydrazine, z. B. Iproniazid[1]
1.2   Nicht-Hydrazine, z. B. Tranylcypromin
2      Trizyklische Antidepressiva („Thymoleptika")
2.1   Dibenzoazepinderivate, z. B. Imipramin, Desipramin, Trimipramin, Clomi-
       pramin
2.2   Dibenzodiazepinderivate, z. B. Dibenzepin
2.3   Dibenzocycloheptadienderivate, z. B. Amitriptylin, Nortriptylin
2.4   Dibenzocycloheptatrienderivate, z. B. Protriptylin
2.5   Dibenzooxepinderivate, z. B. Doxepin
2.6   Dihydroanthrazenderivate, z. B. Melitracen
2.7   Acridanderivate, z. B. Dimetacrin
2.8   Andere, z. B. Iprindol
3      Tetrazyklisch und andersartig konfigurierte Antidepressiva, z. B. Maprotilin,
       Mianserin, Nomifensin, Viloxazin
4      Lithiumsalze, z. B. Lithiumkarbonat

Die sub 3 angeführten Antidepressiva sowie einige weitere (z. B. *Citalopram*
und *Zimelidin*) werden häufig als „Antidepressiva der zweiten Generation" bezeichnet.

Gelegentlich werden außerdem $\beta$-Sympathomimetika (z. B. Salbutamol) und
5-HTP (als 5-HT-Vorstufe; in Dezigrammdosen) zur Behandlung (bestimmter)
depressiver Syndrome verwendet. Zusätzlich gibt es antidepressiv wirksame
Substanzen, die jedoch nicht (mehr) verwendet werden, nämlich: Opium, Äthanol
und Psychostimulantien vom Amphetamin-Typ (Amphetamin, Methamphetamin,
Methylphenidat, Phenmetrazin usw.).

Die chemische Ähnlichkeit der trizyklisch konfigurierten Antidepressiva und
Neuroleptika ist nur formal: die Moleküle der trizyklischen Neuroleptika sind
planar, jene der trizyklischen Antidepressiva hingegen abgewinkelt angeordnet.
Abgesehen davon gibt es jedoch zwischen den beiden Gruppen fließende Über-
gänge; Neuroleptika mit thymoleptischer Wirkungskomponente sind *Levomepromazin, Chlorprothixen* und *Thioridazin.* Daneben gibt es auch Tranquilizer mit thymoleptischer Wirkungskomponente, z. B. *Opipramol* (mit ebenfalls trizyklischer Struktur).

*Imipramin* wurde 1957 in die Therapie eingeführt, es war das erste trizyklische
Antidepressivum und ist aus der Neuroleptikaforschung hervorgegangen (Abb. 9).

## 2.7.1 MAO-Inhibitoren (MAOI)

MAOI haben wegen ihrer zahlreichen Nebenwirkungen als Medikamente eine
nur untergeordnete Bedeutung.

Einteilung nach chemischen Kriterien in *Hydrazine* und *Nicht-Hydrazine* und
ferner danach, ob sie akut zentral erregende Wirkungen besitzen (z. B. Iproniazid,

---

[1]    Iproniazid war ursprünglich als Tuberkulostatikum in die Therapie eingeführt worden,
       wobei seine zentrale Wirkung entdeckt wurde; es war der erste MAO-Hemmkörper, hat
       aber heute nur mehr experimentelle Bedeutung. Isoniazid steht dem Iproniazid chemisch
       nahe und ist auch heute noch ein wichtiges Chemotherapeutikum für die Tuberkulose-
       behandlung.

Isocarboxazid, Tranylcypromin) oder nicht (z. B. Nialamid, Pargylin). MAOI hemmen die MAO[1] irreversibel (Folge: Anstieg von NA, 5-HT und DA im ZNS), aber auch andere Enzyme, und sie besitzen darüber hinaus Wirkungen, die nicht Folge einer Enzymhemmung sind.

MAOI wirken psychomotorisch aktivierend und können im Einzelfall hypomanische bzw. manische Zustände und Agitation auslösen. Das Einsetzen der antidepressiven Wirkung erfordert längere Zeit (Widerspruch zur Aminhypothese der Depression!), jedoch haben einige MAOI eine sofort einsetzende amphetaminartige Wirkung (s. oben). In Übereinstimmung mit der Aminhypothese wäre die antidepressive Wirkung der MAOI durch Erhöhung der intrazellulären und damit für die Ausschüttung zur Verfügung stehenden Mengen an biogenen Aminen (NA und/oder 5-HT) zu erklären.

Nebenwirkungen und Toxizität: Zentrale Erregung bis zu Krämpfen, Hepatotoxizität, orthostatische Hypotonie (MAOI wurden auch als Antihypertonika verwendet!). Zahlreiche Wechselwirkungen mit anderen Substanzen, wichtig vor allem die Verstärkung der Wirkung der indirekten Sympathomimetika; daher auch diätetische Vorschriften erforderlich: Tyramin, das als indirektes Sympathomimetikum wirkt, ist in mehreren Nahrungsmitteln, z. B. in verschiedenen Käsesorten enthalten, und würde, gleichzeitig mit MAOI verabreicht, zu hypertonen Krisen führen (Ursache: Der Tyraminabbau durch die MAO in der Leber ist gehemmt und in den adrenergen Nervenendigungen steht als weitere Folge der MAO-Hemmung vermehrt NA zur Entleerung zur Verfügung).

## 2.7.2 Trizyklische,
## 2.7.3 tetrazyklische und andere Antidepressiva

### Wirkungsspektrum trizyklischer und ähnlicher Antidepressiva (Prototyp: Imipramin)

### Komplexe pharmakologische Wirkungen

Sedation, Beeinflussung des Schlafes (Förderung des Tiefschlafes und Reduktion des REM-Schlafes)
Ähnliche Wirkungen wie (trizyklische) Neuroleptika, jedoch schwächer ausgeprägt
Beim Normalen: Sedation, häufig Unlustgefühle, Angst
Beim Depressiven: antidepressive Wirkung (nach einer Latenzzeit von ca. zwei Wochen), außerdem – abhängig vom Präparat (s. u.) – anxiolytische, antriebssteigernde, sowie psychomotorisch aktivierende oder dämpfende Wirkung.

---

[1]  Die MAO ist intrazellulär in den Mitochondrien lokalisiert, und zwar insbesondere in Gehirn, Leber und Niere. Sie bewirkt eine oxidative Desaminierung von Monoaminen zu Aldehyden, die dann im allgemeinen weiter zu Säuren oxydiert werden (wichtigste Ausnahme: Reduktion des Normetanephrin-Metaboliten 3-Methoxy-4-hydroxymandelsäurealdehyd im ZNS zu 3-Methoxy-4-hydroxy-phenylglykol!). Es gibt zumindest zwei MAO-Enzyme ($MAO_A$ und $MAO_B$) mit unterschiedlicher Substratspezifität (spezifische Substrate sind für $MAO_A$: NA und 5-HT, für $MAO_B$: $\beta$-Phenyläthylamin und Benzylamin).

## Pharmakologische Einzelwirkungen

Im allgemeinen wie (trizyklische) Neuroleptika, jedoch schwächer ausgeprägt (z. B. Hypothermie, allgemein membranstabilisierende Wirkungen, Beeinflussung der Formatio reticularis usw.)

## Molekularbiologische Wirkungen

Anticholinerge Wirkung (bei den einzelnen Antidepressiva sehr unterschiedlich ausgeprägt, s. u., verantwortlich für verschiedene Nebenwirkungen)
Hemmung der Rückaufnahme von NA und 5-HT, daher adrenerge und serotoninerge Wirkung (Ursache der antidepressiven Wirkung? Vgl. Aminhypothese der Depression!).

## Wechselwirkungen mit anderen Substanzen

Verstärkung der Wirkung von zentral dämpfend wirkenden Substanzen und von Sympathomimetika (hypertone Krisen!)
Gleichzeitige Verabreichung mit MAOI (kontraindiziert!) führt zu Symptomen, die jenen einer Atropinvergiftung gleichen
Aufhebung der Wirkung verschiedener Antihypertonika (besonders Guanethidin)
Ausgeprägte anticholinerge Wirkungen bei gleichzeitiger Verabreichung anderer Substanzen mit anticholinerger Wirkungskomponente (Antihistaminika, Antiparkinsonmittel usw.)
Verstärkung der Kardiotoxizität bei gleichzeitiger Verabreichung von Schilddrüsenhormon, aber auch von L-DOPA
Für die pharmakologische Auswertung wichtig: Verstärkung der Wirkungen von NA, 5-HT, Amphetamin, Apomorphin und L-DOPA; Antagonismus gegenüber Oxotremorin[1] (als Nachweis zentraler anticholinerger Wirkungskomponente); unter geeigneten Versuchsbedingungen Aufhebung oder Umkehr verschiedener Reserpin- oder Tetrabenazinwirkungen; Potenzierung der Yohimbintoxizität.

## Nebenwirkungen

Müdigkeit, Schlafstörungen
Anticholinerge und adrenerge Wirkungskomponenten, insbesondere Mundtrockenheit, Akkomodationsstörungen und Obstipation, kontraindiziert bei Glaukom und bei Prostatahypertrophie (Harnretention); paradoxer Effekt: Schweißausbrüche
Kardiovaskuläre Symptome: orthostatische Hypotonie, Tachykardie und Arrhythmien
Tremor
Verschiedene psychische Symptome: delirante Zustände oder Durchgangssyndrome (besonders bei älteren Patienten und/oder Cerebralsklerose), hypomanische oder manische Erregungszustände

---

[1] Oxotremorin ist eine ausschließlich experimentell wichtige Substanz, die als Agonist für zentrale muskarinartige ACh-Rezeptoren wirkt.

Krämpfe bzw. erhöhte Krampfneigung

Ikterus (allergisch, ähnlich wie bei Chlorpromazin), Agranulozytosen, Haut-
erscheinungen.

### Weitere Hinweise zur Wirkung

Nach der Aminhypothese der Depression wirken trizyklische Antidepressiva
deswegen antidepressiv, weil sie die Konzentration von NA und/oder 5-HT im
synaptischen Spalt erhöhen. Jedoch: die Hemmung der Rückaufnahme der biogenen Amine tritt sofort ein, der antidepressive Effekt hingegen erst nach ca. zwei
Wochen! Erklärung dieser Diskrepanz (die an sich ein Argument gegen die Amin-
hyothese ist) umstritten. Sicher ist, daß auch bei chronischer Zufuhr die NA- (und
5-HT-) Konzentration im synaptischen Spalt erhöht ist; die Folge davon wäre
  1. eine verringerte Transmittersynthese (infolge Erregung präsynaptischer
(Auto-)Rezeptoren und infolge postsynaptischer Rückkoppelungsmechanismen);
  2. eine Abnahme der Empfindlichkeit der postsynaptischen Membran (Verringerung der Anzahl der Rezeptoren?) durch adaptative Vorgänge (vgl. Abb. 3).

Die primäre Ursache der Depression könnte aufgrund dieser Tatsachen auch –
entgegen der klassischen Hypothese – ein Transmitterüberschuß (oder eine Rezeptorenüberempfindlichkeit) sein, der bzw. dessen Effekt auf die postsynaptische
Membran durch chronische Zufuhr der Antidepressiva korrigiert wird.

Im Gegensatz zur antidepressiven Wirkung tritt die antriebssteigernde und/oder
anxiolytische Wirkung im allgemeinen (wahrscheinliche Ausnahme: *Nomifensin*)
sofort ein, daher bei Behandlungsbeginn erhöhte Suizidgefahr!

Die Beteiligung der anticholinergen Wirkungskomponente an der antidepressiven Wirkung ist umstritten, im allgemeinen wird sie als notwendig erachtet.

### Unterschiede zwischen den einzelnen Präparaten

*Sekundäre Amine* (z. B. *Desipramin, Nortriptylin, Protriptylin*) hemmen vorwiegend die NA-Rückaufnahme und wirken vorwiegend psychomotorisch aktivierend;
*tertiäre Amine* (z. B. *Imipramin, Clomipramin, Amitriptylin*) hemmen vorwiegend die
5-HT-Rückaufnahme und wirken vorwiegend stimmungsaufhellend und/oder sedierend sowie anxiolytisch[1]. Im übrigen gibt es auch einige  andersartig konfigurierte
Verbindungen, die spezifisch entweder die NA-Rückaufnahme (z. B. *Maprotilin,
Nisoxetin, Tandamin*) oder die 5-HT-Rückaufnahme (z. B. *Fluvoxamin, Zimelidin,
Trazodon, Fluoxetin, Pirandamin*) hemmen.

Vom klinischen Standpunkt unterscheidet man im wesentlichen drei Untergruppen, für die *Amitriptylin, Imipramin* und *Desipramin* als Prototypen gelten können:
Amitriptylingruppe depressionslösend, anxiolytisch und psychomotorisch dämpfend; Imipramingruppe depressionslösend und psychomotorisch leicht aktivierend;
Desipramingruppe depressionslösend, antriebssteigernd und psychomotorisch stark
aktivierend. Die MAOI wirken noch stärker aktivierend als die Präparate der
Desipramingruppe.

---

[1]  Daher Annahme, daß NA für Antrieb und Motivation, 5-HT hingegen für Stimmung verantwortlich ist.

*Iprindol, Mianserin* und mehrere andere Antidepressiva (z. B. *Alprazolam, Nomi-fensin, Viloxazin*) nehmen insofern eine Ausnahmestellung ein, als sie weder die NA-oder 5-HT-Rückaufnahme hemmen, noch MAOI sind. Ihre antidepressive Wirkung läßt sich daher nicht ohne weiteres mit der Aminhypothese der Depression in Einklang bringen. Verschiedene Hypothesen über den Wirkungsmechanismus dieser Substanzen, z. B. auch Annahme, daß Mianserin die NA-Synthese im ZNS stimuliert, und Iprindol die Überempfindlichkeit zentraler NA-Rezeptoren reduziert.

Antidepressiva mit relativ geringer anticholinerger Wirkungskomponente sind *Dibenzepin, Dimetacrin, Noxiptilin, Lofepramin, Mianserin, Nomifensin* und *Trazo-don.* Derartige Substanzen sollten auch weniger toxisch sein als die „typischen" trizyklischen Antidepressiva.

Bei einzelnen Antidepressiva sind außerdem andere oder andersartige Wirkungskomponenten nachweisbar. So zeigen z. B. *Mianserin* und *Trazodon* keinen Reserpin-Antagonismus und keine Amphetamin-Potenzierung, wohl aber 5-HT-antagonistische und $\alpha$-adrenolytische Wirkungen; *Nomifensin* wirkt DA-agonistisch und steigert die Spontanaktivität.

### Indikationen

Hauptindikation sind depressive Syndrome (vorwiegend allerdings „endogene"
   Depressionen), und zwar
*Amitriptylin* und verwandte Substanzen bei ängstlich oder agitiert depressiven
   Syndromen;
*Imipramin* und verwandte Substanzen bei depressiver Verstimmung;
*Desipramin* und verwandte Substanzen (gegebenenfalls auch MAOI) bei gehemmt
   depressiven Syndromen.

Weitere Indikationen:
Antidepressiva dieser Gruppe sind gelegentlich auch bei Enuresis nocturna und bei bestimmten Schmerzzuständen verwendet worden; sie sind auch bei verschiedenen Symptomen indiziert, die Ausdruck einer larvierten Depression sind.


## 2.7.4 Lithiumsalze


Li$^+$, ein Alkalimetall, wird als Lithiumkarbonat, -azetat oder -sulfat verwendet, und zwar
   1. zur *Behandlung* manischer und hypomanischer Zustände[1], wobei die Wirkung ein bis zwei Wochen nach Behandlungsbeginn einsetzt (Neuroleptika wirken sofort, weswegen zur initialen Therapie der erwähnten Zustände Li$^+$ meist mit einem Neuroleptikum, z. B. Haloperidol, kombiniert wird);
   2. zur *Prophylaxe* der uni- oder bipolaren Depression und der schizo-affektiven Psychose (wobei die Entwicklung der prophylaktischen Li$^+$-Wirkung etwa ein halbes Jahr benötigt).

---

[1]  Manische oder hypomanische Zustände können isoliert (selten) oder alternierend mit depressiven Phasen auftreten (bipolare Depression).

Verschiedene andere Indikationen sind beschrieben worden, so z. B. bestimmte Formen der Alkoholkrankheit, psychotische prämenstruelle Spannungszustände, aggressive Verhaltensweisen u. a.

Hauptvorteile von $Li^+$: Billige und wirksame Prophylaxe bzw. Therapie uni- und bipolarer Depressionen sowie der Manie.

Der notwendige $Li^+$-Blutspiegel liegt bei 0,6–1,2 mval/l. $Li^+$ hat eine geringe therapeutische Breite. Nebenwirkungen sind relativ häufig:

- gastrointestinale Symptome (Nausea, Erbrechen, Diarrhöen, abdominelle Schmerzen),
- neuromuskuläre Symptome (feinschlägiger Tremor, Muskelschwäche),
- endokrine Symptome (Hypothyreose, Myxödem),
- zentrale Symptome (Müdigkeit, Schläfrigkeit, Schwindel, Sprachstörungen),
- Störungen des Wasser- und Elektrolythaushaltes (Polyurie, Polydipsie, Ödeme),
- Gewichtszunahme.

Einige dieser Nebenwirkungen (Nausea, feinschlägiger Tremor, Polyurie und Polydipsie) sind nur bei Behandlungsbeginn vorhanden, andere (insbesondere grobschlägiger Tremor, Erbrechen und Durchfälle, Muskelschwäche, Schwindel und Sprachstörungen) treten bei zu hohem Li-Blutspiegel auf und weisen auf eine drohende Vergiftung hin.

Wechselwirkungen mit anderen Substanzen: Verstärkung der Wirkung peripherer Muskelrelaxantien; Reduktion der $Na^+$-Zufuhr, sowie einige Medikamente (insbesondere Phenylbutazon und Indometacin) erhöhen $Li^+$-Blutspiegel; Diuretika können Erhöhung oder Erniedrigung des $Li^+$-Blutspiegels bewirken (abhängig von der Art des Diuretikums); bei gleichzeitiger Verabreichung von Neuroleptika wurden Verstärkung des Tremors und der Rigidität, vereinzelt auch Encephalopathien beobachtet.

Innerhalb der Gruppe der Psychopharmaka ist für Lithiumsalze eine teratogene Wirkung – insbesondere kardiovaskuläre Mißbildungen – am wahrscheinlichsten; daher keine Lithiummedikation während des ersten Trimenons der Schwangerschaft bzw. gegebenenfalls Empfehlung zur Schwangerschaftsverhütung bei notwendiger Lithiummedikation. Im übrigen ist während der Schwangerschaft und unmittelbar danach die renale Lithiumausscheidung verändert.

Im Unterschied zu vielen Psychopharmaka hat $Li^+$ keinen Einfluß auf den Intellekt, auf das Verhalten und auf den emotionalen Zustand der Patienten.

Die Aminhypothese postuliert bei der Manie einen Überschuß von NA und/ oder 5-HT (vielleicht auch von DA) oder eine Rezeptorenüberempfindlichkeit gegenüber diesen Transmittersubstanzen an nicht näher definierten Synapsen des ZNS, also gewissermaßen das „Gegenteil" von den bei Depressionen postulierten Dysfunktionen. Der Wirkungsmechanismus von $Li^+$ ist außerordentlich umstritten; diskutiert werden u. a.:

- Interferenz mit $Na^+$ (vielleicht auch anderen Kationen) an zellulären Bindungsstellen, wodurch die Membranionenströme und das Membranpotential beeinflußt und dadurch vielleicht auch eine vorliegende Rezeptorenüber- oder -unterempfindlichkeit korrigiert werden könnten;
- Interferenz mit Synthese, Freisetzung usw. verschiedener Transmittersubstanzen (NA, DA, 5-HT, ACh, GABA, Glutaminsäure u. a.).;

– Hemmung der Adenylcyclase und dadurch Reduktion von cAMP (vermutlich auch für die endokrinen Nebenwirkungen verantwortlich).

Neuroleptika könnten bei der Manie infolge der DA-Rezeptorenblockade wirksam sein; Physostigmin wirkt bei der Manie günstig (und verschlechtert Depressionen), hat aber nur experimentelle Bedeutung. Auch *Clonidin* (ev. in Kombination mit Li-Salzen) wurde zur Behandlung der Manie empfohlen (möglicher Wirkungsmechanismus: Korrektur der bei der Manie postulierten adrenergen Hyperaktivität durch Erregung der $\alpha_2$-Rezeptoren).

## Präparate

*MAO-Inhibitoren*

 *Tranylcypromin:* Jatrosom®-Dragees (13,7 mg Tranylcyprominsulfat + 1,18 mg Trifluoperazindihydrochlorid)

*Trizyklische, tetrazyklische und andere Antidepressiva*

 *Amitriptylingruppe*

  *Amitriptylin:* Saroten®-Dragees 10 mg und 25 mg, -Amp. (25 mg)
  *Doxepin:* Sinequan® 10 mg, 25 mg, 50 mg und 100-mg-Kapseln
  *Trazodon:* Trittico®-Kapseln 25 mg, 50 mg und 100 mg, -Amp. 50 mg

 *Imipramingruppe*

  *Imipramin:* Tofranil®-Dragees 10 mg und 25 mg
  *Clomipramin:* Anafranil® 10 mg (und 25 mg) -Dragees, -Amp. (25 mg)
  *Melitracen:* Dixeran® 10 mg (und 25 mg) -Dragees
  *Dimetacrin:* Istonil®-Dragees 25, 50 und 100 mg, -Amp. (25 mg)
  *Dibenzepin:* Noveril®-Dragees 80 mg, Noveril® 240 Tabl., -Amp. 40 mg/ 2 ml
  *Maprotilin:* Ludiomil® 10 mg (25 mg, 50 mg und 75 mg)-Filmtabl., -Amp. (25 mg)
  *Lofepramin:* Gamonil® 35 mg (und 70 mg)-Filmtabl.
  *Mianserin:* Tolvon® 10 mg (und 30 mg)-Filmtabl.
  *Fluvoxamin:* Myroxim® 50 mg-Filmtabl.

 *Desipramingruppe*

  *Desipramin:* Pertofran®-Dragees (25 mg)
  *Nortriptylin:* Nortrilen®-Dragees 10 mg und 25 mg, -Amp. 1 % (10 mg)
  *Nomifensin:* Alival® 25 mg (und 50 mg)-Kapseln
  *Viloxazin:* Vivarint® 50 mg-Filmtabl.

*Lithium*

  *Lithiumazetat:* Quilonorm®-Tabl. (536 mg)
  *Lithiumkarbonat:* Quilonorm Retard®-Tabl. (450 mg).

*Literatur*

Benkert, O.: Der Umgang mit Antidepressiva in der Praxis. Arzneiverordnung in der Praxis 6/1979, p. 35–41.

Benkert, O.: Biochemische Grundlagen der Depression. Klin. Wschr. *57*, 651–660 (1979).

Bopp, B., Biel, J. H.: Antidepressant drugs. Life Sci. *14*, 415–423 (1974).

Fieve, R. R.: The clinical effects of lithium treatment. Trends in Neurosci. *2*, 66–68 (1979).

Garver, D. L., Davis, J. M.: Biogenic amine hypotheses of affective disorders. Life Sci. *24*, 383–394 (1979).

Hollister, L. E.: Tricyclic Antidepressants. New Engl. J. Med. *299*, 1106–1109, 1168–1172 (1978).

Spencer, P. S. J.: Review of the pharmacology of existing antidepressants. Brit. J. clin. Pharmac. *4*, 57–68 (1977).

# 2.8 Psychostimulantien

**Synonyma:** Psychotonika, Psychoanaleptika; für Amphetamin und verwandte Substanzen auch: Weckamine, Appetitzügler oder Anorektika.

## Vorbemerkungen

Es gibt zwei Arzneimittelgruppen mit zentral erregender Wirkung: die zentralen Analeptika und die Psychostimulantien; der wesentliche Unterschied zwischen beiden scheint darin zu bestehen, daß bei den zentralen Analeptika (s. S. 132) die konvulsive Wirkungskomponente stärker ausgeprägt ist. Beide Arzneimittelgruppen haben eine erheblich geringere praktische Bedeutung als andere Arzneimittelgruppen mit zentraler Wirkung.

Coffein und die amphetaminähnlichen Substanzen haben eigentlich nur eine zentral erregende Wirkungskomponente gemeinsam. In beiden Fällen kommt es zu einer Erregung des aszendierenden retikulären Systems, die sich in einer im EEG und am Verhalten nachweisbaren Weckreaktion[1] manifestiert, jedoch liegen Angriffspunkte in unterschiedlichen Bereichen des aszendierenden retikulären Systems vor. Ein bedeutender Unterschied besteht darin, daß amphetaminähnliche Substanzen, nicht aber Coffein, ein hohes Abhängigkeitspotential aufweisen und gesetzlich als „Suchtgifte" gelten (s. S. 180).

## Chemie und Einteilung

*Formelübersicht Psychostimulantien*

Coffein

---
[1] Siehe Fußnote S. 41.

*Formelübersicht Psychostimulantien* (Fortsetzung)

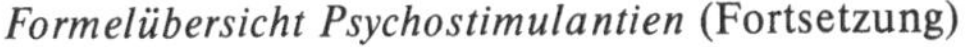

|                | $R_1$ | $R_2$ | $R_3$ | $R_4$ | $R_5$ |
|----------------|-------|-------|-------|-------|-------|
| Amphetamin     | $=H_2$ | $-H$ | $-H$ | $-H$ | $-H$ |
| Methamphetamin | $=H_2$ | $-H$ | $-CH_3$ | $-H$ | $-H$ |
| Fenfluramin    | $=H_2$ | $-H$ | $-C_2H_5$ | $-H$ | $-CF_3$ |
| Phentermin     | $=H_2$ | $-CH_3$ | $-H$ | $-H$ | $-H$ |
| Amfepramon     | $=O$  | $-H$ | $-C_2H_5$ | $-C_2H_5$ | $-H$ |
| Fenetylin      | $=H_2$ | $-H$ | $-CH_2-CH_2-$Theophyllin | $-H$ | $-H$ |
| Cathinon       | $=O$  | $-H$ | $-H$ | $-H$ | $-H$ |

Methylphenidat    Phenmetrazin    Pemolin

1   Coffein (1,3,7-Trimethylxanthin)
2   „Weckamine", Phenyläthylaminderivate
2.1   mit offener Seitenkette, z. B. Amphetamin und Methamphetamin
2.2   bizyklische Verbindungen, z. B. Phenmetrazin

# 2.8.1 Coffein

Die drei Methylxanthine Coffein, Theobromin und Theophyllin kommen in der Natur in Pflanzen vor, die weltweit für die Zubereitung verschiedener Getränke verwendet werden:

Kaffee: Samen von Coffea arabica (Brasilien, Kolumbien, Mittelamerika, arabische Länder, Indonesien) mit ca. 1,25% Coffein und anderen Inhaltsstoffen (Chlorogensäure, aromatische Öle u. a.)

Tee: Blätter von Thea sinensis (China, Japan, Ceylon, Argentinien) mit 2,5% Coffein und kleinen Mengen Theophyllin

Kakao: Samen von Theobroma cacao (Mittelamerika und Mexiko) mit 3% Theobromin (Fett in den Schalen als Oleum Cacao[1] offizinell!)

Mate: Blätter von Ilex paraguayensis (Südamerika) mit 1,5% Coffein

Kola: Samen (Nuß) von Cola nitida (tropisches Afrika) mit 1,5% Coffein und kleinen Mengen Theobromin

Guarana: Pasta aus den Samen von Paullinia cupana (Venezuela und Brasilien) mit 5% Coffein.

Als Getränk zubereitet, enthält eine Tasse Kaffee oder Tee etwa 0,1 g Coffein.

Die drei Methylxanthine besitzen ein qualitativ gleichartiges Wirkungsspektrum, jedoch bestehen quantitative Unterschiede; bei Coffein steht die zentrale Wirkung im Vordergrund.

---

[1]   Verwendung als Suppositorienmasse.

## Wirkungsspektrum von Coffein

### Komplexe pharmakologische Wirkungen

Vielfältige und komplexe Verhaltensänderungen; im wesentlichen: Antriebssteigerung, Unterdrückung des Müdigkeitsgefühles („Entmüdung") und des Schlafbedürfnisses; Anhebung der Stimmung; Steigerung der assoziativen Kombinationsfähigkeit und Herabsetzung der Reaktionszeit.

Erhöhung der Leistungsfähigkeit und der Leistungsgeschwindigkeit mit im allgemeinen verringerter Fehlerquote (vor allem bei gut eingelernten, weniger bei erst kürzlich neu erworbenen Fähigkeiten). Die Wirkung auf die Leistung ist mehrphasisch: in einer kurzen Vorphase und im Anschluß an die typische Wirkung ist häufig eine verringerte Aktivität nachweisbar.

Wichtig ist, abgesehen von der Dosis, auch Ausgangslage und Alter (stärkere Wirkung bei Ermüdung und bei älteren Menschen). Bei Dosissteigerung zunächst „neurasthenische", dann psychotische Zustandsbilder und schließlich Krampfanfälle.

### Pharmakologische Einzelwirkungen

Erregung des Atemzentrums (Zunahme von Atemfrequenz und -tiefe), des Vasomotoren- und Vaguszentrums
EEG: Weckreaktion
Periphere Arteriolenerweiterung (Blutdruck wegen zusätzlicher Erregung des Vasomotorenzentrums meist unverändert), Koronargefäßerweiterung
Herz: positiv chronotrope (wegen zusätzlicher Erregung des Vaguszentrums Herzfrequenz meist unverändert) und positiv inotrope Wirkung, eventuell Arrhythmien
Erschlaffende Wirkung auf die glatte Muskulatur und kontraktionsfördernde Wirkung auf die quergestreifte Muskulatur
Diuretische Wirkung
Steigerung der Magensekretion

### Molekularbiologische Wirkungen

Blockade der Adenosin-Rezeptoren (vielleicht verantwortlich für zentral stimulierende Wirkungskomponenten der Methylxanthine)
Hemmung der Phosphodiesterase und dadurch vermehrtes cAMP; viele, aber nicht alle Coffeinwirkungen können dadurch erklärt werden.

### Wechselwirkungen mit anderen Substanzen

Coffein antagonisiert die Wirkung verschiedener zentral dämpfend wirkender Substanzen, jedoch nicht spezifisch; geringe therapeutische Bedeutung
Beliebte Kombination: Coffein + Ergotamin bei Migräne (möglicherweise fördert Coffein die Ergotaminresorption)

### Nebenwirkungen

besonders nach höheren Dosen (> 8,0 bis 10,0): Unruhe, Tremor, Tachykardie und Extrasystolen; Schlaflosigkeit

## Indikationen

Während von den Methylxanthinen Theophyllin relativ viel verwendet wird (als Spasmolytikum und, meist in Kombination mit herzwirksamen Glykosiden, bei Herzinsuffizienz), ist die therapeutische Bedeutung von Coffein (und auch von Theobromin) gering. Es wird bei Migräne in Kombination mit Ergotamin verabreicht und ist im übrigen in analgetischen Mischpulvern (meist zusammen mit einem Barbiturat und einem Analgetikum-Antipyretikum) enthalten. Die üblichen Dosen liegen im Dezigrammbereich, die therapeutische Breite ist groß (letale Dosen im Bereich von 10 g).

## 2.8.2 „Weckamine"

Auch amphetaminartig wirksame Phenyläthylaminderivate kommen in der Natur in Pflanzen vor: *Cathinon* ($\alpha$-Aminopropiophenon) in Kath = Droge aus den Blättern von Catha edulis (Vorkommen: NO-Afrika und südliche arabische Halbinsel, in einigen dieser Gegenden wegen des zentral stimulierenden Effektes gekaut); die altchinesische Droge Ma Huang (verschiedene Arten der Gattung Ephedra) enthält Ephedrin und verwandte Substanzen.

### Wirkungsspektrum der Weckamine (Prototyp: Amphetamin)

#### Komplexe pharmakologische Wirkungen

In vieler Beziehung ähnlich wie Coffein, jedoch wesentlich stärker ausgeprägt:

Zentrale Erregung mit Antriebssteigerung, Unterdrückung des Müdigkeitsgefühles und des Schlafbedürfnisses; Reduktion der Schlafdauer (insbesondere Verkürzung des REM-Schlafes)

Herabsetzung des Appetits (vermutlich durch Wirkung auf das im lateralen Hypothalamus lokalisierte Appetitzentrum[1])

Stimmungsanhebung, Euphorie; Steigerung des Selbstvertrauens und der Konzentrationsfähigkeit; gesteigertes Wohlbefinden

Aktivierung von Angst

Leistungssteigerung, nicht unbedingt verringerte Fehlerquote; Steigerung der motorischen Aktivität

Experimentell: stereotype Bewegungsabläufe, Hypermotilität, erhöhte „Gruppentoxizität"[2]

Abhängigkeitsrisiko!

#### Pharmakologische Einzelwirkungen

Erregung des Atem- und Vasomotorenzentrums, analeptische Wirkung

EEG: Weckreaktion

Analgetische Wirkung

Antikonvulsive Wirkung (bei Formen der Petit mol-Epilepsie)

---

Experimentelle Befunde: Appetitzentrum im lateralen Hypothalamus und Sättigungszentrum im ventromedialen Hypothalamus. Reizung des ersteren löst Nahrungsaufnahme, seine Zerstörung Anorexie aus; Reizung des letzteren löst Appetitlosigkeit, seine Zerstörung Hyperphagie bzw. Fettsucht aus.

2 An mehreren Mäusen in einem Käfig wirkt Amphetamin toxischer als an Einzeltieren; dieser Effekt kann durch Neuroleptika antagonisiert werden.

Peripher $\alpha$- und $\beta$-adrenerge Wirkungen wie Blutdruckanstieg (systolisch und diastolisch), Tachykardie (auch reflektorische Bradykardie), bronchodilatatorische Wirkung, Mydriasis (nur bei lokaler Applikation) usw.

### Molekularbiologische Wirkungen

Indirekt wirkendes Sympathomimetikum, d. h. Freisetzung und Hemmung der Rückaufnahme von NA, im ZNS auch von DA und 5-HT
vielleicht zusätzlich auch direkte Erregung der Rezeptoren
Bedeutung der Hemmwirkung auf die MAO umstritten

### Wechselwirkungen mit anderen Substanzen

Amphetamin antagonisiert die Wirkung verschiedener zentral dämpfend wirkender Substanzen, jedoch nicht spezifisch
Zentrale Amphetaminwirkung wird durch $\alpha$-Methyl-p-tyrosin (Hemmstoff der Tyrosinhydroxylase), nicht aber durch Reserpin aufgehoben
MAO-Inhibitoren und andere Antidepressiva verstärken die Amphetaminwirkung, Neuroleptika (DA-Antagonisten) schwächen sie ab oder heben sie auf.

### Nebenwirkungen

Zentrale Symptome wie Unruhe und Agitiertheit, Schlaflosigkeit, Anorexie und Tremor, sowie periphere vegetative Symptome wie Mundtrockenheit, Harnverhaltung, Herzarrhythmien usw.

Amphetamin kann, insbesondere bei höherer Dosierung bzw. chronischer Verabreichung, zu psychotischen Syndromen führen (vgl. S. 78).

### Weitere Hinweise zur Wirkung

Die zentrale Symptomatik der Amphetaminwirkung scheint in erster Linie der Interferenz von Amphetamin mit DA zuzuschreiben zu sein:
Amphetamin ist eine dopaminerge Substanz, da es im ZNS DA (und zwar insbesondere frisch synthetisiertes DA – Unterschied gegenüber der Reserpinwirkung!) freisetzt und dessen Rückaufnahme hemmt.
Die experimentell beobachtbaren stereotypen Bewegungsabläufe dürften durch die dopaminerge Wirkung im nigrostriatalen System, die Hypermotilität und die psychotomimetische Wirkung durch die dopaminerge Wirkung im mesolimbischen System bedingt sein, vgl. auch S. 4 und Tab. 3.


### Unterschiede zwischen den einzelnen Präparaten

Allen Sympathomimetika mit fehlenden OH-Gruppen am Ring (im wesentlichen Ephedrin, Amphetamin und andere in der Formelübersicht angeführte Substanzen) ist gemeinsam:
1 – sie wirken (vorwiegend oder ausschließlich) indirekt sympathomimetisch und
2 – sie sind gut lipidlöslich und dringen daher (etwa im Unterschied zu den Katecholaminen) in das ZNS ein.

Von den genannten Substanzen hat *Ephedrin* die schwächste zentrale Wirkung; Ephedrin ist auch nicht als Suchtgift deklariert, wird aber trotzdem gelegentlich mißbräuchlich verwendet.

*Dexamphetamin* (D-Amphetamin) ist zentral etwa 3 bis 4mal wirksamer als die L-Form; *Methamphetamin* ist wirksamer als Amphetamin.

Nach ihrem Wirkungsmechanismus auf dopaminerge Synapsen lassen sich innerhalb der Gruppe der Weckamine offenbar zwei Untergruppen unterscheiden: eine Untergruppe − Prototyp: *Amphetamin* − die vorwiegend eine DA-Freisetzung bewirkt, und eine andere − Prototyp: *Methylphenidat* − die vorwiegend die DA-Rückaufnahme hemmt.

Die zentral stimulierende Wirkung dürfte bei den vorwiegend als Anorektika verwendeten Substanzen unterschiedlich ausgeprägt sein; so kann z. B. *Fenfluramin* wohl als Appetitzügler, aber kaum als Psychostimulans bezeichnet werden, da es zentral eher dämpfend wirkt[1].

## Indikationen

Praktisch alle Indikationen der Weckamine sind wegen des Abhängigkeitspotentials dieser Präparate umstritten! Die Verabreichung sollte, wenn überhaupt, spätestens am frühen Vormittag erfolgen.

Als theoretisch mögliche Indikationen gelten:
Übergewicht (wegen der appetithemmenden Wirkung)
Narkolepsie[2]
das sogenannte hyperkinetische Syndrom bei Kindern[3]
Erschöpfungszustände, z. B. in der Rekonvaleszenz
bestimmte Formen der Epilepsie (wegen der antikonvulsiven Wirkung)
Parkinson-Syndrom (wegen der dopaminergen Wirkung)
nicht indiziert, aber trotzdem verwendet zur Steigerung sportlicher Leistungen (Doping)[4].

## Präparate

*Coffein* ist als Coffeinum-Natrium benzoicum und Coffeinum-Natrium salicylicum offizinell und kommt in diesen Formen auch als Tabletten (meist zu 0,2) in den Handel.

---

[1]  Nach der österreichischen Suchtgiftverordnung gelten nur *Amphetamin, Dexamphetamin, Fenetylin, Methamphetamin, Methylphenidat* und *Phenmetrazin* als Suchtgifte (angeführt im Anhang IV).

[2]  Mehrmals täglich auftretendes, anfallsweises Einschlafen mit kurzer Schlafdauer, idiopathisch oder symptomatisch (z. B. postenzephalitisch).

[3]  Synonym: minimale zerebrale Dysfunktion; Symptomenkomplex mit Hyperaktivität, leichter Ablenkbarkeit, Konzentrationsunfähigkeit, Lernschwierigkeiten, Impulsivität, Verhaltensstörungen usw. Umstritten, ob man die günstige Amphetaminwirkung bei diesem Syndrom als „paradox" bezeichnen sollte (Werry, J. S.: Medication for hyperkinetic children. Drugs *11,* 81−89 (1976).

[4]  Doping-Substanzen, die auf der Verbotsliste der Sportverbände stehen, sind neben den Weckaminen auch zentrale Analeptika, Opiate und vor allem anabole Hormone. Andere, schwer nachweisbare Maßnahmen zur Leistungssteigerung sind: Eigenbluttransfusionen (Erhöhung der $O_2$-Transportkapazität des Blutes), Cocarboxylase (Laktat-Pyruvatabbau), aber auch $\beta$-Blocker und andere Substanzen.

*Fenfluramin:* Ponderax®-Dragees (20 mg)
*Phentermin:* Mirapront®-Kapseln (15 mg); Adipex Retard®-Kapseln (15 mg)
*Amfepramon:* Regenon®-Kapseln (25 mg)
*Fenetylin:* Captagon®-Tabl. (50 mg)
Die übliche Einzeldosis von Amphetamin oder Methamphetamin beträgt etwa
5 mg.

*Literatur*

Moore, K. E.: The actions of amphetamine on neurotransmitters: a brief review. Biol. Psychiat.
    *12*, 451–462 (1977).
Ross, S. B.: The central stimulatory action of inhibitors of the dopamine uptake. Life Sci. *24*,
    159–168 (1979).
Selbach, H.: Coffein, vegetative Regulationen und Zentralnervensystem. In: Coffein und
    andere Methylxanthine (Heim, F., Ammon, H. P. T., Hrsg.). Stuttgart-New York:
    F. K. Schattauer. 1969.

# 2.9  Halluzinogene

**Synonyma:** Psychodysleptika, Psycholytika, Psychodelika, Phantastika, Drogen[1]
u. a. Diese Bezeichnungen sind nur zum Teil echte Synonyma, häufig werden sie für
die Bezeichnung bestimmter Untergruppen der Halluzinogene verwendet. Nachfolgend werden die Halluzinogene in drei Gruppen unterteilt, nämlich: Psychotomimetika, Delirantien und andere Halluzinogene.

## 2.9.1  Psychotomimetika

### Vorbemerkungen

Die gemeinsame Eigenschaft der Psychotomimetika besteht darin, daß Halluzinationen im Vordergrund ihrer Wirkung stehen.
Psychotomimetika – insbesondere LSD und Psilocybin – sind nur vereinzelt
therapeutisch verwendet worden, und zwar im Rahmen einer Psychotherapie und im
Terminalstadium maligner Erkrankungen (in diesen Fällen auch in Kombination
mit Heroin). Im übrigen sind Psychotomimetika von Interesse (a) als Substanzen zur
Auslösung von „Modellpsychosen", (b) wegen ihrer mißbräuchlichen Verwendung
und (c) für die experimentelle Forschung.

---

[1]  Die Bezeichnung „Drogen" wird fälschlich entweder für Psychotomimetika, für alle Hallu-
    zinogene, für Opiate, für alle Abhängigkeit erzeugende Substanzen oder überhaupt für alle
    Medikamente (offenbar unter dem Einfluß des angloamerikanischen Sprachgebrauches
    „drug" = Droge, Medikament) verwendet, und ist somit heute bedeutungslos. Ursprüng-
    lich und in der pharmazeutischen Literatur auch heute noch werden als Drogen Arznei-
    pflanzen, Teile oder Zubereitungen von diesen bezeichnet.

*Formelübersicht Psychotomimetika*

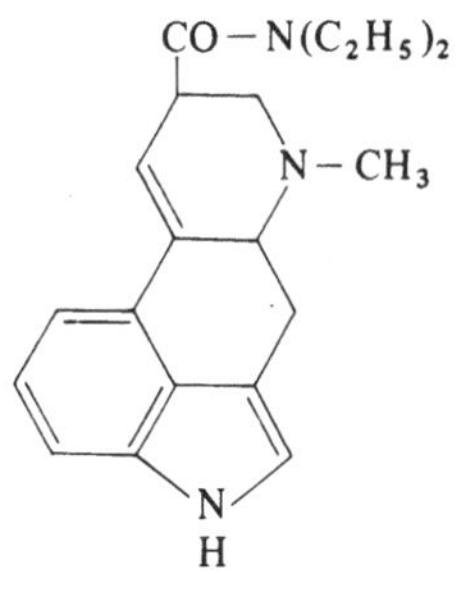

Lysergid

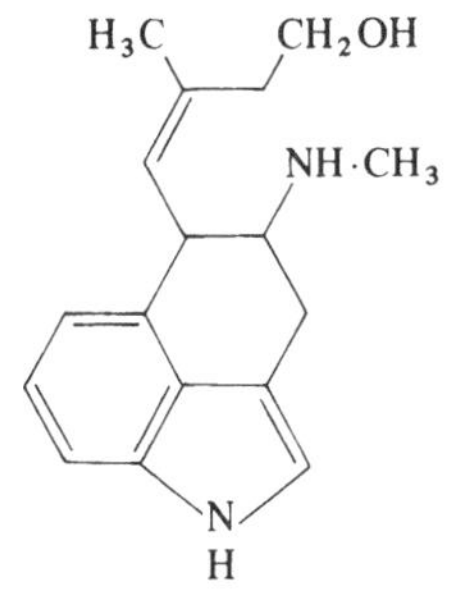

Chanoclavin

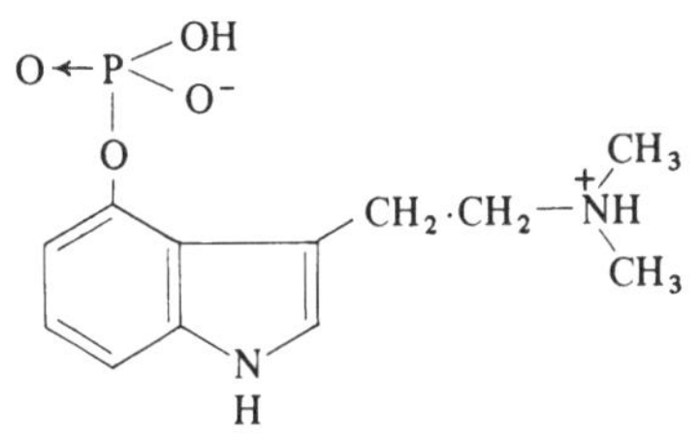

Psilocybin

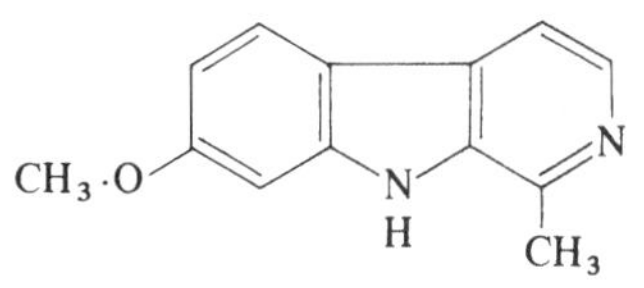

Harmin

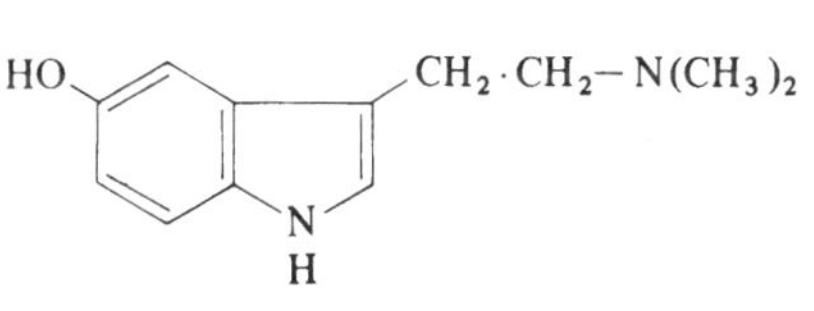

Bufotenin

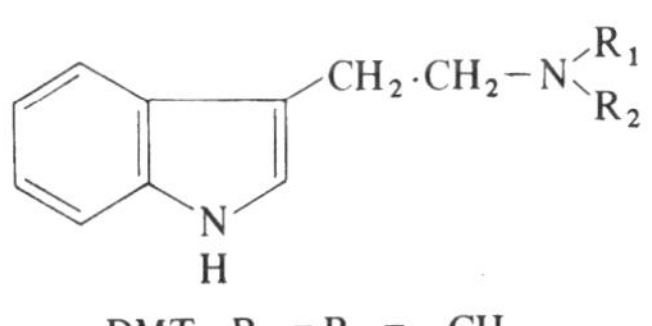

DMT $R_1 = R_2 = -CH_3$
DET $R_1 = R_2 = -C_2H_5$

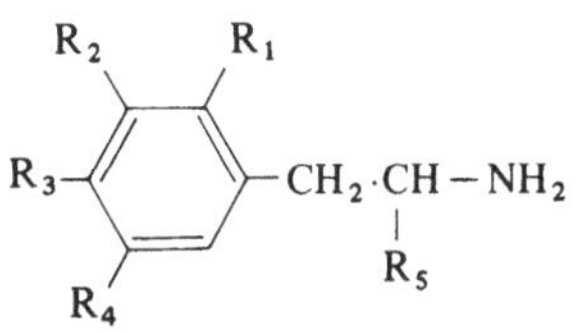

|  | $R_1$ | $R_2$ | $R_3$ | $R_4$ | $R_5$ |
|---|---|---|---|---|---|
| Mescalin | $-H$ | $-O \cdot CH_3$ | $-O \cdot CH_3$ | $-O \cdot CH_3$ | $-H$ |
| DOM | $-O \cdot CH_3$ | $-H$ | $-CH_3$ | $-O \cdot CH_3$ | $-CH_3$ |
| 2,4,5-TMA | $-O \cdot CH_3$ | $-H$ | $-O \cdot CH_3$ | $-O \cdot CH_3$ | $-CH_3$ |
| 2,5-DMA | $-O \cdot CH_3$ | $-H$ | $-H$ | $-O \cdot CH_3$ | $-CH_3$ |

1 Methoxylierte und/oder N-alkylierte (meist N-methylierte) *Tryptaminderivate,* wobei die Äthylamin-Seitenkette − wie im Fall des LSD oder Harmin − in einen Ring eingebaut sein kann.
Beispiele: Lysergid (LSD, LSD-25, Lysergsäurediäthylamid) und verwandte Verbindungen; DMT (Dimethyltryptamin), DET (Diäthyltryptamin), Bufotenin (Dimethyl-5-hydroxytryptamin), Psilocybin (Dimethyl-4-phosphoryloxytryptamin), Ibogain, Harmin, Chanoclavin u. a.

2  Methoxylierte und/oder N-methylierte *Phenyläthylaminderivate.*
   Beispiele: Meskalin (3,4,5-Trimethoxyphenyläthylamin), DMA (Dimethoxyamphetamin), TMA (Trimethoxyamphetamin), DOM (STP, Dimethoxymethylamphetamin), MDA (3,4-Methylen-dioxyamphetamin, „Love Pill") u. a.

Nicht alle, aber viele Psychotomimetika kommen in der Natur vor und wurden
zum Teil schon in ältesten Zeiten für rituelle Zwecke verwendet:

*Meskalin* im mexikanischen Kaktus Lophophora williamsii (in Mexiko als peyote
   oder peyotl, in den USA als mescal buttons bezeichnet); verschiedene andere
   mexikanische Kakteen (z. B. Coryphantha compacta, Mammillaria heyderii,
   Pelecyphora aselliformis u. a.) enthalten weitere halluzinogen wirksame Phenyl-
   äthylamine;

*Psilocybin* im Pilz Psilocybe mexicana und in anderen Psilocybe-Arten[1] (in Mexiko
   als teonanacatl bezeichnet);

*Bufotenin* in der Krötenhaut und in der Leguminose Piptadenia peregrina;

*Ibogain* im afrikanischen Strauch Taberanthe iboga;

*Harmin* (Synonyma: Banisterin, Telepathin) in Peganum harmala und Banistera
   caapi (yagé, caapi, ayahuasca in Südamerika);

*Chanoclavin* ist in Claviceps purpurea eine Vorstufe der Mutterkornalkaloide, ist
   aber auch in der altmexikanischen Droge „Ololiuqui" (Rivea corymbosa) enthalten.

Hingegen ist *LSD* eine Zufallsentdeckung bei einem chemischen Syntheseversuch.


## Wirkungsspektrum der Psychotomimetika (Prototyp: LSD)

Die Gesamtheit der *komplexen pharmakologischen Wirkungen* und der *pharmakologischen Einzelwirkungen,* die nach Verabreichung von Psychotomimetika
auftreten, wird als „psychotomimetisches Syndrom" bezeichnet.

### Psychotomimetisches Syndrom[2]

„Somatische Wirkungen

Mydriasis, Tachykardie, Hypertonie, Hyperreflexe, Tachypnoe, erhöhter
Muskeltonus; gelegentlich Nausea, Erbrechen und Ataxie.

Wirkungen auf die Sensorik

Wahrnehmungsstörungen, die nach Verabreichung genügend hoher Dosen
zunächst zu einfachen, später zu komplexen Halluzinationen fortschreiten und
häufig mehr als eine Sinnesmodalität betreffen.

Psychische Wirkungen

Magisches und paranoides Denken, das sich aufgrund der Wahrnehmungsstörungen entwickelt, häufig mit anderen Elementen formaler Denkstörungen

---

[1]  Zumindest eine europäische Psilocybe-Art (P. semilanceolata) enthält ebenfalls Psilo-
     cybin.
[2]  Nach Brawley, P., Duffield, J. C.: The pharmacology of hallucinogens. Pharmacol.
     Rev. *24,* 31–66, 1972.

vergesellschaftet; affektive Veränderungen, außerordentlich persönlichkeits-
abhängig, verschiedene Formen von Depression bis zu extremer Erregung an-
nehmend."

## Molekularbiologische Wirkungen

LSD ist als Prototyp der Psychotomimetika die am besten untersuchte
Substanz. Wegen seiner chemischen Struktur – Lysergsäurederivat – war eine
Interferenz mit 5-HT an sich sehr wahrscheinlich[1]. Über folgende Befunde
herrscht weitgehende Übereinstimmung:
LSD (1) hemmt die 5-HT-Freisetzung aus präsynaptischen Endigungen,
    (2) blockiert exzitatorische 5-HT-Synapsen postsynaptisch und
    (3) erregt inhibitorische 5-HT-Synapsen ebenfalls postsynaptisch.

Als Folge der sub 2 genannten Wirkung kommt es zu einer Blockierung des
(serotoninergen) Raphesystems[2]. Umstritten ist, ob dadurch alle LSD-Wirkungen erklärt werden können, sehr wahrscheinlich existieren auch Interferenzen
mit anderen Transmittersystemen (z. B. Senkung der NA-, DA- und Histamin-
konzentration im Stammhirn).

Halluzinogen wirksame Tryptamin- und Phenyläthylaminderivate sind strukturell genügend ähnlich, um eine Affinität dieser Psychotomimetika zu einem
Rezeptor („halluzinogener Rezeptor") postulieren zu können.

## Wechselwirkungen mit anderen Substanzen

Zwischen den einzelnen Psychotomimetika besteht eine gekreuzte
Toleranz. Keine gekreuzte Toleranz besteht hingegen z. B. zwischen LSD und
Amphetamin!
Neuroleptisch wirksame Phenothiazin- und Butyrophenonderivate antagoni-
sieren die LSD-Wirkungen, Reserpin verstärkt sie.

## Nebenwirkungen

An sich sind die meisten Wirkungen des psychotomimetischen Syndroms als
Nebenwirkungen aufzufassen. Zusätzlich wichtig: LSD soll Chromosomen-
brüche auslösen können (daher in der Schwangerschaft „kontraindiziert").

## Weitere Hinweise zur Wirkung

Experimentelle elektrophysiologische Untersuchungen der zentralen Wirkung
von LSD und verwandten Substanzen haben zwar zu widersprüchliche Befunden
geführt, aber einheitlich gezeigt, daß es zu einer Veränderung optisch evozierter
Potentiale im Verlauf der optischen Bahn (Corpus geniculatum laterale, optischer
Kortex) kommt. Diese Veränderungen könnten ein Hinweis auf die unter LSD auftretenden optischen Halluzinationen sein.

---

[1]    Ein anderes Beispiel für eine Interferenz von einem Lysergsäurederivat mit 5-HT: Methy-
sergid, ein 5-HT-Antagonist, der bei Migräne verabreicht wird.

[2]    LSD soll das Raphesystem durch eine Blockierung der serotoninergen, exzitatorischen
Afferenzen vom Nucl. paragigantocellularis inaktivieren. Aus der Bedeutung des Raphesystems für den REM-Schlaf (s. S. 49) bzw. für Träume wurde eine Analogie zwischen diesen
und den durch Psychotomimetika induzierten Halluzinationen abgeleitet.

## Unterschiede zwischen den einzelnen Präparaten

Die Unterschiede sind im wesentlichen quantitativer Art. LSD ist die wirksamste Substanz: Schon Dosen um 0,02 mg sind beim Menschen eindeutig wirksam; andererseits liegen ähnlich wirksame Meskalindosen im Dezigrammbereich. Unterschiedliche Pharmakokinetik bedingt im übrigen (erhebliche) Unterschiede in der Wirkungsdauer.

Einige Psychotomimetika (z. B. DMA, MDA) nehmen — z. T. dosisabhängig — bezüglich ihrer Wirkungen eine Mittelstellung zwischen LSD und Amphetamin ein.


# 2.9.2 Delirantien

*Anticholinergika* (soweit sie in das ZNS einzudringen imstande sind) bewirken, allerdings meist erst in toxischen Dosen, einen deliranten Zustand, der mit Halluzinationen vergesellschaftet sein kann; andere zentrale Symptome („zentrales anticholinerges Syndrom") sind u. a. Erregung, Sprachstörungen, Gedächtnisstörungen bzw. Amnesie. Beispiele für zentral wirksame Anticholinergika sind: Atropin und Scopolamin, Antihistaminika, Antiparkinsonmittel und andere Substanzgruppen mit stark ausgeprägter anticholinerger Nebenwirkung (z. B. trizyklische Antidepressiva). Atropin und Scopolamin sind in verschiedenen Pflanzen (Solanaceen) enthalten, die zu verschiedenen Zeiten und aus verschiedenen Gründen zur Erzielung eines Rauschzustandes verwendet wurden (z. B. Alraune, Hexengetränke).

*Ditran,* ein synthetisches Anticholinergikum (Gemisch aus zwei Atropinabkömmlingen), verursacht einen 12 bis 24 Stunden lang anhaltenden deliranten Zustand, der mit einer weitgehenden Distanzierung von der Umwelt, einem ausgeprägten Schwächezustand und intensiven Halluzinationen einhergeht. Es besteht weitgehende Amnesie. Ditran wurde zur Behandlung von Depressionen verwendet und gilt, ebenso wie LSD und Psilocybin, als chemischer Kampfstoff („Psychokampfstoff").

Eine Sonderstellung nimmt *Phencyclidin* ein, das ebenfalls in diese Gruppe gehören dürfte, in der Veterinärmedizin als Narkotikum verwendet wird, chemisch strukturelle Ähnlichkeiten mit Ketamin (s. S. 44) aufweist und beim Menschen dosisabhängig einen tranceartigen Zustand oder eine Narkose, Analgesie und Amnesie auslöst. Mißbräuchliche Verwendung, z. B. in den USA unter dem Namen „angel dust" oder „angel mist". Phencyclidin erzeugt eine Schizophrenie-ähnliche Psychose (bei Schizophrenen bis zu einem Monat lang anhaltende Denk- und Verhaltensstörungen) und steht daher wirkungsmäßig den Psychotomimetika näher als den Delirantien.

Da über die cholinergen Systeme des ZNS viel weniger bekannt ist als über die monoaminergen, gibt es über den Wirkungsmechanismus der Delirantien bestenfalls Hypothesen. Es werden auch, z. B. für Phencyclidin, zusätzlich Wechselwirkungen mit Opiatrezeptoren angenommen: die halluzinogene Wirkung von Phencyclidin (und Ketamin) dürfte der Aktivierung eines spezifischen Rezeptors zuzuschreiben sein; dieser „Phencyclidin-Rezeptor" könnte mit einem der Opiatrezeptoren (dem $\sigma$-Rezeptor) assoziiert oder mit ihm identisch sein (Agonisten des $\sigma$-Rezeptors aus der Gruppe der Opiate, wie Cyclazocin, wirken ebenfalls halluzinogen und dysphorisch; vgl. auch S. 140).

Die zentrale Wirkung der Anticholinergika kann – ebenso wie die periphere – durch zentral wirksame Cholinesterasehemmkörper – Prototyp: Physostigmin (Synonym: Eserin) – antagonisiert werden.

## 2.9.3 Andere Halluzinogene

Im Rahmen von Vergiftungen, die mit einem organischen Psychosyndrom einhergehen, können zahlreiche Substanzen Halluzinationen auslösen. Darüber hinaus gibt es viele Substanzen, die unter bestimmten Bedingungen halluzinogen wirken können[1]: Amantadin, Amphetamin, trizyklische Antidepressiva, Antihistaminika, Baclofen, Benzodiazepine, Benzatropin, NNR-Hormone, ACTH, Cycloserin, verschiedene Opiate (wie Dextromoramid, Propoxyphen), Digitalisglykoside, MAO-Hemmkörper, Levodopa, Methaqualon, Methyldopa, Metronidazol, Niridazol, Procain-Penicillin, Phenacetin, Piribedil, Procainamid, Propranolol, Salicylate und Trihexyphenidyl. Bei einigen dieser Substanzen (Antihistaminika, Benzatropin, Trihexyphenidyl) ist das Auftreten von Halluzinationen wohl die Folge ihrer anticholinergen Wirkungskomponente.

Interessant ist, daß Amphetamin und andere Weckamine trotz ihrer chemischen Ähnlichkeit mit den psychotomimetisch wirksamen Phenyläthylaminderivaten zumindest bei einmaliger Gabe (auch in hoher Dosis) nur sehr selten halluzinogen wirken.

Inhaltsstoffe von Amanita muscaria (Fliegenpilz), z. B. Muscimol und Ibotensäure (Isoxazolderivate) sowie einige, in bestimmten Teilen des Pazifiks vorkommende Fischarten (Ziegenfische und Meeräschen) haben schließlich ebenfalls eine psychotomimetische Wirkungskomponente.

*Literatur*

Brawley, P., Duffield, J. C.: The pharmacology of halluzinogens. Pharmacol. Rev. *24*, 31–66 (1972).

Pérez Cirera, R.: Plantas alucinogenas mexicanas. Acta physiol. latino americ. *16*, Suppl. 2, 219–233 (1966).

Vogel, W. H., Evans, B. D.: Structure-activity-relationships of certain hallucinogenic substances based on brain levels. Life Sci. *20*, 1629–1636 (1977).

Waser, P. G.: Pharmakologische Wirkungsspektren von Halluzinogenen. Bull. Schweiz. Akad. Wiss. *27*, 39–57 (1971).

---

[1] Manigand, G.: Accidents neurologiques des médicaments. Thérapie *37*, 113–141, 1982.

# 2.10 Antiepileptika

**Synonyma:** Antikonvulsiva (krampfhemmende Substanzen), können, aber müssen nicht unbedingt Antiepileptika sein.

## Vorbemerkungen

Epilepsie = Komplex von Symptomen, charakterisiert durch eine rekurrierende, paroxysmale (d. h. in Anfällen auftretende) Fehlfunktion des Gehirns, kurz und sich selbst limitierend, vergesellschaftet mit Bewußtseinsstörung, gegebenenfalls auch mit Krämpfen und vegetativen Störungen.

Einteilung der Epilepsieformen nach verschiedenen Gesichtspunkten, z. B.: genuin (idiopathisch) — symptomatisch oder altersabhängig — altersunabhängig.

International üblich ist die folgende Einteilung:

1    Primär generalisierte Epilepsien
1.1  Grand mal-Anfälle (tonisch-klonisch oder klonisch-tonisch-klonisch; ev. auch Unterteilung in diffuse sowie Schlaf- und Aufwach-Epilepsie)
1.2  Absencen (Synonym: einfaches petit mal; mit verschiedenen Unterformen)
1.3  Myoklone Epilepsien (mit einigen Unterformen, wichtig die sog. juvenile myoklonische Epilepsie [Syndrom: Impulsiv-petit mal])
2    Partielle Epilepsien (Synonym: Fokale Epilepsien), mit verschiedenen Unterformen, am wichtigsten Jackson-Anfälle und Temporallappenepilepsie (psychomotorische Anfälle)
3    Sekundär generalisierte Epilepsien (entwickeln sich aus primär partiellen Epilepsien; Unterformen: sekundär generalisierte grand mal-Anfälle; myoklonisch-astatische Epilepsien; Propulsiv-petit mal u. a.)
4    Nicht klassifizierte Epilepsieformen.

Wenn ein Anfall ohne Intervall in den nächsten übergeht, spricht man von einem Status epilepticus (Grand mal-Status oder Absencen-Status), der einer besonderen Behandlung bedarf.

Für das epileptische Geschehen sind folgende Phänomene von Bedeutung:
- der epileptische Fokus, von dem das Anfallsgeschehen seinen Ausgang nimmt, vermutlich von einer Gruppe von „epileptischen Neuronen" gebildet, die sich von normalen Neuronen durch Instabilität der Membran (wahrscheinlich anhaltend geringe Depolarisation, z. B. als Folge des Versagens der K-Na-Pumpe) auszeichnen; andere Mechanismen wie positive Rückkoppelung in Neuronenkreisen oder Unterdrückung von hemmenden Einflüssen mögen mitbeteiligt sein;
- die Ausbreitung und Fixierung des Anfallsgeschehens vom epileptischen Fokus auf andere, primär normal funktionierende Areale; daran dürften vorwiegend zwei Mechanismen beteiligt sein: die posttetanische Potenzierung (PTP) und das „Kindling". Posttetanische Potenzierung (Synonym: posttetanische Bahnung) = vorübergehend gesteigerte Erregbarkeit von Neuronen im Anschluß an eine

tetanische (d. h. hochfrequente) Reizung, vermutlich durch synaptische Mechanismen ausgelöst; „Kindling" = Auslösung von Krampfanfällen durch wiederholte, primär unwirksame Reizungen eines Hirnareals, schließlich Auftreten von Spontananfällen;
- Beeinflussung des Anfallsgeschehens durch verschiedene Projektionssysteme (z. B. aszendierendes retikuläres System).

Experimentelle Befunde deuten darauf hin, daß am Zustandekommen antikonvulsiver Wirkungen weder cholinerge, noch serotoninerge oder histaminerge, wohl aber GABA-erge und CA-erge (vorwiegend NA-erge) Transmittersysteme beteiligt sind. So setzt z. B. Reserpin die Krampfschwelle herab.

Die einzelnen Antiepileptika sind im allgemeinen nicht bei allen Epilepsieformen gleich gut wirksam, einige sind bei bestimmten Formen sogar kontraindiziert. Problematisch ist vor allem die Behandlung der meisten Formen der sekundär generalisierten Epilepsien: Schwierig zu behandeln sind das Propulsiv-petit mal und die myoklonisch-astatischen Epilepsien, fast keine Behandlungserfolge gibt es bei den progredient fortschreitenden heredofamiliären myoklonen Epilepsien. Eine „atypische", symptomatische Behandlung (mit ACTH und Kortikoiden) kommt beim Propulsiv-petit mal in Betracht.

Nach ihrer Indikation gelten
- als typische Grand mal-Mittel: *Phenobarbital, Phenytoin, Primidon* und *Carbamazepin;*
- als typische Petit mal-Mittel: *Ethosuximid* und *Valproinsäure.*
  Experimentell: Grand mal-Mittel hemmen vorwiegend Krampfausbreitung, Petit mal-Mittel erhöhen vorwiegend Krampfschwelle.

Da die Epilepsie eine chronische Krankheit ist, müssen Antiepileptika durch lange Zeit hindurch gegeben werden; die Nebenwirkungen der Antiepileptika sind aus diesem Grund von eminenter Bedeutung und werden daher nachfolgend ausführlich besprochen. Im günstigsten Fall kann unter der Therapie mit Antiepileptika Anfallsfreiheit bei völligem oder weitgehendem Fehlen von Nebenerscheinungen erreicht werden.

## Chemie und Einteilung

*Formelübersicht Antiepileptika*

*1. mit typischer Struktur*

*Barbiturate*

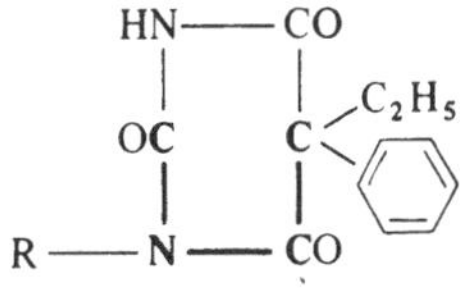

|  | R |
|---|---|
| Phenobarbital | $-H$ |
| Methylphenobarbital | $-CH_3$ |

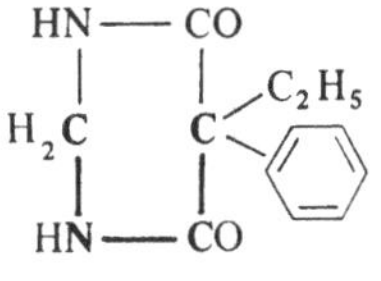

Primidon*

___
* Kein Barbiturat, aber strukturell sehr ähnlich.

*Hydantoine*

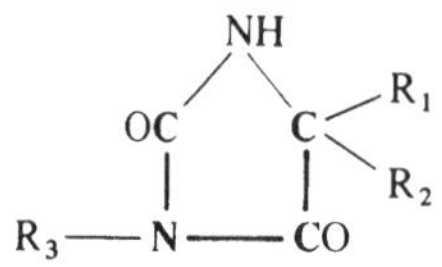

|  | $R_1$ | $R_2$ | $R_3$ |
|---|---|---|---|
| Phenytoin | 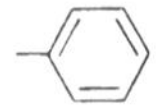 (Phenyl) | 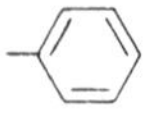 (Phenyl) | $-H$ |
| Mephenytoin | 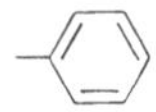 (Phenyl) | $-C_2H_5$ | $-CH_3$ |

*Oxazolidindione*

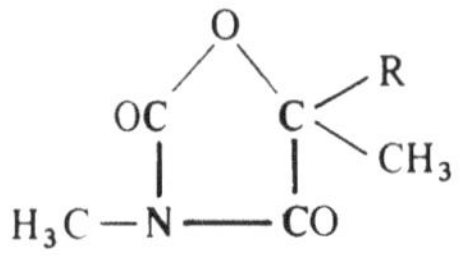

|  | R |
|---|---|
| Trimethadion | $-CH_3$ |
| Paramethadion | $-C_2H_5$ |

*Succinimide*

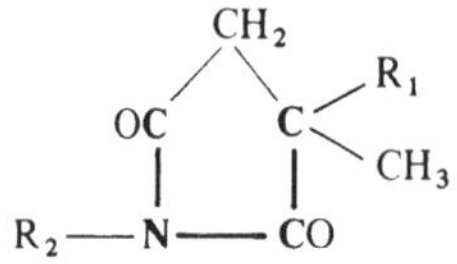

|  | $R_1$ | $R_2$ |
|---|---|---|
| Ethosuximid | $-C_2H_5$ | $-H$ |
| Mesuximid | 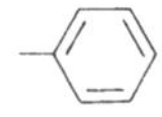 (Phenyl) | $-CH_3$ |

*Offene Kette*

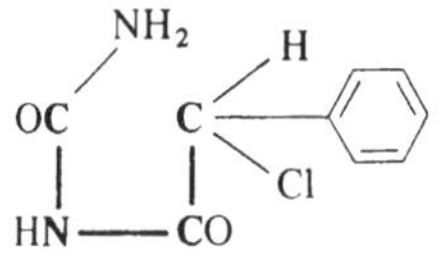

Chlorphenylacetylharnstoff

*2. mit atypischer Struktur*

*Benzodiazepine*
siehe Formelübersicht Tranquilizer

*Sulfonamide*

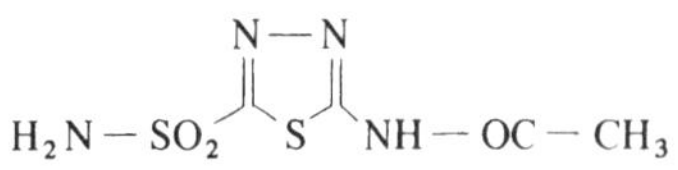

Acetazolamid

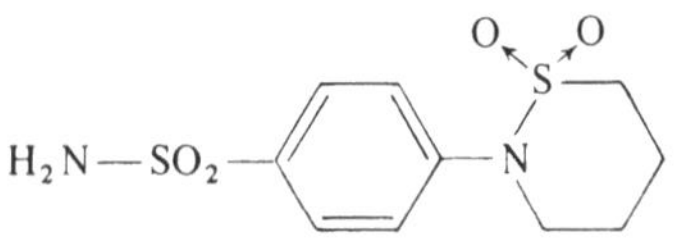

Sultiam

*Formelübersicht Antiepileptika* (Fortsetzung)

*Andere*

Carbamazepin

$$C_3H_7\!\!\diagdown\!\!CH\!-\!COONa$$
$$C_3H_7\!\!\diagup$$

Natrium Valproat

Abhängig vom Vorhandensein oder Fehlen einer typischen Struktur im Molekül (in der Formelübersicht entsprechend hervorgehoben) können Antiepileptika in zwei große Gruppen eingeteilt werden:

1     mit typischer Struktur

1.1   Barbiturate: Phenobarbital, Methylphenobarbital und Barbexacion

1.2   Dioxohexahydropyrimidinderivat: Primidon

1.3   Hydantoinderivate: Phenytoin und Mephenytoin

1.4   Oxazolidindione: Ethadion, Paramethadion und Trimethadion

1.5   Succinimide: Ethosuximid und Mesuximid

1.6   Offene Ketten: Chlorphenylacetylharnstoff und Beclamid

2     mit atypischer Struktur

2.1   Benzodiazepinderivate, insbesondere Diazepam und Clonazepam

2.2   Sulfonamide: Acetazolamid und Sultiam

2.3   Valproinsäure (Di-n-propylacetat)

2.4   Carbamazepin

Bromide gehören zu den ältesten Antiepileptika (1857 in die Therapie eingeführt). Bei dem zur Erzielung eines therapeutischen Effektes notwendigen hohen Blutspiegel (100–200 mg%) waren Nebenwirkungen (Bromismus) kaum vermeidbar; Bromide sind daher heute obsolet.

## Barbiturate

Wie bereits erwähnt, sind nur jene Barbiturate antiepileptisch wirksam, die an $C_5$ einen Phenylrest tragen.

Wirkungsmechanismus

Für die antikonvulsive Wirkung der Barbiturate ist vermutlich deren membranstabilisierende Wirkung verantwortlich. Die Hemmwirkung auf das aszendierende retikuläre System ist für die antiepileptische Wirkung nicht unbedingt vorteilhaft.

Über Wirkungen und Nebenwirkungen der Barbiturate s. S. 52.

Die bei chronischer Verabreichung in der für einen antiepileptischen Effekt notwendigen Dosierung auftretenden Nebenwirkungen sind Schläfrigkeit, eventuell auch Konzentrationsschwäche und Ataxie. Paradoxe Nebenwirkungen im Sinn von Erregungszuständen kommen vor. Wichtig auch (wegen Wechselwirkungen mit anderen Substanzen) die Enzyminduktion in der Leber (s. unten).

Unterschiede zwischen den Präparaten

Methylphenobarbital ist weniger wirksam als Phenobarbital, es wird im Organismus in letzteres umgewandelt (jedoch nicht unbedingt Ursache der Wirkung).

## Primidon

ist ein Phenobarbital, bei dem der Harnstoff-Sauerstoff durch 2 H ersetzt ist; etwa 10mal weniger wirksam als Phenobarbital. Primidon wird im Organismus in Phenobarbital und Phenyläthylmalonamid umgewandelt, die beide antikonvulsiv wirksam sind.

Nebenwirkungen

Ataxie, Nausea, Schläfrigkeit.

## Hydantoinderivate

### Wirkungsspektrum der Hydantoinderivate (Prototyp: Phenytoin)

#### Komplexe pharmakologische Wirkungen

Keine zentrale Dämpfung (die Entwicklung des *Phenytoin* (1938) erbrachte jedenfalls den Nachweis, daß eine zentrale Dämpfung keine Voraussetzung für eine antiepileptische Wirkung ist).

#### Pharmakologische Einzelwirkungen

Antikonvulsive Wirkung, u. zw. keine Wirkung auf Krampfentstehung, sondern Hemmung der Krampfausbreitung; bei Epilepsie vor allem bei Grand mal, aber auch bei den Formen der partiellen Epilepsien wirksam.
Erregende Wirkung auf die Kleinhirnrinde, vielleicht für die antikonvulsive Wirkung (mit)verantwortlich.
Alle anderen Wirkungen sind als Nebenwirkungen (s. u.) aufzufassen.

#### Molekularbiologische Wirkungen

Membranstabilisierung (wie Barbiturate), besonders bei niedrigem $Ca^{2+}$ Hemmung der posttetanischen Potenzierung

Aktivierung inhibitorischer Neurone
Aktivierung der $Na^+$-$K^+$-abhängigen Membran-ATPase, dadurch Förderung des $Na^+$-Austrittes aus den Zellen
Interferenz mit Glutaminsäure und/oder GABA.

Jede dieser Wirkungskomponenten könnte für die Wirksamkeit bei bestimmten Epilepsieformen (s. o.) verantwortlich sein.

#### Wechselwirkungen mit anderen Substanzen

Zahlreiche Wechselwirkungen mit anderen Substanzen (z. B. Chloramphenicol, Sulfonamide, Phenylbutazon, Dicumarol, Disulfiram), meist im Sinn einer Erhöhung des Phenytoinblutspiegels;

Ursachen der Wechselwirkungen meist
— entweder Kompetition um Metabolismus
— oder Verdrängung von Phenytoin aus der Plasmaproteinbindung.

## Nebenwirkungen

Zentralnervöse Symptome: Nystagmus, Ataxie, Tremor, Unruhe und Erregungs-
   zustände bzw. (nach höheren Dosen) Somnolenz; bei Überdosierung auch
   Hyperreflexie, Verwirrtheitszustände, Halluzinationen
Gastrointestinale Symptome (Nausea, Erbrechen, Anorexie)
Megaloblastische Anämie, selten Knochenmarksschädigung
Enzyminduktion
Gingivalhyperplasie, Gingivitis (möglicherweise Folge eines lokalen IgA-Man-
   gels)
Immunsuppressive Wirkung
Osteomalazie („Osteopathia antiepileptica")
Hirsutismus
Hyperglykämie
Encephalopathien (selten irreversible Kleinhirnschäden), periphere Neuro-
   pathien
Exantheme (Indikation zum Absetzen).

Trotzdem ist Phenytoin einer der sichersten Antiepileptika!

## Weitere Hinweise zur Wirkung

Die Ursache für einige der angeführten Nebenwirkungen ist bekannt: die „Osteopathia antiepileptica" ist Folge der Enzyminduktion (Verarmung des Organismus an
aktivem Vitamin D = 1,25-Dihydroxycholecalciferol, da in der Leber vermehrt renal
eliminierbare Metabolitan mit polarer Struktur gebildet werden); die megaloba-
stische Anämie ist Folge einer Interferenz von Phenytoin mit Folsäure (Senkung des
Folsäurespiegels im Blut und Liquor; glgtl. wurde behauptet, daß Folsäure die antikonvulsive Wirkung der Hydantoinderivate antagonisiert). Offenbar hat Phenytoin
eine besondere Affinität zum Kleinhirn (mögliche Folgen: ataktische Störungen,
irreversibler Kleinhirnschaden).

## Unterschiede zwischen den Präparaten

*Mephenytoin* wirkt ähnlich wie Phenytoin, jedoch auch sedierend. Die Nebenwirkungen des Mephenytoin sind ähnlich, aber im allgemeinen schwächer als bei
Phenytoin, jedoch kann es, wenn auch selten, zum Auftreten einer aplastischen
Anämie kommen!
   Vergleich Phenobarbital – Phenytoin: Phenobarbital ist billiger als Phenytoin,
beeinträchtigt jedoch wegen der zentral dämpfenden Wirkung die Arbeitsfähigkeit
stärker.

### Oxazolidindione

Die Oxazolidindione gehören wegen ihrer Nebenwirkungen (s. unten) zu den
gefährlichsten Antiepileptika.

Wirkungsmechanismus

Zwei Wirkungskomponenten werden als für die antiepileptische Wirkung verantwortlich diskutiert:

1. Hemmung der thalamocorticalen Systeme[1];
2. Hemmung der synaptischen Übertragung bei schnellen (etwa 20 Hz) Impulsserien. In dieser Beziehung sind die Oxazolidindione Antagonisten von Penetrazol. Umgekehrt bedeutet experimentell festgestellter Pentetrazolantagonismus klinische Wirksamkeit bei Petit mal-Anfällen.

Nebenwirkungen

Sehstörungen, Nausea, Exantheme, Schwindel; Sedation und Blutbildveränderungen, Kopfschmerzen und Müdigkeitsgefühl. Leber- und Nierenschädigungen wurden gelegentlich beobachtet. Gefährlichste Nebenwirkungen sind: Exfoliative Dermatitis, Agranulozytose, aplastische Anämie (Blutbildkontrollen!). Oxazolidindione können Grand mal-Anfälle provozieren (daher Schutz durch Barbiturate oder Carbamazepin).

Zwischen den einzelnen Präparaten bestehen praktisch keine Unterschiede.

## Succinimide

Die Succinimide wirken wie die Oxazolidindione (vermutlich auch gleicher Wirkungsmechanismus), haben aber weniger Nebenwirkungen und werden daher bevorzugt.

Nebenwirkungen

Gastrointestinale Beschwerden, Appetitlosigkeit, Müdigkeit und Schläfrigkeit, Ataxie; psychotische Zustände; extrapyramidale Hyperkinesen. Provokation von Grand mal-Anfällen wie bei Oxazolidindionen (daher auch hier Schutz durch Barbiturate oder Carbamazepin).

In der Wirkung bestehen zwischen den einzelnen Präparaten kaum Unterschiede, jedoch wird *Ethosuximid* bevorzugt (Mesuximid kann toxisch auf Leber, Niere und Knochenmark wirken).

## Acetylharnstoffderivate

werden wegen ihrer hämatotoxischen und hepatotoxischen Nebenwirkungen heute nur mehr in Ausnahmefällen verwendet.

## Benzodiazepinderivate

Von den Benzodiazepinderivaten werden jene verwendet, bei denen die antikonvulsive Wirkungskomponente besonders ausgeprägt ist, das sind Diazepam, Nitrazepam und Clonazepam. Eigenschaften und Wirkungen dieser Präparate s. S. 67.

---

[1]  Zwischen dem unspezifischen thalamocorticalen System und dem aszendierenden retikulären System besteht ein funktioneller Antagonismus: relatives Überwiegen des ersteren setzt die Vigilanz herab, relatives Überwiegen des letzteren erhöht sie. Erhöhung der Vigilanz, etwa durch Amphetamin, wirkt sich bei Epilepsie (besonders Petit mal-Anfällen) günstig aus. Praktisch bedeutungslos, da Amphetamin als Suchtgift nicht chronisch gegeben werden darf.

### Acetazolamid und Sultiam

sind Hemmstoffe der Carboanhydra(ta)se[1] und verursachen als solche eine
metabolische Azidose. Obwohl bekannt ist, daß sich eine Azidose bei Epilepsie
günstig auswirkt, wird ein zusätzlicher antikonvulsiver Wirkungsmechanismus
postuliert.

Sultiam wird häufiger verwendet als Acetazolamid. Nebenwirkungen von
Sultiam sind Hyper- und Dyspnoe als Folge der Azidose, ferner Ataxie, Paraesthe-
sien und Anorexie.

Sultiam wird praktisch immer in Kombination mit anderen Antiepileptika verabreicht.

### Valproinsäure (Acidum valproicum, Di-n-propylessigsäure)

hat ein breites antiepileptisches Wirkungsspektrum. Als Wirkungsmechanismus
werden eine GABA-erge Wirkungskomponente (Erhöhung der GABA-Konzentra-
tion im ZNS, etwa infolge Förderung der Synthese oder Hemmung des Abbaues von
GABA) und/oder eine Aktivierung der $K^+$-Leitfähigkeit der Membran diskutiert[2].

Nebenwirkungen sind Appetitsteigerung, Müdigkeit und Haarausfall; vereinzelt
sind auch Leberzellnekrosen (toxische Hepatitis) und Thrombopenien beschrieben
worden. Möglicherweise teratogen wirksam (Spina bifida?).

### Carbamazepin

ist eine trizyklische Verbindung, die chemisch den trizyklischen Antidepressiva
nahesteht. Über seinen Wirkungsmechanismus ist wenig bekannt.

Nebenwirkungen sind relativ häufig, jedoch selten gefährlich, und zwar wurden
als häufigste Nebenwirkungen beschrieben Müdigkeit, Kopfschmerz und Ataxien;
gastrointestinale Beschwerden (Nausea, Erbrechen, Anorexie, Diarrhöen oder
Obstipation); Exantheme; gelegentlich auch Blutbildveränderungen. Bei älteren
Menschen kann Carbamazepin Verwirrtheitszustände auslösen.

### Dosierung und Indikationen

der Antiepileptika, sowie weitere Angaben (therapeutische Wirksamkeit bei den
einzelnen Epilepsieformen [von 1 bis 4 abnehmende Wahrscheinlichkeit einer sol-

---

[1]  Die Carboanhydrase katalysiert die Bildung von $H_2CO_3$ (das spontan in $H^+$ und $HCO_3^-$
zerfällt) aus $CO_2$ und $H_2O$. In der Niere wird bei Hemmung der Carboanhydrase vermehrt
Bikarbonat, $Na^+$ und $K^+$ ausgeschieden; die Folge ist eine metabolische Azidose. Der
klassische Carboanhydrasehemmkörper ist Acetazolamid, das auch bei anderen Indikationen (Glaukom, akute Pankreatitis) verwendet wird.

[2]  Prinzipiell sollten GABAerg wirksame Substanzen, soweit sie in das ZNS eindringen, anti-
konvulsiv wirken (vgl. Fußnote S. 69). Positive Berichte über die Anwendung von γ-Vinyl-
GABA (das im ZNS die GABA-Transaminase spezifisch und irreversibel hemmt) als
Antiepileptikum liegen bereits vor (Hammond, E. J., Wilder, B. J.: Gamma-Vinyl GABA:
A New Antiepileptic Drug. Clin. Neuropharmacol. *8*, 1—12, 1985).

chen Wirkung], Dosierung, zum Erreichen des Fließgleichgewichtes notwendige Zeit, therapeutische Plasmaspiegel) sind in Tab. 4 zusammengestellt. Prinzipiell darf bei Behandlungsbeginn die Dosis nur langsam gesteigert werden, und zwar bis Anfallsfreiheit erreicht ist oder untragbare Nebenwirkungen auftreten. Allmähliche Dosisreduktion bzw. Dosissteigerung ist auch bei einem Wechsel des Präparates notwendig, um eine Provokation von Anfällen zu vermeiden.

Für die Therapie des *Status epilepticus* werden Benzodiazepinderivate (Diazepam oder Clonazepam) i. v. sowie Phenytoin i. v. oder Phenobarbital-Natrium i. m. verabreicht, ev. auch andere zentral dämpfende Substanzen wie Paraldehyd, Lidocain, Clomethiazol, Steroidnarkotika und Halothan. Zusätzlich ist eine Behandlung des gleichzeitig bestehenden Hirnödems erforderlich (Furosemid, osmotisch aktive Substanzen, Dexamethason usw.).

Viele Antiepileptika werden zusätzlich bei verschiedenen anderen Indikationen verordnet; erwähnt seien:

Phenytoin bei verschiedenen Herzrhythmusstörungen (insbesondere bei der Digitalisintoxikation) sowie bei verschiedenen psychischen Störungen;

Phenytoin und Carbamazepin bei der Trigeminusneuralgie[1] und anderen chronischen, neuralgiformen Schmerzsyndromen (s. S. 154).

## Präparate

*Phenobarbital:* Agrypnal® 0,1 g (und 0,3 g)-Tabl., − 0,2 g Amp.
*Barbexacion* (Phenobarbitalpropylhexedrin): Maliasin®-Drag. 25 mg und 100 mg
*Primidon:* Mysoline®-Tabl. (0,25)
*Phenytoin:* Epanutin®-Kapseln (0,1), -Parenteral-Ampullen (0,25)
*Ethosuximid:* Suxinutin®-Kapseln (0,25), -Saft (0,05/ml)
*Mesuximid:* Petinutin®-Kapseln (0,3)
*Valproinsäure:* Convulex® 150 (300 und 500)-Kapseln
*Carbamazepin:* Tegretol® 200 mg (und 400 mg)-Tabletten
*Sultiam:* Ospolot®-Tabl. (0,2)
*Clonazepam:* Rivotril „Roche"® 0,5 mg (und 2 mg)-Tabl., -Tropflösung 0,25 %, 1 mg-Konzentratamp.
*Andere Benzodiazepinderivate* s. S. 73.

*Literatur*

Fröscher, W., Gehlen, W.: Medikamentöse Therapie der Epilepsien. Arznei-Telegramm 6/1976.
Kutt, H., Louis, S.: Anticonvulsant drugs I and II. Drugs *4*, 227−255 and 256−282 (1972).
Passarge, Chr.: Antiepileptische Langzeitbehandlung im Erwachsenenalter; Antiepileptische Notfallbehandlung im Erwachsenenalter. Dtsch. med. Wschr. *103*, 1586−1588 und 1639−1641 (1978).
Reynolds, E. H.: Chronic antiepileptic toxicity: a review. Epilepsia *16*, 319−352 (1975).

---

[1]    Andere, zur Behandlung der Trigeminusneuralgie verwendete Substanzen sind Chlorphenesin (ein zentrales Muskelrelaxans) und Baclofen (siehe S. 69).

*Tabelle 4*[1]

| Anfallsform | | Medikation | | | | | | | | |
|---|---|---|---|---|---|---|---|---|---|---|
| | | Phenobarbital | Primidon | Phenytoin | Carbamazepin | Valproat | Ethosuximid | Mesuximid | Clonazepam | weitere Medikamente |
| Primär generalisierte Epilepsien | Absencen | | | | | 2 | 1 | 4 | 3 | |
| | Myoklone Epilepsien | | | | | 1 | 2 | | 3 | |
| | Grand mal | 3 | | 1 | 2 | 4 | | | | |
| Partielle Epilepsien | Einfache Formen | 4 | 3 | 2 | 2 | | | | | |
| | Komplexe Formen | 4 | 3 | 2 | 1 | | | | | |
| Sekundär generalisierte Epilepsien | Myoklonisch-astatische (atonische) Epilepsien | | | | | 1 | | | | |
| | Propulsiv-petit mal | | | | | | | | 4 | ACTH (1), Kortikosteroide (2), Nitrazepam (3) |
| Durchschnittliche Tagesdosis (ab dem 14. LJ) in mg | | 200 | 750 | 300 | 1000 | 1500 | 1250 | 900 | 6 | |
| Fließgleichgewicht erreicht nach (Tagen) | | 21 | 1—5 | 5—10 | 3—6 | 2—4 | 7 | ? | 7 | |
| Therapeutischer Blutspiegel (in $\mu$g/ml) | | 10—35 | 4—12 | 10—20 | 2—12 | 50—120 | 40—100 | 10—40 (N-Desmethylmethsuximid) | 0.02—0.07 | |

[1] Zusammengestellt nach Passarge, Chr.: Antiepileptische Langzeitbehandlung im Erwachsenenalter. Deutsch. med. Wschr. *103*, 1586—1588 (1978); Delgado, A. V. Treiman, D. M., Walsh, G. O.: The treatable epilepsies. New Engl. J. Med. *308*, 1508—1514 and 1576—1584 (1983); Porter, R. J.: General Principles: Clinical Efficacy and Use of Antiepileptic Drugs. In: Antiepileptic Drugs (Woodbury, D. M., Penry, J. K., Pippenger, C. E., eds.), pp. 167—175. New York: Raven Press 1982.

# 2.11 Antiparkinsonmittel

## Vorbemerkungen

Das Parkinson-Syndrom ist ein Symptomenkomplex, der durch
   motorische Störungen, nämlich
      Akinese oder Hypokinese,
      Rigor[1] und
      Tremor,
   sowie vegetative und psychische Symptome
charakterisiert ist. Es findet sich beim idiopathischen Morbus Parkinson, kann aber auch andere Ursachen haben (z. B. postenzephalitisch, arteriosklerotisch bzw. senil, posttraumatisch oder toxisch, etwa bei Mn-, CO-, Hg- oder Pb-Vergiftungen). Abhängig von der Ursache, zeigt das Parkinson-Syndrom unterschiedliche Verlaufsformen; der idiopathische Morbus Parkinson („Paralysis agitans") ist eine meist im Alter zwischen 50 und 65 Jahren beginnende, chronisch progredient verlaufende Erkrankung, wobei sich die psychische Symptomatik schließlich bis zu einer schweren Demenz steigert.

Rigor und Tremor werden als „Überschußsymptome", die Akinese oder Hypokinese hingegen als „Defizitsymptom" (oder „Minussymptomatik") bezeichnet. Beim Parkinsonkranken steht jedoch häufig entweder der Tremor im Vordergrund der Symptomatologie (meist relativ gute Prognose) oder Rigor + Akinese (meist relativ schlechte Prognose).

Im Gehirn von Parkinsonkranken finden sich vielfältige pathologische Veränderungen, konstant jedoch Degeneration im Bereich des dopaminergen nigrostriatalen Systems, dessen Neurone von der Pars compacta der Substantia nigra zum Striatum (= Nucleus caudatus + Putamen) projizieren. Bei den striatalen DA-Rezeptoren handelt es sich um den als D-2 bezeichneten Subtyp (vgl. S. 86). Als Folge dieser Degenerationen finden sich in diesem System verringerte Mengen DA, Homovanillinsäure (ein DA-Metabolit) und DOPA-Dekarboxylase. Klinische Symptome eines M. Parkinson (im Sinne einer Hypokinese) treten jedoch erst dann auf, wenn der DA-Gehalt des Striatum auf 20% der Norm abgesunken ist. Ein Parkinson-Syndrom wird daher auch durch Substanzen ausgelöst, die einen DA-Mangel im ZNS vortäuschen, wie z. B. DA-Rezeptoren blockierende Substanzen (Neuroleptika vom Typ der trizyklischen Verbindungen und Butyrophenone), oder bewirken, wie z. B. Depletorsubstanzen (Reserpin und verwandte Verbindungen). 1-Methyl-4-phenyl-1,2,3,6-tetrahydropyridin (wurde als synthetisches Opiat mißbräuchlich verwendet) wirkt selektiv neurotoxisch auf die Pars compacta der Substantia nigra; beim Menschen vielfältige Symptomatik einschließlich Parkinson-Syndrom.

Als sicherlich stark vereinfachtes neurochemisches Modell des Parkinson-Syndroms kann daher die folgende Vorstellung dienen: Das nigrostriatale dopaminerge

---

[1] Rigor und Spastik (Synonyma: Rigidität und Spastizität) sind die beiden wichtigsten Formen der Tonuserhöhung der quergestreiften Muskulatur. Der Dehnungswiderstand ist beim Rigor „wächsern" und ruckweise nachgebend („Zahnradphänomen"), bei der Spastik hingegen federnd und bei Überdehnung plötzlich zusammenbrechend (vergesellschaftet oft mit einem Ausfall der pyramidalen Bahnen).

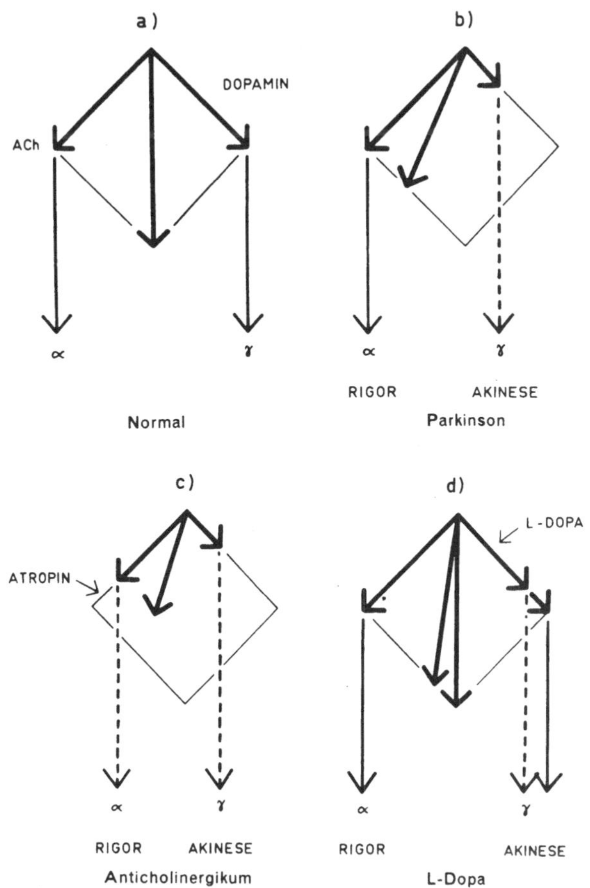


Abb. 13. Hypothetischer Wirkungsmechanismus von Anticholinergika und L-DOPA auf Rigor und Akinese. a) Gleichgewicht zwischen bahnenden (ACh?) und hemmenden (DA) Überträgersubstanzen, zwischen $\alpha$- und $\gamma$-System. b) Verminderung von DA führt zum Überwiegen des $\alpha$-Tonus (Rigor) und zur Abnahme des $\gamma$-Tonus (Akinese). c) Wird durch Anticholinergika das Überwiegen der $\alpha$-Aktivität vermindert, so stellt sich ein relatives Gleichgewicht „auf tieferem Niveau" ein; der Rigor nimmt ab. d) Wird die DA-Menge in den Stammganglien erhöht, so stellt sich (im günstigsten Fall) das $\alpha/\gamma$-Gleichgewicht wieder auf normalem Niveau ein, und Rigor und Akinese verschwinden. (Nach Kaeser, H. E., Ferel, D., Wurmser, P.: Behandlung des Parkinson-Syndroms mit L-DOPA. Schweiz. med. Wschr. *100,* 805–813 (1970), Abb. 1)

System übt normalerweise einen hemmenden Einfluß auf intrastriatale (und andere) cholinerge Strukturen aus (Abb. 11), so daß es bei einem Ausfall des ersteren zu einer Enthemmung der letzteren kommt. Wiederum stark vereinfacht kann man daher die motorischen Symptome des Parkinson-Syndroms als Folge eines Ungleichgewichtes zwischen zwei biochemisch definierten Neuronensystemen betrachten (Abb. 13), wobei insbesondere das relative Überwiegen (bzw. die Enthemmung) des cholinergen Systems für den Rigor (wahrscheinlich infolge Steigerung der $\alpha$-Aktivität) und die absolute und relative Unterfunktion des dopaminergen Systems für die Akinese oder Hypokinese (wahrscheinlich infolge Reduktion der $\gamma$-Aktivität) verantwortlich gemacht werden könnte. Sicherlich sind aber auch noch Störungen anderer biochemischer Gleichgewichte — NA, 5-HT oder Histamin könnten daran beteiligt sein — für das Auftreten der motorischen Parkinsonsymptome (z. B. auch des Tremors) verantwortlich.

Jedenfalls wird das Parkinson-Syndrom mit dopaminergen und/oder anticholinergen Substanzen behandelt. Neben der Pharmakotherapie kommen auch noch neurochirurgische Eingriffe in Frage; auch physikalische Behandlungsmethoden haben eine gewisse Bedeutung. L-DOPA wirkt insbesondere auf die Akinese, aber auch auf den Rigor, nicht hingegen auf den Tremor. Andererseits werden die Überschußsymptome durch Anticholinergika und durch neurochirurgische Eingriffe günstig beeinflußt.

## Chemie und Einteilung

*Formelübersicht Antiparkinsonmittel*

*Dopaminerge Substanzen*

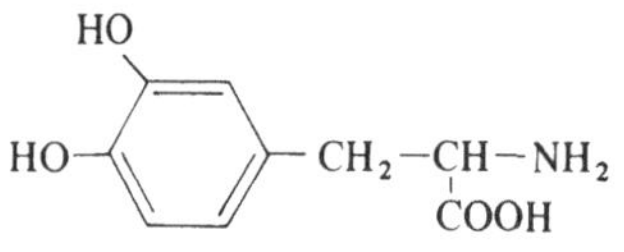

L-Dopa

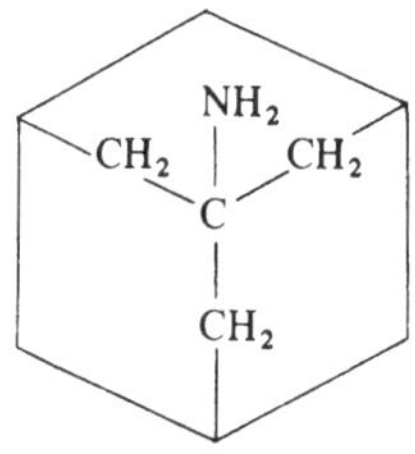

Amantadin

*Anticholinergika*

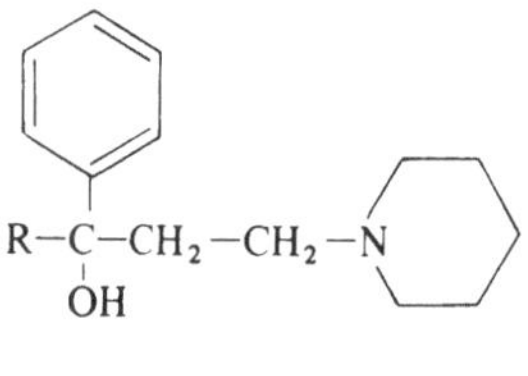

Biperiden

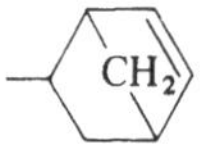

Trihexyphenidyl

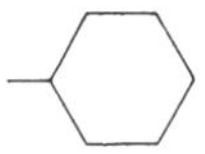

Cycrimin

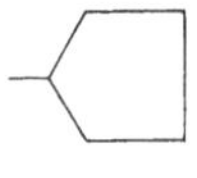

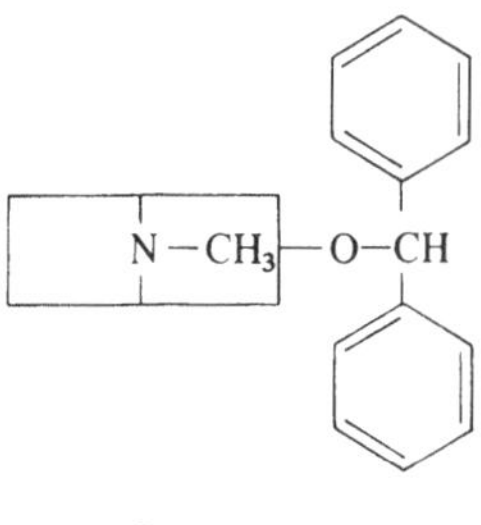

Benzatropin

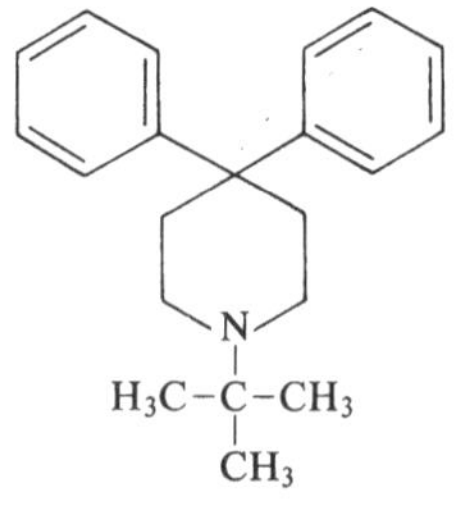

Budipin

1    Dopaminerge Substanzen
1.1  L-DOPA (Levodopa)
1.2  DA-Agonisten, z. B. Bromocriptin
1.3  Substanzen, die die verfügbare DA-Menge erhöhen, z. B. Amantadin
2    Anticholinerge Substanzen: Atropin und synthetische Anticholinergika, die chemisch oft nur eine entfernte Verwandtschaft mit Atropin erkennen lassen, z. B. Biperiden, Benzatropin, Trihexyphenidyl, Phenglutarimid.

## 2.11.1 Dopaminerge Substanzen

Die dopaminergen Substanzen haben, wenn auch quantitativ verschieden stark ausgeprägt, viele Wirkungen gemeinsam (vgl. S. 4 und Tab. 3). Die größte praktische Bedeutung als Antiparkinsonmittel hat L-DOPA.

L-DOPA vermag im Unterschied zu DA („das Gehirn schützt sich vor seinen eigenen Transmittersubstanzen") in das ZNS einzudringen; es wird im Organismus durch die DOPA-Dekarboxylase in DA umgewandelt.

### Wirkungsspektrum von L-DOPA

#### Komplexe pharmakologische Wirkungen

Zentrale Erregungszustände
Beim Parkinsonkranken Antiparkinsonwirkung (kaum gegen Tremor)
Experimentell: Stereotype Bewegungsabläufe, Hypermotilität
Steigerung des Sexualtriebes[1]

#### Pharmakologische Einzelwirkungen

EEG: Weckreaktion
Periphere adrenerge Wirkungen, nach Umwandlung in DA typische Kreislaufwirkung mit Dilatation der mesenterialen und renalen Arteriolen; nach hohen Dosen Hypertonie; Mydriasis

---

[1] Substanzen, die den Sexualtrieb steigern, heißen Aphrodisiaka. Als klassische Aphrodisiaka gelten das Horn des Rhinoceros, die Alraunwurzel (von Mandragora autumnalis) und „spanische Fliegen" (Lytta vesicatoria), später auch Yohimbin (Alkaloid aus der Rinde des Baumes Coryanthe yohimbi; $\alpha_2$-Rezeptoren-Antagonist) und Strychnin (s. S. 134), häufig in Form von Kombinationspräparaten. Sexualtrieb wird durch Erhöhung von DA und/oder Erniedrigung von 5-HT im ZNS gesteigert. Als Aphrodisiaka gelten: L-DOPA, Bromocriptin, p-Chlorphenylalanin (hemmt Tryptophanhydroxylase irreversibel, reduziert daher 5-HT-Gehalt), LH, Äthanol, Amphetamin, Amylnitrit, Cannabis (?), Cocain, Methaqualon, Androgene (bei der Frau) und Placebos (!). (Taberner, P. V.: Sex and drugs—Aphrodite's legacy. Trends in Pharmacol. Sci. *6*, 49–54, 1985). Reduktion von Sexualtrieb bzw. sexueller Aktivität durch Cyproteron (Antidrogen), Adrenolytika, Ganglienblocker, Neuroleptika, Li, Opiate und Anticholinergika. (Hollister, L. E.: Drugs and sexual behavior in man. Life Sci. *17*, 661–668, 1975.)

Magen-Darmtrakt: Motilitätshemmung

Verschiedene endokrine Wirkungen, insbesondere Hemmung der Prolactinsekretion; die Sekretion zahlreicher anderer Hormone (GH, LH, Oxytocin,
TSH, ACTH, MSH, Endorphine, Parathormon, Aldosteron) unterliegt ebenfalls einer dopaminergen Kontrolle.

## Molekularbiologische Wirkungen

Nach Dekarboxylierung zu DA Erregung dopaminerger Rezeptoren[1]

Aktivierung der DA-sensitiven Adenylzyklase, die mit den DA-Rezeptoren verbunden ist.

## Wechselwirkungen mit anderen Substanzen

Pyridoxin (Vitamin $B_6$, als Pyridoxalphosphat Coferment von Dekarboxylasen)
schwächt DOPA-Wirkung ab (fördert dessen Dekarboxylierung in der Peripherie)

Wirkungsverstärkung durch Hemmstoffe der DOPA-Dekarboxylase (s. unten),
durch MAO-Inhibitoren (gefährliche Hypertonie), Amantadin, Amphetamin, Anticholinergika

Wirkungsabschwächung durch Neuroleptika (DA-Rezeptorenblockade)

Wechselwirkungen mit Antihypertonika (gefährliche Hypotonie bei gleichzeitiger Verabreichung von Guanethidin oder $\alpha$-Methyldopa)

## Nebenwirkungen

Gastrointestinale Störungen: Übelkeit, Nausea, Erbrechen (infolge Wirkung auf
die Chemorezeptorentriggerzone)

Motorische Störungen: Hyperkinesen, Dyskinesien, im oralen Bereich be-
ginnend

Psychische Störungen: Agitiertheit, Angst, Halluzinationen, Depressionen,
psychotische Zustände (vgl. DA-Hypothese der Schizophrenie, S. 78)

Kardiovaskuläre Störungen: orthostatische Hypotonie, Herzarrhythmien

Sonstige: Schwitzen, Pollakisurie, Inkontinenz

Weitgehend ungeklärt ist das nach langer DOPA-Behandlung auftretende sogenannte „On/Off-Phänomen" (d. i. oftmaliger, plötzlicher Wechsel der Parkin-
son-Symptomatik, vielleicht bedingt durch entsprechende Schwankungen
des DOPA-Blutspiegels).

---

[1] Wahrscheinlich gibt es mehrere Typen von DA-Rezeptoren (vgl. S. 86). Im übrigen erregen
DA und DA-Agonisten nicht nur postsynaptische, sondern auch präsynaptische Rezeptoren („Autorezeptoren"); Erregung der Autorezeptoren hemmt DA-Freisetzung und -Syn-
these und hat damit gegenteiligen Effekt wie Erregung der postsynaptischen DA-Rezeptoren, dadurch oft paradoxe Effekte: z. B. wirkt der DA-Agonist Apomorphin in niedrigen
Dosen sedierend, in höherer Dosis motilitätssteigernd (vermutliche Ursache: zunächst
Erregung der präsynaptischen, nach höheren Dosen der postsynaptischen DA-Rezeptoren). Einige DA-Agonisten (z. B. N-Propyl-norapomorphin) erregen vorwiegend DA-
Autorezeptoren. Derartige Substanzen könnten in den gleichen Indikationen wie Neuroleptika verwendet werden.

## Weitere Hinweise zur Wirkung

L-DOPA wirkt nicht bei allen Parkinson-Kranken gleich gut; die therapeutische Wirksamkeit ist offenbar auf eine Umwandlung von L-DOPA in DA im Striatum zurückzuführen, je geringer diese Umwandlung, desto geringer ist der therapeutische Erfolg.

Bei Langzeitbehandlung werden optimale Erfolge innerhalb der ersten 2 bis 3 Jahre der Behandlung beobachtet, bei längerer Behandlungsdauer kann eine Wirkungsabnahme und/oder eine Zunahme der Nebenwirkungen (erhebliche Schwankungen der Beschwerden, im Extremfall „On/Off-Phasen und schließlich akinetische Krisen; psychotische Zustandsbilder) eintreten. Nicht beeinflußt wird durch L-DOPA die Progression der psychischen Symptomatik.

L-DOPA wird häufig in Kombination mit Dekarboxylase-Hemmstoffen verabreicht, die nicht in das ZNS eindringen; dadurch wird die Dekarboxylierung von L-DOPA in der Peripherie verhindert. Derartige Hemmstoffe sind *Benserazid* (DL-Serin-2-(2,3,4-trihydroxybenzyl)-hydrazid) und *Carbidopa* (L-$\alpha$-Methyldopahydrazin); ihr Zusatz verringert die nötige L-DOPA-Dosierung auf weniger als die Hälfte. Auch kombinierte Verabreichung mit dem $MAO_B$-Inhibitor *Deprendyl* wurde versucht.

L-DOPA ist bei psychotischen Zuständen und bei Glaukom (insbesondere Engwinkelglaukom) kontraindiziert; Vorsicht ist bei endokrinen, kardiovaskulären oder Leberkrankheiten geboten. L-DOPA muß vor Narkosen mit bestimmten Inhalationsnarkotika (z. B. Halothan) abgesetzt werden (Herzarrhythmien!).

Die Dosierung von L-DOPA liegt im Grammbereich (und zwar allmählich steigernd von etwa 0,5 bis etwa 5,0 tgl.).

Bei einigen schmerzhaften Zuständen (Herpes zoster, Migräne, Knochenmetastasen bei Mammakarzinom) wirkt L-DOPA analgetisch.

## DA-Agonisten und andere dopaminerge Substanzen

Typische DA-Agonisten sind:
*Apomorphin* (chemische Ähnlichkeit mit DA!) und Derivate
*Piribedil*
*Verschiedene Mutterkornalkaloide*[1], z. B. Bromocriptin, Lergotril und Lisurid.
Andere dopaminerge Substanzen sind:
*Amphetamin* und ähnliche Verbindungen, setzen als indirekte Sympathomimetika DA frei
*Amantadin*[2], ein trizyklisches Amin mit antiviraler (z. B. bei Influenza A) und dopaminerger Wirkung (Wirkungsmechanismus vielleicht amphetaminartig); verstärkt L-DOPA-Wirkung; relativ gut verträglich.

---

[1]  Die einzelnen Mutterkornalkaloide haben wegen ihrer chemischen Ähnlichkeit mit NA, DA und 5-HT unterschiedlich ausgeprägte, z. T. relativ hohe Affinitäten zu den Rezeptoren dieser Transmittersubstanzen (und zwar vorwiegend im Sinn einer adrenolytischen bzw. dopaminergen Wirkung) und entfalten außerdem die Uterus- bzw. Gefäßmuskulatur kontrahierende Wirkungen. Einige Mutterkornalkaloide beeinflussen auch die Körpertemperatur bestimmter Versuchstiere (am wirksamsten LSD, das bei Kaninchen in $\mu$g-Dosen eine Hyperthermie bewirkt).

[2]  Cave Verwechslung mit Amanitin, ein Octapeptid, das toxische Prinzip aus Amanita phalloides (Knollenblätterpilz).

Die angeführten Präparate haben eine sehr unterschiedliche Antiparkinsonwirkung, einige können aus anderen Gründen nicht als Antiparkinsonmittel verwendet werden (z. B. Amphetamin wegen des Abhängigkeitsrisikos, Apomorphin wegen der emetischen Wirkungskomponente). Größte praktische Bedeutung als Antiparkinsonmittel haben Amantadin und Bromocriptin.

### Indikationen für dopaminerge Substanzen

Erkrankungen der Basalganglien:

Parkinson-Syndrom bei Morbus Parkinson, aber auch andere Formen (z. B. als Folge einer Mn- oder CO-Vergiftung), u. zw. bevorzugt

— *Levodopa* (+ Dekarboxylasehemmer) bei schwererer Symptomatik bzw. wenn Akinese im Vordergrund steht;

— *Bromocriptin* oder *Lisurid* beim „On/Off-Phänomen" bzw. bei nachlassender Levodopa-Wirkung;

— *Amantadin* bei akinetischen Krisen bzw. bei leichterer Symptomatik.

Neuroendokrine Erkrankungen:

Verschiedene Formen der Galaktorrhöe[1], Hyperprolactinämie, Chiari-Frommel-Syndrom[2], Akromegalie[3]

Auslösung von Erbrechen (Apomorphin)

Speziell Dopamin (das keine zentralen Wirkungen hat) ist darüber hinaus bei peripherem Kreislaufversagen indiziert.

# 2.11.2 Anticholinergika

## Wirkungsspektrum der Anticholinergika (Prototyp: Atropin)

### Komplexe pharmakologische Wirkungen

Zentral sedierende und erregende (Vaguszentrum, Atemzentrum) Wirkungen; nach toxischen Dosen delirante Zustände mit Halluzinationen (vgl. auch S. 112), Amnesie.

### Pharmakologische Einzelwirkungen

Anticholinerge Wirkungen wie Sekretionshemmung, Herabsetzung des Tonus der glatten Muskulatur (spasmolytische Wirkung), am Magen-Darm-Trakt

---

[1]	Siehe Tab. 3 (Dopaminerge Substanzen hemmen die Prolactinausschüttung).

[2]	Nach der Geburt persistierende Laktation, sekundäre Amenorrhoe und Uterusatrophie, oft mit psychischen Störungen vergesellschaftet.

[3]	Normalerweise stimulieren dopaminerge Substanzen die Ausschüttung von Wachstumshormon (Synonyma: somatotropes Hormon, STH) aus dem HVL. Bei Fällen von Akromegalie, bei denen dopaminerge Substanzen wirksam sind, scheint eine paradoxe Wirkung vorzuliegen (Hemmung der STH-Ausschüttung).

zusätzliche Herabsetzung der Motilität, am Auge Mydriasis und Akkomodationslähmung, Erhöhung des intraokulären Druckes; Hemmung der Miktion; Bradykardie (nach höheren Dosen Tachykardie) usw.

### Molekularbiologische Wirkungen

Aufhebung der muskarinartigen ACh-Wirkungen (an vegetativ innervierten Organen und im ZNS[1]) durch kompetitiven Antagonismus gegenüber ACh am Rezeptor; möglicherweise zusätzliche, davon unabhängige Wirkungen, insbesondere nach höheren Dosen.

### Wechselwirkungen mit anderen Substanzen

Wirkungen werden durch Parasympathomimetika (insbesondere Cholinesterase-Hemmkörper) aufgehoben und durch Substanzen mit anticholinerger Wirkungskomponente (d. s. $H_1$-Antihistaminika, trizyklische Antidepressiva und Neuroleptika) verstärkt.

### Nebenwirkungen

ergeben sich aus den Wirkungen; im Vordergrund stehen: Mundtrockenheit, Obstipation, Sehstörungen, Schluckbeschwerden, Harnverhaltung, Müdigkeit, nach höheren Dosen zentrale Symptomatik (s. oben).


### Weitere Hinweise zur Wirkung

Beim Parkinson-Syndrom bewirken zentral wirksame Anticholinesterasen (z. B. Physostigmin) eine Verstärkung, zentral wirksame Anticholinergika eine Abschwächung der Symptomatik (vorwiegend Rigor, aber auch Tremor). Anticholinergika sind auch imstande, die im Rahmen einer L-DOPA-Therapie auftretenden Hyperkinesen und Dyskinesien zu verhindern oder abzuschwächen.

Kontraindikationen der Anticholinergika: Engwinkelglaukom, Prostatahypertrophie, Pylorusstenose, paralytische Obstipation, Tachykardie (z. B. bei Thyreotoxikose).


## Unterschiede zwischen den einzelnen Präparaten

Als Antiparkinsonmittel können nur genügend lipidlösliche Anticholinergika verwendet werden.

Atropin ist in dieser Indikation durch verschiedene synthetische Präparate (s. unten) verdrängt worden. Eindeutige Wirkungsunterschiede zwischen den einzelnen Präparaten lassen sich nicht mit Sicherheit nachweisen.

*Budipin,* ein 4,4-Diphenylpiperidinderivat, wirkt nur schwach anticholinerg, daneben jedoch dopaminerg und serotoninerg, wirkt gut gegen den Parkinsontremor.

---

[1] Im ZNS sind muskarinartige und nikotinartige ACh-Rezeptoren nachgewiesen worden.

## Indikationen

Die als Antiparkinsonmittel bezeichneten Anticholinergika werden praktisch ausschließlich zur Behandlung des Parkinson-Syndroms verwendet, und zwar bevorzugt bei leichterer Symptomatik bzw. wenn Tremor, Rigor oder vegetative Symptome im Vordergrund stehen. Kombinationsbehandlung mit dopaminergen Substanzen ist möglich.

Gegen den Tremor wirken auch *β-Rezeptorenblocker;* bei therapieresistentem Tremor kommen auch neurochirurgische Eingriffe (ventrolaterale Thalamotomie) in Frage.

## Präparate

*Dopaminerge Substanzen*

*Levodopa:* Larodopa „Roche"®-Tabl. (0,5); Madopar „Roche"® 50 mg/12.5 mg (bzw. 100 mg/25 mg und 200 mg/50 mg)-Kapseln (mit Benserazid); Sinemet® 25/250-Tabl. (250 mg L-DOPA + 25 mg Carbidopa).
*Bromocriptin* (2-Brom-α-ergocryptin): Parlodel® 2,5 mg-Tabl.
*Amantadin:* Symmetrel®-Kapseln (100 mg); PK „Merz"®-Filmtabl. (100 mg) und -Plastikinfusionsflasche (0,2 in 500 ml).

*Anticholinergika*

*Biperiden:* Akineton®-Tabl. (2 mg), -Amp. (5 mg), Akineton retard®-Dragees (4 mg)
*Benzatropin-methansulfonat:* Cogentin®-Tabl. (2 mg)
*Trihexyphenidyl:* Artane®-Tabl. 2 mg und 5 mg, Artane-Retard®-Kapseln (5 mg)

*Literatur*

Bianchine, J. R., Shaw, G. M., Greenwald, J. E., Dandalides, S. M.: Clinical aspects of dopamine agonists and antagonists. Fed. Proc. *37,* 2434–2439 (1978).
Hornykiewicz, O.: Dopamine (4-hydroxytyramine) and brain function. Pharmacol. Rev. *18,* 925–962 (1966).
Jörg, J.: Therapiekonzept bei Parkinsonscher Krankheit. Dtsch. med. Wschr. *108,* 1116–1122 (1983).
Kaeser, H. E., Ferel, D., Wurmser, P.: Behandlung des Parkinson-Syndroms mit L-DOPA. Schweiz. med. Wschr. *100,* 805–813 (1970).
Lloyd, K. G., Davidson, L., Hornykiewicz, O.: The neurochemistry of Parkinson's disease: effect of L-DOPA therapy. J. Pharmacol. exper. Therap. *195,* 453–464 (1975).

# 2.12 Zentrale Analeptika

**Synonyma:** Analeptika, Krampfgifte (Konvulsiva).

Chemisch heterogene Gruppe von Substanzen, deren gemeinsame Eigenschaft darin besteht, sowohl das normale wie auch das unter dem Einfluß von Schlafmitteln und verwandten Substanzen stehende ZNS, insbesondere auch Atem- und Kreislaufzentrum zu erregen und in hoher Dosis Krämpfe auszulösen.

## Vorbemerkungen

Der Wert der Analeptika als Medikamente ist außerordentlich umstritten. Als wichtigste Indikation galten früher, seit 1951 immer seltener, Vergiftungen und Überdosierungen mit Schlafmitteln, insbesondere Barbituraten. Verschiedene Argumente gab es schon immer gegen die Anwendung von Analeptika in dieser Indikation, so z. B.

- die Dosierung der Analeptika ist außerordentlich schwierig; unter Umständen können Krämpfe auftreten noch bevor die Bewußtlosigkeit aufgehoben wird;
- die bei Schlafmittelvergiftungen bestehende Hypoxie wird durch zentrale Analeptika verstärkt;
- die sogenannte „skandinavische Behandlungsmethode" von Schlafmittelvergiftungen, die ohne zentrale Analeptika auskommt, hat gleich gute, wenn nicht bessere Erfolge aufzuweisen als die Behandlung mit Analeptika.

Im übrigen sind im letzten Jahrzehnt Barbiturate und ähnliche Substanzen weitgehend durch hypnotisch wirksame Benzodiazepinderivate verdrängt worden, die eine wesentlich größere therapeutische Breite aufweisen.

Die einzelnen zentralen Analeptika unterscheiden sich pharmakologisch durch ihren Angriffspunkt und Wirkungsmechanismus. Einige Analeptika haben nur experimentelle Bedeutung oder sind ausschließlich toxikologisch wichtig.

Derzeit (1985) sind nur mehr sehr wenige zentrale Analeptika als pharmazeutische Spezialitäten (praktisch ausschließlich in Form von Kombinationspräparaten) im Handel.

„Krampfgifte" ist zwar ein Synonym für Analeptika, jedoch gibt es zahlreiche Krampfgifte, die niemals als Analeptika verwendet worden sind (z. B. konvulsiv wirksame Barbiturate, s. S. 53).

## Chemie und Einteilung

*Formelübersicht Zentrale Analeptika*

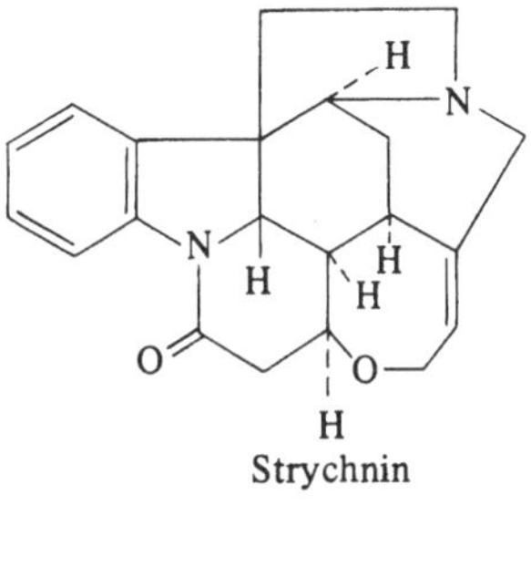

Strychnin

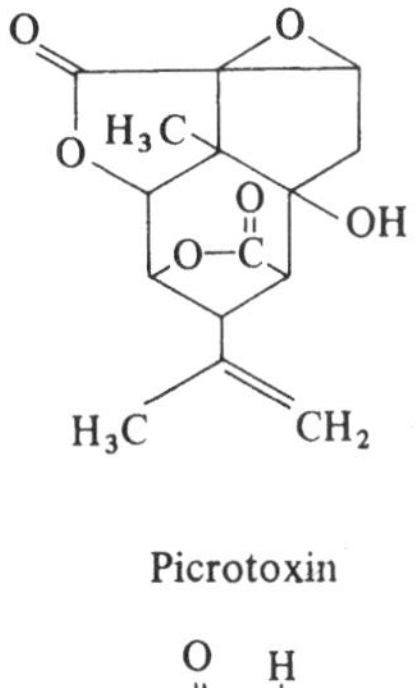

Picrotoxin

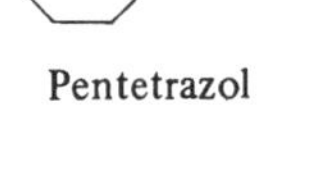

Pentetrazol

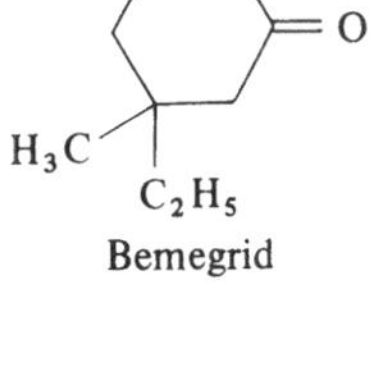

Bemegrid

Nicethamid

Etamivan

Strychnin und Picrotoxin sind früher als Analeptika verwendet worden, haben aber heute nur mehr ausschließlich experimentelle bzw. toxikologische Bedeutung.

Die klinisch einigermaßen interessanten Substanzen gehören zumindest neun chemischen Körperklassen an, nämlich:

1   Tetrazole, z. B. Pentetrazol
2   aromatische Säureamide, z. B. Nicethamid, Etamivan
3   aliphatische Säureamide
4   Glutarimide, z. B. Bemegrid
5   Thiazole, z. B. Amiphenazol
6   Benzopyranone
7   Dihydrooxazindione
8   Benzylamine
9   Pyrrolidinone, z. B. Doxapram.

Eindeutige Beziehungen zwischen chemischer Struktur und pharmakologischer Wirkung lassen sich nicht nachweisen. Einige Analeptika zeigen Strukturähnlichkeiten mit zentral dämpfenden Substanzen, so z. B. Bemegrid-Barbiturate (trotzdem handelt es sich um keinen spezifischen Antagonismus).

Gelegentlich werden zu den zentralen Analeptika auch Substanzen gezählt, die nicht als Krampfgifte bezeichnet werden können, da sie, wenn überhaupt, erst in subletalen Dosen konvulsiv wirken. Solche Substanzen sind die Weckamine (vor allem Amphetamin, Methamphetamin und Methylphenidat) sowie Coffein. Diese Präparate werden jedoch besser als Psychostimulantien (s. S. 102) bezeichnet; ihre analeptische, d. h. Hypnotika-antagonistische Wirkung ist vergleichsweise gering.

## Strychnin

Alkaloid aus den Samen von Strychnos nux-vomica (Indien), fälschlich als „Brechnuß" bezeichnet; kam im 16. Jahrhundert als Rattengift nach Europa.

Strychnin wirkt ausschließlich auf das ZNS, und zwar im Unterschied zu anderen Analeptika vorwiegend auf das Rückenmark.

Strychnin ist ein Antagonist von Glycin (Synonym: Glykokoll, $CH_2(NH_2)$ COOH), das wahrscheinlich neben GABA der wichtigste inhibitorische Transmitter im ZNS ist und vorwiegend für postsynaptische Hemmungen verantwortlich sein dürfte. Daher hemmt Strychnin inhibitorische postsynaptische Potentiale (IPSP).

Mit zunehmendem Strychninblutspiegel kommt es zu charakteristischen Veränderungen der Reflexe, und zwar nacheinander zu

1. Steigerung der Reflexerregbarkeit,
2. abnormer Reflexausbreitung,

3. „Reflexumkehr" (gleichzeitige Innervation von Agonisten und Antagonisten durch Wegfall der Antagonistenhemmung) und schließlich zu
4. generalisierten Krämpfen, reflektorisch ausgelöst, tonisch, symmetrisch, Extensorenkrampf (da Extensoren stärker als Flexoren sind).

In der Neurophysiologie zur Erfassung des Verlaufes von Neuronen verwendet („Strychnin-Neuronographie"): bei lokaler Applikation elektrophysiologisch nachweisbare „Krampfstromabläufe" am Ort der Applikation und in den Projektionsarealen.

Behandlung der Strychninkrämpfe: Absolute Ruhigstellung (da reflektorisch ausgelöst), prinzipiell alle Hypnotika/Narkotika bzw. Antikonvulsiva (z. B. Diazepam).

Einzige weitere pharmakologische Eigenschaft von Strychnin: bitterer Geschmack (ebenso wie Chinin), daher gelegentlich Anwendung von Strychninhältigen Zubereitungen (z. B. Tinctura Strychni − entbehrlich!) als Stomachika (Amara).


## Picrotoxin

Inhaltsstoff (obwohl N-frei, gelegentlich als Alkaloid bezeichnet) aus den Beeren von Anamirta cocculus (Südostasien), von den Eingeborenen für den Fischfang verwendet. Picrotoxin kann in die beiden Dilactone Picrotoxinin und Picrotin (wirkungslos) gespalten werden. Früher als wirksamster Barbiturat-Antagonist angesehen, hat Picrotoxin heute nur mehr experimentelle Bedeutung.

Picrotoxin erregt weite Anteile des ZNS einschließlich Hirnstamm, daher auch Anregung der Atmung; Blutdrucksteigerung; in höheren Dosen klonische bzw. tonisch-klonische Krämpfe.

Experimentell wichtig, weil Picrotoxin ein typischer Antagonist des inhibitorischen Transmitters GABA ist[1]; daher auch ein Antagonist von Benzodiazepinderivaten (und vice versa).

Picrotoxin hat, selbst bei i. v. Zufuhr, eine relativ lange Latenz bis zum Wirkungseintritt (bis zu 15 min), was bei seiner früheren Anwendung als Analeptikum bei Schlafmittelvergiftungen ein entscheidender Nachteil war.

---

[1] Über GABA und GABA-Agonisten s. Fußnote S. 68.
Andere GABA-Antagonisten sind Bicucullin (Alkaloid aus Dicentra cucullaria und Corydalis-Arten; nur experimentelle Bedeutung) und Penicillin (kann bei geschädigter Blut-Hirnschranke, Nierenschaden und/oder extrem hoher Dosierung in das ZNS eindringen, und wirkt dann als Krampfgift; Antidot: Antikonvulsiva aus der Reihe der Benzodiazepinderivate). Der GABA-Antagonismus der genannten Substanzen dürfte jedoch auf verschiedenen Mechanismen beruhen: Bicucullin − kompetitiver Antagonist am postsynaptischen GABA-Rezeptor; Pircrotoxin und Penicillin − Wirkung auf einen der Rezeptoraktivierung nachfolgenden Mechanismus (etwa Blockierung eines durch GABA geöffneten $Cl^-$-Kanals); Penicillin dürfte darüber hinaus auch noch präsynaptische Wirkungen haben (Hemmung der GABA-Freisetzung und Hemmung der Glutaminsäuredekarboxylase). Hemmstoffe der Glutaminsäuredekarboxylase (typisches Beispiel: Isoniazid, INH) hemmen die GABA-Synthese und sind aus diesem Grund bei entsprechender Dosierung konvulsiv wirksam.

## Pentetrazol

ist ein 1,6-Pentamethylentetrazol, ein synthetisches Produkt und eines der wichtigsten Analeptika.

Pentetrazol erregt das gesamte Nervensystem, die Medulla oblongata scheint jedoch gegenüber dieser Substanz besonders empfindlich zu sein. Atem- und Vasomotorenzentrum werden erregt, ebenso beide Anteile des vegetativen Nervensystems (Folge: Schweißausbrüche, Salivation, Mydriasis, Herzrhythmusstörungen und andere vegetative Symptome nach entsprechend hohen Dosen).

Pentetrazol ist das einzige Analeptikum, das früher zur Auslösung von Krämpfen (Schocktherapie bei Psychosen) verwendet wurde.

Im Unterschied zu Strychnin und Picrotoxin scheint Pentetrazol ein Synapsenaktivator zu sein, der die Erregungsübertragung an exzitatorischen und inhibitorischen Synapsen fördern kann. Vielleicht zusätzlich GABA-antagonistische Wirkung. Außerdem verkürzt Pentetrazol die synaptische Erholungszeit und ist damit ein Antagonist von Trimethadion und anderen Oxazolidindionen (daher auch verwendet zur pharmakologischen Auswertung von Petit mal-Mitteln, s. S. 120).

Pentetrazol wirkt kurz und schnell.

## Nicethamid

ist Nikotinsäurediäthylamid, wirkt im wesentlichen wie Pentetrazol und hat eine ausgeprägte atemanregende Wirkung (vielleicht nicht nur direkte Wirkung auf das Atemzentrum – Zunahme der Empfindlichkeit gegenüber $CO_2$ – sondern auch Erregung der Chemorezeptoren des Carotissinus). Eine zentral dämpfende Wirkungskomponente ist beschrieben worden.

## Etamivan

ist Vanillinsäurediäthylamid und ist chemisch und pharmakologisch dem Nicethamid ähnlich (jedoch scheinbar ohne zentral dämpfende Wirkungskomponente). Es hat ebenfalls eine starke atemanregende Wirkung, der dieser Wirkung zugrunde liegende Mechanismus ist jedoch umstritten.

## Bemegrid

ist 4-Äthyl-4-methylpiperidin-2,6-dion. Trotz seiner chemischen Ähnlichkeit mit den Barbituraten ist seine zentral erregende bzw. konvulsive Wirkung unspezifisch und mit jener des Pentetrazol vergleichbar, allerdings länger anhaltend.

Eine weitere, ebenfalls häufig als zentrales Analeptikum bezeichnete Substanz, soll wegen ihrer andersartigen Wirkung kurz erwähnt werden: *Lobelin,* chemisch ein N-Methylpiperidin-Derivat, ein Alkaloid aus Lobelia inflata, pharmakologisch durch eine nikotinartige Wirkung charakterisiert. Lobelin bewirkt daher (wie Nikotin) eine reflektorische Anregung der Atmung durch Erregung der Chemorezeptoren des Carotissinus. Die Substanz wurde oral als Nikotinentwöhnungsmittel und parenteral (in mg-Dosen i. v.) zur Atemanregung bei verschiedenen Unfällen (Ertrinken, Starkstromunfälle und dergleichen) gegeben; in höheren Dosen bewirkt sie Nausea, Erbrechen und Blutdruckabfall, aber keine Krämpfe.

## Indikationen

Aufhebung oder Abschwächung der durch Hypnotika oder Narkotika ausgelösten zentralen Dämpfung (Bewußtlosigkeit, Narkose) bzw. Atemdepression (bei Vergiftungen, Überdosierungen, am Ende einer Narkose) – früher Hauptindikation, heute kaum noch angewendet.
Chronisch respiratorische Insuffizienz (bei Emphysem, chronischer Bronchitis und dergleichen)
Hypotonie und hypovolämisches Kreislaufversagen.
Pentetrazol kann in der EEG-Diagnostik der Epilepsie zur Aktivierung latenter epileptischer Herde verwendet werden (einfachere Methodik: Hyperventilation).
Einige Analeptika (insbesondere Pentetrazol und Methylphenidat) sollen die „Hirnleistung" (Lernvorgänge, Gedächtnis usw.) steigern können und werden gelegentlich zu diesem Zweck verwendet (s. S. 162).
Kontraindiziert sind alle Analeptika bei der Epilepsie (Ausnahme: Diagnostik, s. oben) und bei allen Zuständen mit erhöhter Krampfneigung.

## Präparate

*Pentetrazol:* nur mehr in Kombinationspräparaten
*Nicethamid:* Coramin®-Tropfen (0,25/ml)
   Beliebt sind Kombinationspräparate mit peripher gefäßverengenden Substanzen (typisches Beispiel: Sympatocard® = Synephrin + Pentetrazol).
*Strychnin* ist als Strychninum nitricum, *Lobelin* als Lobelinum hydrochloricum offizinell.

*Literatur*

Hahn, F.: Analeptics. Pharmacol. Rev. *12,* 447–530 (1960).
Wang, S. C., Ward, J. W.: Analeptics. Pharmac. Ther. B *3,* 123–165 (1977).

# 2.13  Opiate

**Synonyma:** Opioide, Morphin und synthetische Morphinersatzpräparate; engl.: narcotic analgesics.

Arzneimittelgruppe, deren wesentlichste Wirkung die Analgesie ist. Besprochen werden in diesem Kapitel jedoch auch Opiatantagonisten.

## Vorbemerkungen

Es gibt spezifische Schmerzrezeptoren, die offenbar durch verschiedene Substanzen, vorwiegend wohl durch ein Kinin, erregt werden können. Die Leitung der Schmerzimpulse zum Rückenmark erfolgt über dünne Fasern, nämlich A$\delta$ und C-Fasern wobei die A$\delta$-Fasern schneller leiten und für den sogenannten „hellen", gut lokalisierbaren Schmerz verantwortlich sein dürften, die C-Fasern, hingegen langsamer leiten und den sogenannten „dumpfen", schwer lokalisierbaren Schmerz vermitteln dürften. Miterregung der A$\beta$-Fasern (Ursprung: Mechanorezeptoren) reduziert die Schmerzempfindung (über einen im Hinterhorn lokalisierten inhibitorischen Mechanismus). Die erste Umschaltstelle liegt in der Substantia gelatinosa Rolandi im Rückenmark, die auch einer Beeinflussung durch deszendierende Bahnen zugänglich ist. Im Rückenmark werden die Schmerzimpulse über den Tractus spinothalamicus zentripetal geleitet, der aus zwei Anteilen besteht, dem palaeospinothalamischen („dumpfer" Schmerz) und dem neospinothalamischen („heller" Schmerz). Der Tractus spinothalamicus endet an verschiedenen thalamischen Kernen, die Weiterleitung der Impulse erfolgt über thalamokortikale Bahnen zum postzentralen Kortex, aber auch zu anderen kortikalen Arealen wie auch zum limbischen System. Bei der Schmerzwahrnehmung muß zwischen Schmerzlokalisation (postzentraler Kortex), Schmerzerlebnis (frontaler Kortex) und Schmerzerkennung

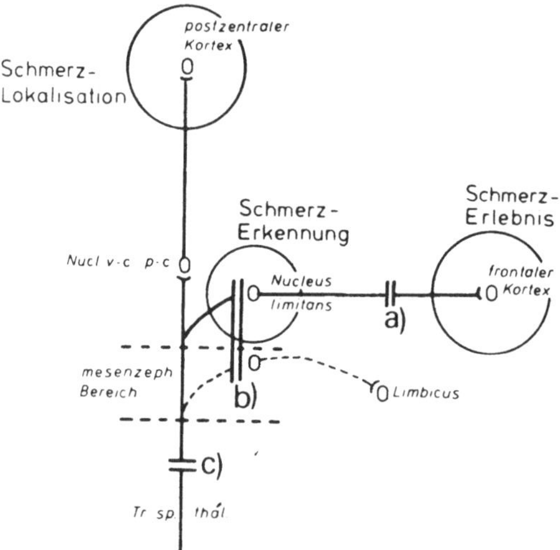


Abb. 14. Schematische Darstellung der drei Teilanalysen Schmerzlokalisation, Schmerzerkennung und Schmerzerlebnis. Das Schmerzerlebnis kann durch Leukotomien, d. h. Durchschneidung frontothalamischer Fasern abgekoppelt werden (*a*). Opiate blockieren den Übertritt der Schmerzmeldungen in den Nucleus limitans und auf Interneurone, die zum Hippokampus weiterleiten (*b*). Unter diesen Umständen wird kein Schmerz mehr empfunden, doch werden die Reize über den Nucleus ventrocaudalis parvocellularis weiterhin lokalisiert. Erst Chordotomien, d. h. Durchschneidungen des Tractus spinothalamicus (*c*) heben auch die Möglichkeit der Schmerzlokalisation auf. (Nach Kubicki, St.: Die Physiologie der zentralen Schmerzverarbeitung. In: Die Neuroleptanalgesie − Bilanz einer Methode (Rügheimer, E., Heitmann, D., Hrsg.), S. 6, Abb. 3. Stuttgart: G. Thieme. 1975)

(Nucleus limitans) unterschieden werden (Abb. 14). Auf spinaler, subkortikaler und kortikaler Ebene ist eine reflektorische Erregung efferenter Systeme möglich („Schmerzverarbeitung"). Bei jeder Beeinflussung des Schmerzes muß zwischen einer Beeinflussung der Schmerzempfindung und einer Beeinflussung der Reaktion auf diese Empfindung unterschieden werden.

### Endorphine und Opiatrezeptoren

Endorphine sind Peptide[1], die drei Gruppen bilden:

1. Abkömmlinge von Pre-proopio-melanocortin (= Corticotropin-$\beta$-lipotropin; Hypophyse): $\alpha$-, $\beta$-, $\gamma$- und $\delta$-Endorphin u. a.;
2. Abkömmlinge von Pre-proenkephalin A (Nebennierenmark): Met-enkephalin, Leu-enkephalin u. a.;
3. Abkömmlinge von Pre-proenkephalin B (Hypothalamus): Dynorphin, Leu-morphin, $\alpha$- und $\beta$-Neo-endorphin u. a.

Die Struktur der erwähnten Enkephaline und Endorphine ist in Abb. 15 dargestellt.

---

| H–Tyr–Gly–Gly–Phe–Met–Thr–Ser–Glu–Lys–Ser– | 10 |
| Gln–Thr–Pro–Leu–Val–Thr–Leu–Phe–Lys–Asn– | 20 |
| Ala–Ile–Ile–Lys–Asn–Ala–Tyr–Lys–Lys–Gly– | 30 |
| Glu–OH | 31 |

Met-Enkephalin: 1–5
Leu-Enkephalin: 1–5, jedoch Leu anstatt Met
$\alpha$-Endorphin: 1–16
$\beta$-Endorphin: 1–31
$\gamma$-Endorphin: 1–17
$\delta$-Endorphin: 1–27

---

Abb. 15. Aminosäuresequenzen der menschlichen Endorphine. (Nach Adler, W. M.: Opioid peptides. Life Sci. *26*, 497–510 (1980)).

Weitere natürlich vorkommende Peptide mit endorphinartiger Struktur (und Wirkung):
$\beta$-Casomorphine, Bruchstücke aus $\beta$-Casein, isoliert aus Milch;
Dermorphine, isoliert aus der Haut der südamerikanischen Frösche Phyllomedusa sauvagei und P. rhodei;
u. a. m.

---

[1] Im ZNS werden verschiedene andere Peptide synthetisiert, die – zum Teil neben ihrer Hormonwirkung – ausgeprägte zentrale Wirkungen entfalten, so z. B. ACTH, TRH, LRH, MSH, Somatostatin u. a.

Zusätzlich existieren bereits zahlreiche synthetische Präparate, wie z. B. D-Ala$^2$-Leu-Enkephalin, D-Ala$^2$-D-Leu$^5$-Enkephalin oder Enkephalinamid-Derivate, die gegenüber dem enzymatischen Abbau (s. u.) stabiler sind als die natürlich vorkommenden Peptide.

*Gemeinsame chemische Struktur* der meisten Endorphine (zumindest von $\alpha$-, $\beta$-, $\gamma$- und $\delta$-Endorphin, Met- und Leu-Enkephalin, sowie Dynorphin): Aminosäuresequenz Tyr-Gly-Gly-Phe, wobei insbesondere das terminale Tyrosin wichtig zu sein scheint (Ähnlichkeit mit dem hydroxylierten A-Ring im Morphinmolekül!).

Die Enkephaline sind sehr wahrscheinlich Transmittersubstanzen an hemmenden Synapsen, und zwar vom Typ der prä- und/oder postsynaptischen Hemmung. Jedenfalls ist bekannt, daß Neurone, die an ihren Endigungen Enkephaline freisetzen, kurz sind, es sich dabei also um (inhibitorische) Schaltneurone handeln könnte; an eben denselben Stellen findet sich meist auch Substanz P. Enkephaline werden im Organismus rasch abgebaut; es gibt bereits Substanzen, die das für diesen Abbau verantwortliche Enzym (Enkephalinase, eine Dipeptidylcarboxypeptidase) zu hemmen vermögen (Thiorphan = DL-3-Mercapto-2-benzylpropanoyl-glycin; zeigte in experimentellen Untersuchungen eine analgetische Wirkung[1]).

Die *physiologische Bedeutung* der Endorphine ist umstritten. Sicher ist, daß sie bei bestimmten Applikationsarten analgetisch wirken und auch in anderer Beziehung den Opiaten ähnlich sind, so gibt es z. B. Anhaltspunkte dafür, daß sie, ebenso wie Opiate, Abhängigkeitserscheinungen erzeugen können, weswegen in die praktische Bedeutung synthetisch hergestellter Peptide mit endorphinartiger Struktur und Wirkung keine allzu großen Hoffnungen gesetzt werden. Endorphine könnten auch bei Psychosen eine Rolle spielen. Es sei daran erinnert, daß früher Depressionen mit Opiumtinktur behandelt wurden. Über die Bedeutung der Endorphine für schizophrene Psychosen gibt es einander widersprechende Hypothesen, und zwar wird sowohl ein Mangel wie auch ein Überschuß von Endorphinen bei der Schizophrenie postuliert (positive Ergebnisse wurden sowohl mit $\beta$-Endorphin als auch mit dem Morphinantagonisten Naltrexon berichtet!).

Die körpereigenen Endorphine sind endogene Liganden der *Opiatrezeptoren,* die nicht körpereigenen Endorphine und die Opiate hingegen deren exogene Liganden. Ursprünglich wurde die Existenz von nur einem, später von zwei ($\mu$ und $\delta$), dann von drei ($\mu$, $\varkappa$ und $\sigma$[2]) und schließlich von sieben ($\mu_1$, $\mu_2$, $\delta$, $\varkappa$, $\varepsilon$, $\sigma_1$ und $\sigma_2$) oder mehr Rezeptoren angenommen.

Als typische Liganden für diese Rezeptoren gelten:
$\mu$-Rezeptoren: Morphin, Fentanyl, Naloxon;
$\delta$-Rezeptoren: Enkephaline;
$\varkappa$-Rezeptoren: Ketocyclazocin und Äthylketocyclazocin, Bremazocin, Dynorphin;

---

[1]   Roques, B. P., et al.: The enkephalinase inhibitor thiorphan shows antinociceptive activity in mice. Nature *288,* 286–288 (1980).

[2]   Es sollen zuständig sein: der $\mu$-Rezeptor für die supraspinal ausgelöste Analgesie, Atemdepression, Euphorie, Miosis und Hypothermie; der $\varkappa$-Rezeptor für die spinal ausgelöste Analgesie, Sedation und Miosis: der $\sigma$-Rezeptor für die psychotomimetische Wirkung (Halluzinationen bzw. Delirium), Atemanregung, Tachykardie, Mydriasis, und Hyperthermie.

$\varepsilon$-Rezeptoren:  $\beta$-Endorphin;
$\sigma$-Rezeptoren:  N-Allylnorcyclazocin und N-Allylnormetazocin.

Allerdings entfalten praktisch alle Endorphine und Opiate eine, wenn auch unterschiedliche Affinität zu mehreren Typen von Opiatrezeptoren, vergesellschaftet meist auch mit unterschiedlichen intrinsischen Aktivitäten (von rein agonistischen bis zu rein antagonistischen Wirkungen). Dieser Sachverhalt könnte im Extremfall dazu führen, daß jedem Endorphin bzw. Opiat ein ihm eigenes Wirkungsspektrum zukommt[1]. Für die pharmakologische Charakterisierung der einzelnen Opiate und Endorphine existieren typische „Modelle": so enthält z. B. das Meerschweinchen-Ileum $\mu$-Rezeptoren, das Vas deferens der Maus hingegen $\delta$-Rezeptoren.

## Opium

*Opium* ist der eingetrocknete Milchsaft aus den unreifen Kapseln von Papaver somniferum (Garten- oder Schlafmohn, der Menschheit bereits vor 6000 Jahren bekannt), die Opiumalkaloide können aber auch durch Extraktion aus der gesamten Pflanze (Mohnstroh) gewonnen werden. Hauptanbaugebiet ist das sogenannte „goldene Dreieck", das ist jene Gegend, wo Burma, Thailand und Laos aneinandergrenzen, Papaver somniferum wird aber auch in verschiedenen Ländern Kleinasiens kultiviert.

Opium enthält zwei Gruppen von Alkaloiden[2]:
1 − *Phenanthrenderivate:* Morphin, Codein und Thebain, und
2 − *Benzylisochinolinderivate:* Papaverin, Noscapin (Narkotin) und Narcein.

Unterschiede zwischen den beiden Gruppen: Den Alkaloiden der Benzylisochinolingruppe fehlt die typische zentrale morphinartige Wirkung ebenso wie die spasmogene Wirkung auf den Magen-Darm-Trakt; sie sind keine Suchtgifte. Papaverin wird als Spasmolytikum (muskulärer Angriffspunkt), Noscapin als Antitussivum (s. d.) verwendet; Narcein ist bedeutungslos. Allerdings gibt es auch Hinweise auf eine zentrale (möglicherweise DA-antagonistische) Papaverinwirkung.

Medizinisch wird Opium als Opium titratum (10% Morphin), Extractum Opii (20% Morphin) und Tinctura Opii (1% Morphin) verwendet. Unterschiedliche Wirkung gegenüber Morphin vor allem durch den Gehalt an Papaverin bedingt.

---

[1]  Ein kleines Gedankenexperiment: Unter der Annahme von sieben Subtypen von Opiatrezeptoren und vier verschiedenen Möglichkeiten ihrer Beeinflussung (agonistische, partiell agonistische oder antagonistische Aktivität, oder aber fehlende Affinität) könnte es nach den Regeln der Kombinatorik (Variation mit Wiederholung) $4^7 = 16.384$ verschiedene Opiate (Agonisten, gemischte Agonisten/Antagonisten, Antagonisten) mit unterschiedlichem Wirkungsspektrum geben (genauer: $4^7 - 1$, weil eine Substanz mit fehlender Affinität zu allen Subtypen von Opiatrezeptoren nicht als Opiat bezeichnet werden könnte).

[2]  Die Samenkörner von Papaver somniferum, aus den *reifen* Kapseln gewonnen und bei der Zubereitung verschiedener Speisen verwendet, können ebenfalls geringe Mengen (9 bis 374 $\mu$mol/kg) Morphin enthalten (K. Bjerver et al.: Morphine intake from poppy seed food. J. Pharm. Pharmacol. *34*, 798−801, 1982).

# Chemie und Einteilung

*Formelübersicht Opiate*

*Morphin und Morphinderivate*

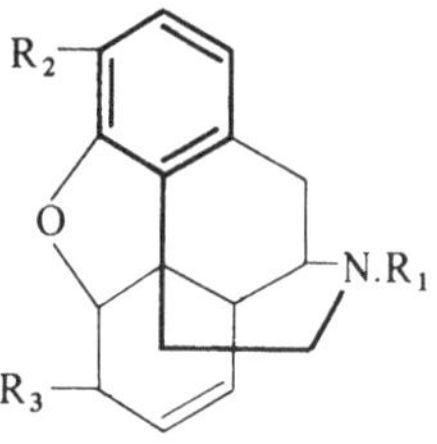

|  | $R_1$ | $R_2$ | $R_3$ |
|---|---|---|---|
| Morphin | $-CH_3$ | $-OH$ | $-OH$ |
| Codein | $-CH_3$ | $-O.CH_3$ | $-OH$ |
| Codethylin | $-CH_3$ | $-O.C_2H_5$ | $-OH$ |
| Diamorphin | $-CH_3$ | $-OOC.CH_3$ | $-OOC.CH_3$ |
| Nalorphin | $-CH_2.CH_2=CH_2$ | $-OH$ | $-OH$ |

Dihydroderivate

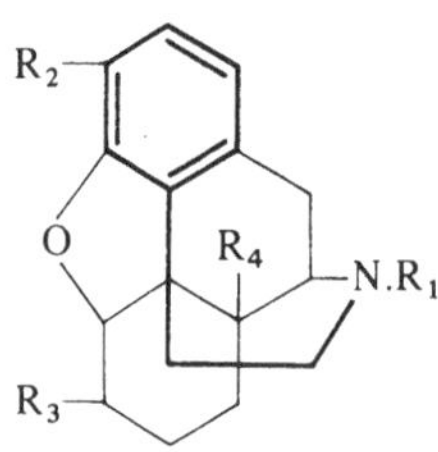

|  | $R_1$ | $R_2$ | $R_3$ | $R_4$ |
|---|---|---|---|---|
| Dihydromorphin | $-CH_3$ | $-OH$ | $-OH$ | $-H$ |
| Dihydrocodein | $-CH_3$ | $-O.CH_3$ | $-OH$ | $-H$ |
| Hydromorphon | $-CH_3$ | $-OH$ | $=O$ | $-H$ |
| Oxymorphon | $-CH_3$ | $-OH$ | $=O$ | $-OH$ |
| Hydrocodon | $-CH_3$ | $-O.CH_3$ | $=O$ | $-H$ |
| Oxycodon | $-CH_3$ | $-O.CH_3$ | $=O$ | $-OH$ |
| Naloxon | $-CH_2.CH_2=CH_2$ | $-OH$ | $=O$ | $-H$ |
| Naltrexon | $-CH_2.\overset{\displaystyle CH_2}{\overset{\diagup\diagdown}{CH}}{-}CH_2$ | $-OH$ | $=O$ | $-OH$ |

*Morphinanderivate*

|  | $R_1$ | $R_2$ |
|---|---|---|
| Racemorphan | | |
| Levorphanol | $-CH_3$ | $-OH$ |
| Dextrorphanol | | |
| Racemethorphan | | |
| Levomethorphan | $-CH_3$ | $-O.CH_3$ |
| Dextromethorphan | | |
| Levallorphan | $-CH_2.CH_2=CH_2$ | $-OH$ |

*Benzazocinderivate*

|  | R |
|---|---|
| Pentazocin | $-CH_2.CH_2=C\big\langle{}^{CH_3}_{CH_3}$ |
| Phenazocin | $-CH_2.CH_2-\langle\text{Phenyl}\rangle$ |
| Cyclazocin | $-CH_2 \cdot \overset{\displaystyle CH_2}{\overset{\diagup\diagdown}{CH}}{-}CH_2$ |

*Formelübersicht Opiate* (Fortsetzung)

*Pethidingruppe*

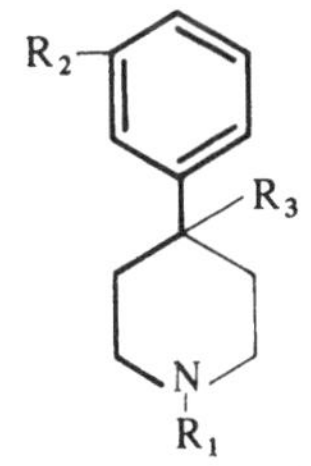

|  | $R_1$ | $R_2$ | $R_3$ |
|---|---|---|---|
| Pethidin | $-CH_3$ | $-H$ | $-COO.CH_2.CH_3$ |
| Ketobemidon | $-CH_3$ | $-OH$ | $-CO.CH_2.CH_3$ |
| Diphenoxylat | 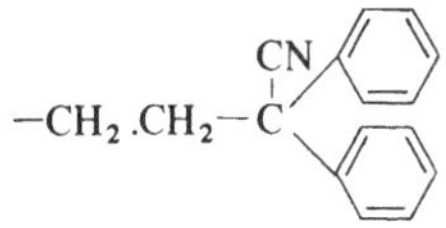 $-CH_2.CH_2-C$ (CN, Phenyl, Phenyl) | $-H$ | $-COO.CH_2.CH_3$ |

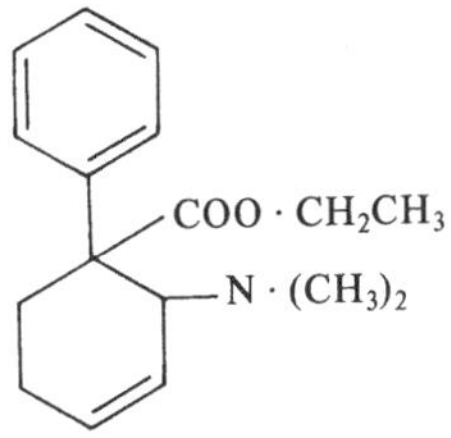

Tilidin

*Methadongruppe und verwandte Substanzen*

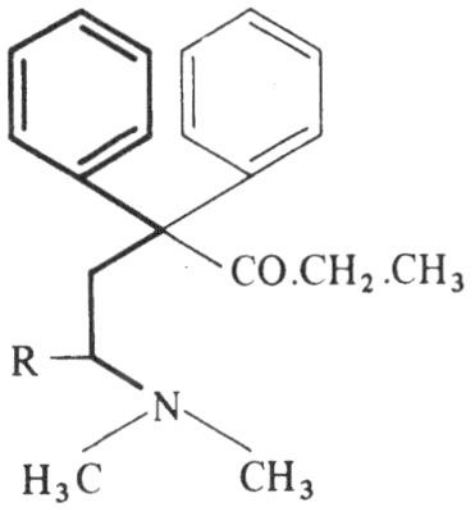

|  | R |
|---|---|
| Methadon | $-CH_3$ |
| Nor-Methadon | $-H$ |

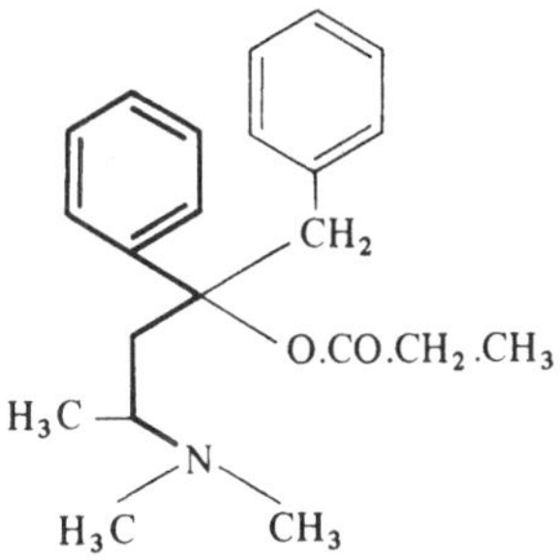

Dextropropoxyphen
Levopropoxyphen

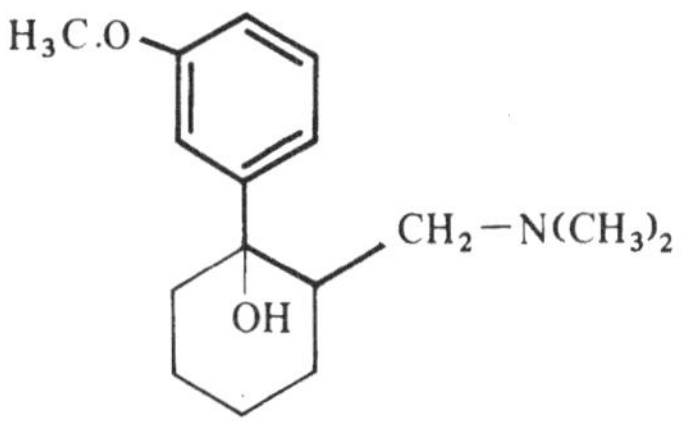

Tramadol

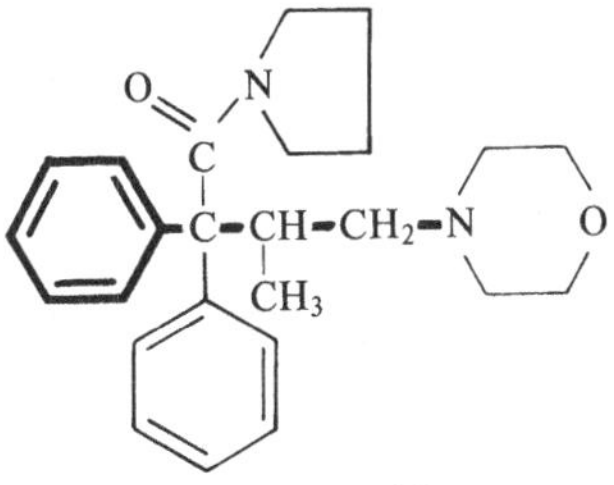

Dextromoramid

Piritramid

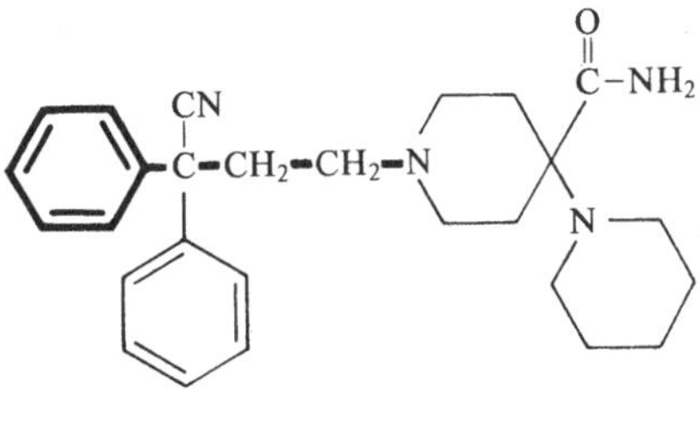

Fentanyl

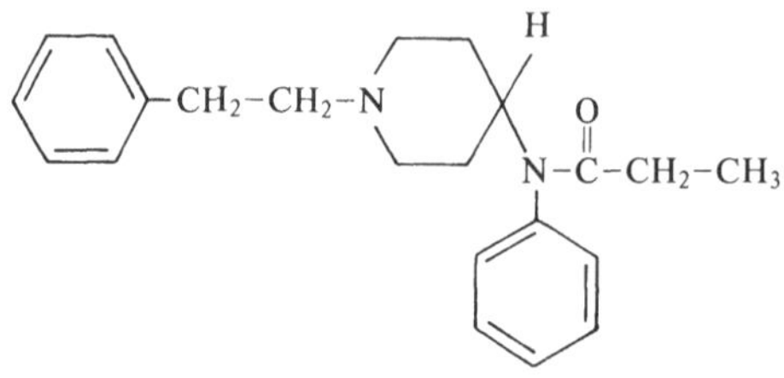

Sufentanil

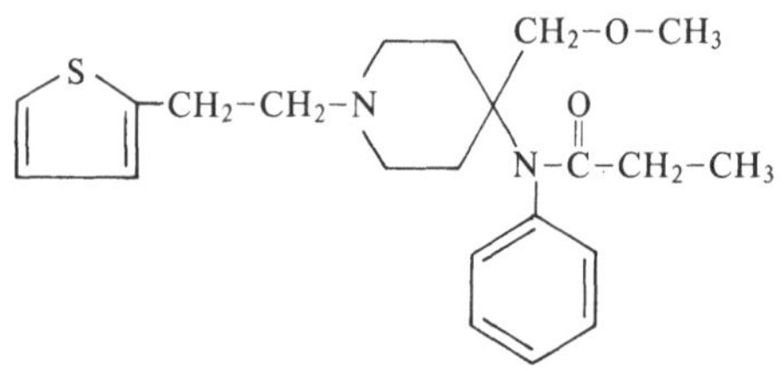

Die meisten Opiate sind durch eine typische chemische Struktur gekennzeichnet, nämlich $R-X-C-C-N$, wobei R ein aromatischer Rest und X ein Zentralatom (C oder N) ohne H ist.

1 Mit dem Morphin-Ringsystem

1.1 Morphin und damit (chemisch) eng verwandte Substanzen, z. B. Nalorphin[+]

1.2 Morphinderivate

1.2.1 Äther und Ester, z. B. Codein*, Codethylin (Äthylmorphin), Thebacon*, Diamorphin, Nicomorphin (Dinicotinyl-morphin)

1.2.2 Dihydroderivate, z. B. Dihydromorphin, Dihydrocodein*

1.2.3 Wie 1.2.2, aber mit zusätzlicher Oxydation der alkoholischen OH-Gruppe, z. B. Hydromorphon, Oxymorphon, Hydrocodon*, Oxycodon*, Naloxon[+], Naltrexon[+]

2 Mit andersartigem Ringsystem

2.1 Morphinanderivate, z. B. Racemorphan, Dextromethorphan*, Levorphanol, Levallorphan[+]

2.2 Benzazocinderivate, z. B. Phenazocin, Pentazocin[+]

2.3 Pethidingruppe, z. B. Pethidin, Ketobemidon, Alphaprodin, Diphenoxylat

2.4 Methadongruppe und verwandte Substanzen, z. B. Methadon, Normethadon; Dextropropoxyphen, Dextromoramid, Piritramid; Fentanyl.

Einige der angeführten Opiate haben eine etwas atypische Struktur, so etwa das der Pethidingruppe zugeordnete *Tilidin,* sowie einige, der Methadongruppe zugeordnete Präparate. *Dextromoramid* (1956 entwickelt) war die Ausgangssubstanz für die Synthese einer Reihe dieser Präparate (*Piritramid, Fentanyl, Sufentanil* u. a.).

Die mit * gekennzeichneten Präparate leiten sich vom Methyläther des Morphins (Codein) ab; bei ihnen steht die antitussive Wirkung im Vordergrund (s. u.). Außerdem sind die Präparate der Methadongruppe antitussiv wirksam.

Bei den meisten der angeführten Präparate ist der Substituent am N eine (oder zwei) $CH_3$-Gruppe(n), in einigen Fällen jedoch ein Allylrest (Nalorphin, Levallorphan, Naloxon), ein einem Allylrest ähnlicher Substituent (Naltrexon, Pentazocin)

oder ein andersartiger Substituent (Phenazocin, Diphenoxylat). Durch diese Modifikation wird das pharmakologische Wirkungsspektrum entscheidend verändert: Die mit $^+$ gekennzeichneten Verbindungen sind reine Morphinantagonisten oder „gemischte" Agonisten/Antagonisten.

Zwei Präparate der Pethidingruppe — *Diphenoxylat* und das chemisch ähnliche *Loperamid* — wirken kaum zentral, wohl aber obstipierend; sie werden daher ausschließlich für die Behandlung von Diarrhöen verwendet (Diphenoxylat in Kombination mit Atropin).

Da für die pharmakologische Wirkung die intrinsische Aktivität der Opiate wichtiger ist als ihre Zugehörigkeit zu einer der oben erwähnten chemischen Gruppen, werden die nachfolgend besprochenen Opiate in drei Gruppen eingeteilt, nämlich in (1) Agonisten, (2) Agonisten/Antagonisten und (3) Antagonisten.

## 2.13.1 Agonisten

### Wirkungsspektrum der Agonisten (Prototypen: Phenazocin, Morphin)

#### Komplexe pharmakologische Wirkungen

Sedativ-hypnotische Wirkung[1] mit Einschränkung der physischen und psychischen Leistungsfähigkeit; ausgeprägte Stimmungsänderung, meist Euphorie, seltener Dysphorie.

#### Pharmakologische Einzelwirkungen

Analgetische Wirkung steht im Vordergrund des Wirkungsspektrums; beeinflußt wird in erster Linie „dumpfer" Schmerz und ebenso in erster Linie Schmerzerkennung und -erlebnis, kaum aber Schmerzlokalisation und Schmerzschwelle

Hemmung des Atemzentrums (insbesondere Herabsetzung der Empflindlichkeit gegenüber $CO_2$) daher Atemdepression (besonders Reduktion der Atemfrequenz, oft auch Störungen der Rhythmizität)

Hemmung des Hustenzentrums — antitussive Wirkung

Hemmung des Brechzentrums, aber Erregung der Chemorezeptorentriggerzone (letztere überwiegt bei niedrigen Dosen — daher: Nausea, Erbrechen)

Hemmung der Temperaturregulation, daher Hypothermie bei niedrigen Umgebungstemperaturen

EEG: Hemmung der Weckreaktion, bei höheren Dosen paroxysmale Tätigkeiten

Endokrine Wirkungen: Ausschüttung von ADH, Hemmung der Ausschüttung von ACTH und Gonadotropinen; Hyperprolactinämie

Miosis[2] (vermutlich infolge Erregung des parasympathischen Westphal-Edinger-

---

[1] Morphin und andere Agonisten haben zwar vorwiegend sedierende, dämpfende Wirkungen, doch lassen sich auch erregende Wirkungskomponenten nachweisen; bei manchen Tierarten — Pferde, Katzen und Mäuse — wirkt Morphin vorwiegend erregend.

[2] Ebenfalls speziesspezifisch: Miosis bei Menschen, Hunden und Kaninchen; Mydriasis bei Affen, Katzen, Ratten und Mäusen.

schen Kernes – eine der wenigen erregenden Morphinwirkungen beim Menschen!)

Experimentell: Wirkungen bzw. Verhaltensweisen, die auf eine Interferenz mit zentralen dopaminergen Funktionen schließen lassen (kataleptogene Wirkung, Hypokinese, Rigor, erhöhte lokomotorische Aktivität, stereotype Bewegungsabläufe)

Komplexe Wirkung auf den Kreislauf (reflektorische Steigerung der Sympathikotonus, direkte zentrale Reduzierung des Sympathikotonus und Steigerung des vagalen Tonus) im Endeffekt Herabsetzung des peripheren Widerstandes und Bradykardie; zusätzlich Histaminfreisetzung

Magen-Darm-Trakt: Hemmung der Sekretionen; Kontraktion der Ringmuskulatur und Hemmung der propulsiven Peristaltik (Erhöhung des zur Auslösung einer Peristaltik notwendigen Darminnendruckes), daher spastische Obstipation; Kontraktion der Sphinkteren; analoge Wirkungen auch an anderen glattmuskeligen Eingeweideorganen (Harntrakt, Gallenwege); daher praktisch immer Kombination mit einem Spasmolytikum (z. B. Atropin oder Opium anstatt Morphin).

## Molekularbiologische Wirkungen

Untersucht und von besonderem Interesse sind die der analgetischen Wirkung zugrunde liegenden molekularbiologischen Wirkungen.

Morphin wirkt analgetisch, wenn es (experimentell) in minimalen Mengen in eine der folgenden zentralen Regionen injiziert wird:

Zentrales Höhlengrau,

Raphekerne,

Rückenmark.

In diesen Regionen (aber nicht nur in diesen) sind auch Opiatrezeptoren nachgewiesen.

Morphin und andere Opiate greifen sicherlich an mehreren Stellen der Schmerzbahn an:

- präsynaptische Hemmung der primär afferenten Neurone und dadurch bedingte verringerte Transmitterfreisetzung (Substanz P und andere) (vermutlich $\mu$- und $\delta$-Rezeptoren);
- postsynaptische Hemmung der aszendierenden spinalen Fasern der Schmerzbahn;
- Aktivierung supraspinaler, inhibitorischer, monoaminerger, deszendierender Systeme, die im Hinterhorn die Erregungsübertragung präsynaptisch hemmen (vermutlich $\mu$-Rezeptoren für diese Aktivierung verantwortlich).

Andere molekularbiologische Wirkungen:

Hemmung der ACh-Freisetzung

Blockierung eines Teiles der 5-HT-Rezeptoren im Magen-Darm-Trakt.

## Wechselwirkungen mit anderen Substanzen

Verstärkung der Wirkung durch verschiedene andere zentral dämpfende Substanzen wie Neuroleptika (praktische Bedeutung bei der Prämedikation) und Antidepressiva

Wirkungsverstärkung durch MAO-Inhibitoren (Kontraindikation!)
Emetische Wirkung kann durch Neuroleptika aufgehoben werden (wichtig bei
    Neuroleptanalgesie, s. S. 47)
Spasmogene Wirkung kann durch Atropin oder Papaverin aufgehoben werden
Aufhebung der meisten Morphinwirkungen durch Morphinantagonisten, am
    besten durch Naloxon oder Naltrexon.
Experimentell:
    Nach Reserpinvorbehandlung (Entspeicherung von NA, DA und 5-HT)
    erhebliche Reduktion der analgetischen Morphinwirkung
    Hypokinese, Katalepsie und Rigor werden durch DA-Agonisten, erhöhte
    lokomotorische Aktivität und stereotype Bewegungsabläufe durch DA-Anta-
    gonisten (Neuroleptika) aufgehoben.

## Nebenwirkungen

ergeben sich größtenteils aus den angeführten Wirkungen:
Nausea, eventuell auch Erbrechen, Obstipation, Stimmungsänderungen (even-
    tuell im Sinn einer Dysphorie), Mundtrockenheit; ferner: Schweißausbrüche
    (Schweißsekretion wird nicht gehemmt!)
Pruritus und andere Folgen der Histaminfreisetzung.

## Weitere Hinweise zur Wirkung

Der der Analgesie zugrunde liegende Wirkungsmechanismus ist nach wie vor nicht völlig geklärt. Sicher dürfte sein, daß Morphin (ebenso wie die anderen Opiate) ein exogener Ligand der Opiatrezeptoren ist; Morphin könnte daher ebenso wie die endogenen Liganden dieser Rezeptoren als Transmitter an hemmenden Synapsen fungieren.

Die wichtigsten Hypothesen, über die analgetische Morphinwirkung sind oben angedeutet. Die Morphinanalgesie hängt offenbar vom 5-HT/DA- oder vom 5-HT/NA-Verhältnis im ZNS ab, wobei eine 5-HT-Reduktion mit einer Reduktion der Analgesie einhergeht. Andere Hypothesen stützen sich in erster Linie auf den Befund, daß Morphin die Schmerzerkennung und das Schmerzerlebnis, nicht aber die Schmerzlokalisation beeinflußt, was auf eine Blockade der Erregungsübertragung vom Tractus spinothalamicus auf den Nucleus limitans schließen lassen könnte (Abb. 14). Oft wurde auch die zentrale Morphinwirkung mit den Folgen der (heute obsoleten) sogenannten Monizschen Operation (präfrontale Lobo- oder Leukotomie, Durchschneidung frontothalamischer Bahnen, rostral von den Arealen 6 und 8; auch in Abb. 14 schematisch dargestellt) verglichen.

Kleinkinder und alte Menschen sind gegenüber Morphin extrem empfindlich (entsprechende Dosisreduktion!).

## Unterschiede zwischen den einzelnen Präparaten

Die Agonisten innerhalb der Gruppe der Opiate unterscheiden sich einerseits in rein quantitativer Beziehung (Wirkungsstärke und Wirkungsdauer) voneinander, andererseits hängt jedoch das Wirkungsspektrum der Agonisten weitgehend von der Art der beeinflußten Rezeptoren ab (so wirkt z. B. *Bremazocin* — ein Opiat mit weitgehend selektiver Affinität zu den $\varkappa$-Rezeptoren — sedativ und analgetisch, nicht aber atemdepressiv). Von allen Opiaten dürfte *Diacetylmorphin* (Heroin[1]) das größte Abhängigkeitspotential aufweisen, und seine Verwendung ist daher in den meisten Staaten verboten[2]; es wird zwar im Organismus zunächst in Monoacetylmorphin und schließlich in Morphin umgewandelt, jedoch sind die acetylierten Verbindungen wesentlich besser lipidlöslich als Morphin und dringen daher besser bzw. schneller (vor allem wichtig bei i. v. Injektion) in das ZNS ein als Morphin. Die *antitussive Wirkung* steht bei Morphinderivaten im Vordergrund, bei denen die phenolische OH-Gruppe mit Methylalkohol veräthert ist (z. B. Codein, Dihydrocodein, Hydrocodon, Oxycodon); das gleiche gilt für einige Präparate mit andersartigem Ringsystem (z. B. Dextromethorphan). *Tramadol,* ein neueres, Codein-ähnliches Opiat, relativ schwach (analgetisch und antitussiv) wirksam (geringe, nicht selektive Affinität zu den Opiatrezeptoren), mit nur geringer oder fehlender atemdepressiver und spasmogener Wirkung und geringem Abhängigkeitspotential, gilt (noch?) nicht als Suchtgift. Bei *rechtsdrehenden Verbindungen* ist die euphorisierende morphinartige Wirkung praktisch nicht mehr vorhanden: Dextromethorphan wird als Antitussivum, Dextro-Propoxyphen als Analgetikum verwendet (es wird gelegentlich als „schwaches Analgetikum", vergleichbar mit den Präparaten der Analgetika-Antipyretika-Gruppe, bezeichnet). Bei den Präparaten der *Pethidin-Gruppe* sind bei erhaltener analgetischer Wirkung zahlreiche andere morphinartige Wirkungen stark reduziert oder fehlend (z. B. die sedierende, atemdämpfende, antitussive, euphorisierende, spasmogene Wirkung); Ähnliches gilt für die Präparate der *Methadon-Gruppe,* die jedoch im Unterschied zu den Präparaten der Pethidin-Gruppe antitussiv wirksam sind (Nor-Methadon wird als Antitussivum verwendet). Bei den Präparaten der beiden letztgenannten Gruppen ist die Gefahr der Entwicklung einer Abhängigkeit geringer als bei Morphin, aber dennoch eindeutig vorhanden.

Von den Opiaten mit atypischer Struktur hat zunächst *Tilidin* eine gewisse Bedeutung: es ist peroral gut wirksam, schwächer analgetisch als Morphin, hat aber trotzdem ein gewisses Mißbrauchs- bzw. Abhängigkeitspotential. *Piritramid* ist etwa gleich stark analgetisch wirksam wie Morphin, wirkt jedoch nicht emetisch (sondern in einigen Versuchsanordnungen sogar antiemetisch), und wird vorwiegend zur Bekämpfung postoperativer Schmerzen verwendet. *Fentanyl* ist bei weitgehendem Fehlen von Kreislaufwirkungen stark (ca. 100mal stärker als Morphin bzw. ca. 500mal stärker als Pethidin) und kurz analgetisch wirksam. Es kann in Dosen von 0,05–0,1 mg/kg als Mononarkotikum oder in Kombination mit Droperidol für die Neuroleptanalgesie (s. S. 47) verwendet werden. *Sufentanil* ist 5–10 mal stärker wirksam als Fentanyl und wurde ebenfalls als Mononarkotikum in der Herzchirurgie eingesetzt. Neuerdings gibt es synthetische Opiate mit noch stärkerer analgetischer Wirksamkeit (z. B. *Carfentanil*).

---

[1]   Das Diacetylderivat des Morphin ist unter der Bezeichnung *Heroin* international bekannt, obzwar es sich dabei um einen Spezialitätennamen handelt; internationaler Freiname: *Diamorphin.*

[2]   In Österreich dürfen nach der Suchtgiftverordnung 1979 (§ 9, Abs. 3) Zubereitungen aus Heroin, Cannabis, Cocablättern, Ecgonin und den im Anhang V dieser Verordnung angeführten Stoffen (das sind Tetrahydrocannabinol und verschiedene Halluzinogene) nicht verschrieben werden.

Erhebliche Unterschiede bestehen auch bezüglich der *Wirkungsdauer* der verschiedenen Agonisten: Fentanyl wirkt extrem kurz (Halbwertszeit etwa 30 min), weswegen die Fentanylanalgesie, wie dies in der Anästhesiologie erwünscht ist, sehr gut steuerbar ist; kürzer als Morphin wirken auch Pethidin und mit diesem verwandte Präparate, länger als Morphin Methadon und ähnliche Verbindungen. Daher ist auch das Morphinabstinenzsyndrom kürzer, aber auch intensiver als das Methadonabstinenzsyndrom.

Die zum Teil erheblichen Unterschiede in der Stärke der analgetischen Wirkung sind vorwiegend dadurch bedingt, daß die einzelnen Opiate verschieden gut lipidlöslich sind und daher verschieden gut in das ZNS eindringen.

Die *Endorphine* werden ebenfalls klinisch angewendet. Beispielsweise bewirken Endorphine, ebenso wie Morphin, bei intrathekaler Injektion eine komplette regionale Schmerzausschaltung; im Unterschied zu Morphin hält jedoch die analgetische Wirkung etwa von 3 mg intrathekal appliziertem $\beta$-Endorphin bis über 48 h an. Bei der klinischen Anwendung von *Enkephalinen* werden praktisch ausschließlich synthetische Präparate verwendet, die gegenüber dem enzymatischen Abbau resistenter sind und daher länger wirken als Leu- oder Met-Enkephalin (z. B. [D-Ala$^2$]-Met-Enkephalinamid).

## 2.13.2 Antagonisten und Agonisten/Antagonisten

Abhängig von ihren Substituenten am N lassen sich die Opiate in eine Reihe einordnen, die vom reinen Agonisten über Agonisten/Antagonisten bis zum reinen Antagonisten reicht; für einige typische Opiate würde diese Reihenfolge folgendermaßen aussehen:

Phenazocin (starker Agonist)

Morphin (Agonist)

Methadon (schwacher Agonist)

Pentazocin  
Butorphanol  
Buprenorphin     Agonisten/Antagonisten bzw.  
Cyclazocin     partielle Agonisten  
Nalbuphin  
Nalorphin

Naltrexon  
Naloxon     reine Antagonisten

Die Unterscheidung zwischen Agonisten/Antagonisten und partiellen Agonisten ist nicht leicht, da sie von den an der Wirkung beteiligten Rezeptorsubtypen abhängt. *Buprenorphin* und *Propiram* gelten als typische partielle Agonisten (im wesentlichen am $\mu$-Rezeptor), *Pentazocin* und *Cyclazocin* als typische Agonisten/Antagonisten (Antagonismus am $\mu$-Rezeptor und Agonismus am $\varkappa$- und $\sigma$-Rezeptor). Zwischen den einzelnen Präparaten bestehen vielfältige Unterschiede, so etwa bezüglich des Vorliegens einer dysphorischen Wirkungskomponente (bei Pentazocin, Butorphanol, Cyclazocin und Nalorphin) und bezüglich der Fähigkeit, das Mor-

phinabstinenzsyndrom zu unterdrücken und/oder auszulösen (meist dosisabhängig).

Vor- und Nachteile der Agonisten/Antagonisten im Vergleich zu reinen Agonisten:

*Vorteile:*

Geringeres Mißbrauchs- bzw. Abhängigkeitspotential, oft auch geringere
Nebenwirkungen.

*Nachteile:*

1 — Bei Dosissteigerung keine proportionale Zunahme, u. U. sogar Abnahme der
analgetischen Wirksamkeit;
2 — Auftreten eines mehr oder weniger stark ausgeprägten Abstinenzsyndroms,
wenn vorher reine Agonisten über längere Zeit gegeben wurden;
3 — Weitgehende Wirkungslosigkeit von reinen Agonisten, die im Anschluß an Ago-
nisten/Antagonisten gegeben werden;
4 — psychotomimetische Nebenwirkungen, insbesondere nach höheren Dosen.
*Wichtigste Agonisten/Antagonisten:* Pentazocin, Buprenorphin und Nalbuphin.
Unter den *Antagonisten* haben Naloxon, und Naltrexon die größte praktische
Bedeutung[1].


**Naloxon**

ist imstande, die meisten Morphinwirkungen (und Endorphinwirkungen!) auf-
zuheben und beim Morphinisten ein akutes Abstinenzsyndrom auszulösen. Naloxon sollte wegen seiner antagonistischen Wirkungen gegenüber den Endorphinen
auch beim Gesunden irgendwelche Symptome auslösen, ist jedoch in dieser Beziehung praktisch wirkungslos. Eine viel diskutierte Wirkung ist die Aufhebung der
durch Akupunktur oder durch elektrische Reizung des zentralen Höhlengraus ausgelösten Analgesie (die dann als durch Endorphine bedingt zu deuten wäre). Andere
viel diskutierte, aber teilweise noch umstrittene Naloxonwirkungen sind:

1. Wechselwirkungen mit verschiedenen anderen Substanzen, z. B. Aufhebung
bzw. Abschwächung der analgetischen Wirkung nicht nur verschiedener Narkotika
(z. B. $N_2O$), sondern auch einer Placebomedikation[2] (!) — was bedeuten würde, daß
diese Analgesien ganz oder teilweise durch eine Endorphinfreisetzung bedingt sind;

2. Wirksamkeit bei verschiedenen psychotischen Zuständen — was bedeuten
könnte, daß Endorphine bei bestimmten Psychosen eine Rolle spielen;

3. Vorhandensein zusätzlicher Wirkungskomponenten, so wurde z. B. eine
GABA-antagonistische Wirkung vermutet[3].

---

[1]  Zusätzlich zu diesen kompetitiven Antagonisten gibt es auch irreversible Antagonisten,
die den Rezeptor alkylieren: Naloxazon (ein Naloxonderivat), Chlornaltrexamin (ein
Naltrexonderivat) u. a.

[2]  Grevert, P., Albert, L. H., Goldstein, A.: Partial antagonism of placebo analgesia by naloxone. Pain *16,* 129—143 (1983).

[3]  Gumulka, S. W., Dinnendahl, V., Schonhofer, P. S.: The effect of naloxone on cerebellar
cGAMP content. A possible GABA-antagonistic action. Arch. Pharmacol. *306,* 169—172
(1979).

### Naltrexon

das N-Cyclopropylderivat von Naloxon, wirkt qualitativ wie Naloxon, jedoch stärker und länger als dieses.

### Nalorphin

wirkt im wesentlichen morphinartig, hat jedoch keine spasmogene Wirkung und verursacht Dysphorie, Denkstörungen und psychotomimetische Effekte (aus diesem Grund nicht als Analgetikum anwendbar); im übrigen nimmt die atemdämpfende Wirkung bei Dosissteigerung nicht zu. Bei früheren Morphinisten wirkt Nalorphin ebenfalls nicht morphinartig; Nalorphin antagonisiert die Morphinwirkung und löst – wie Naloxon – beim Morphinisten ein akutes Abstinenzsyndrom aus. Eine durch Barbiturate und ähnliche Substanzen ausgelöste Atemdämpfung bleibt durch Naloxon unbeeinflußt, wird jedoch durch Nalorphin verstärkt. Chronische Nalorphinzufuhr führt zu Abhängigkeit, jedoch werden – wesentlicher Unterschied gegenüber Morphin und anderen Agonisten! – die Abstinenzerscheinungen nicht als unangenehm empfunden und erzwingen daher auch keine Fortsetzung der Zufuhr.

### Pentazocin

Mehrere Opiate – z. B. Pentazocin, Cyclazocin, Nalbuphin und Butorphanol – stehen chemisch und wirkungsmäßig dem Nalorphin nahe, unterscheiden sich aber trotzdem untereinander wesentlich in ihren Wirkungsspektren. Von diesen Substanzen hat *Pentazocin* derzeit die größte praktische Bedeutung. Es hat sowohl morphinartige, als auch morphinantagonistische bzw. nalorphinartige Wirkungen (insbesondere bei Dosiserhöhung).

Morphin- bzw. nalorphinartige Wirkungen:

Pentazocin wirkt analgetisch, aber ca. 3 bis 4mal schwächer als Morphin; andere morphinartige Wirkungen – z. B. die sedierende und spasmogene Wirkung – sind zum Teil noch schwächer ausgeprägt als bei Morphin. Bei Dosiserhöhung auf ca. 100 mg wirkt Pentazocin psychotomimetisch (ebenso wie Nalorphin). Die Pentazocinwirkungen sind durch Naloxon, nicht aber durch Nalorphin aufhebbar.

Pentazocin hat ein gewisses Abhängigkeitspotential (etwa vergleichbar oder geringer (?) als Codein; und offenbar nur bei parenteraler Verabreichung), das Abstinenzsyndrom ist geringer als nach chronischer Morphinzufuhr. Bei Pentazocinabhängigkeit kann ein akutes Abstinenzsyndrom durch Naloxon, nicht aber durch Nalorphin ausgelöst werden.

Morphinantagonistische Wirkungen:

Beim Morphinisten kann Pentazocin das durch Morphinentzug ausgelöste Abstinenzsyndrom nicht verhindern (nicht zuletzt aus diesem Grund ist in vielen Ländern Pentazocin nicht als „Suchtgift"[1] eingestuft). Als Morphinantagonist ist Pentazocin ca. 50mal schwächer wirksam als Nalorphin.

---

[1] Die Sonderstellung von Pentazocin geht auch aus der österreichischen Gesetzgebung hervor: In der Suchtgiftverordnung 1979 ist Pentazocin im Unterschied zu den anderen Opiaten im Anhang IV, gemeinsam mit Amphetamin, Methamphetamin und verwandten Substanzen, angeführt (da Pentazocin in der „Einzigen Suchtgiftkonvention 1961" nicht genannt wird).

## Indikationen

### Agonisten

Schmerz, wenn es sich um einen Schmerztyp handelt, der durch Opiate beeinflußt werden kann und wenn er voraussichtlich nicht über längere Zeit bestehen bleiben wird (wegen Gefahr der Abhängigkeitsentwicklung); verwendet werden dafür vor allem die synthetischen Opiate mit starker analgetischer Wirkungskomponente (Prototyp: Pethidin), neuerdings auch synthetische Endorphine (z. B. Metkephamidacetat, das bei i. m. Zufuhr etwa ebenso stark analgetisch wirkt wie Pethidin).

Zur psychischen Beruhigung (und Schmerzbekämpfung) z. B. im Endstadium maligner Erkrankungen, beim Myokardinfarkt.

Für die Prämedikation in der Anästhesiologie (s. S. 46)

Husten, s. Antitussiva.

Typische Morphindosis: 10 bis 20 mg s. c. Morphin und andere Opiate können auch intrathekal (Morphindosis ca. 1 mg) oder epidural gegeben werden, z. B. Einstich wie bei Lumbalanästhesie; in diesem Fall Effekt vergleichbar mit Lumbalanästhesie, jedoch wesentlich längere Wirkungsdauer und spezifische Schmerzausschaltung.

### Agonisten/Antagonisten (Pentazocin)

Schmerz, s. oben.

Gelegentlich werden spezielle Indikationen angegeben, z. B. spastische Schmerzen im Bereich des Magen-Darm-Traktes (wegen der geringeren spasmogenen oder sogar spasmolytischen (?) Wirksamkeit); außerdem soll Pentazocin bei Schmerzarten − z. B. Kopf- oder Zahnschmerzen − wirksam sein, bei denen die typischen Agonisten unwirksam sind.

Vorsicht: Nach einer Pentazocininjektion sind Agonisten weitgehend wirkungslos!

### Antagonisten (insbesondere Naloxon)

Zur Behandlung einer Vergiftung mit einem Opiat oder zur Beendigung einer akuten Opiatwirkung; ebenso zur Behandlung einer Atemdepression von Neugeborenen, wenn diese durch Opiatverabreichung an die Mutter während der Geburt ausgelöst wurde.

Im Rahmen von Entziehungskuren von Morphinisten (analog zur Anwendung von Disulfiram bei Alkoholikern).

Zur Diagnose einer Opiatabhängigkeit: Auftreten von akuten Abstinenzerscheinungen wenige Minuten nach der Injektion kleiner Naloxondosen.

Bei bestimmten Psychosen − derzeit noch umstritten.

Ferner: peripheres Kreislaufversagen; Hyperkapnie; Apoplexie; Vergiftungen mit zentral dämpfenden Pharmaka (auch Äthanol).

## Präparate

*Opium* (wegen des Gehaltes an spasmolytisch wirksamem Papaverin unter Umständen zweckmäßiger als eine Reinsubstanz), offizinell als Opium titratum (10% Morphin), Extractum Opii (20% Morphin) und Tinctura Opii (1% Morphin); ferner: Pantopon-„Roche"®-Amp.

*Morphin:* Morphinum hydrochloricum-Amp. (10 und 20 mg), auch in Kombination mit Atropin. *Morphin zur oralen Verabreichung:* Mundidol retard® 10 mg (und 30 mg)-Filmtabl. (enthalten Morphinsulfatpentahydrat).

*Nicomorphin:* Vilan®-Tabl. (5 mg), -Amp. (10 mg), -Supp. (10 mg).

*Pentazocin:* Fortral®-Amp. 30 mg, -Suppositorien 50 mg, -Tabl. 50 mg.

*Buprenorphin:* Temgesic®-Sublingualtabletten (0,2 mg), 0,3 mg-Ampullen.

*Tramadol:* Tramal® 50 mg- und 100 mg-Amp., 50 mg-Kapseln, Supp. (100 mg).

*Pethidin:* Dolantin®-Zäpfchen (0,1); Alodan®-Amp. (0,1), auch in Kombination mit Atropin.

*Methadon:* Heptadon® 5 mg (und 10 mg)-Amp.

*Piritramid:* Dipidolor®-Amp. (15 mg).

*Nalorphin:* Lethidrone®-Amp. (10 mg).

*Naloxon:* Narcanti® 0,4 mg/ml-Amp., -Neonatal 0,02 mg/ml-Amp.

Codein und andere, vorwiegend antitussiv wirksame Opiate s. Antitussiva.

*Literatur*

Adler, W. M.: Opioid peptides. Life Sci. *26*, 497−510 (1980).

Martin, W. R.: Pharmacology of Opioids. Pharmacol. Rev. *35*, 283−323 (1984).

Martin, W. R.: History and development of mixed opioid agonists, partial agonists and antagonists. J. Clin. Pharmacol. *7*, Suppl. 3, 273−279 (1979).

Terenius, L.: Endogenous peptides and analgesia. Ann. Rev. Pharmacol. *18*, 189−204 (1978).

Verebey, K., Volavka, J., Clouet, D.: Endorphins in psychiatry. Arch. Gen. Psychiat. *35*, 877−888 (1978).

# 2.13.3 Anhang

## 2.13.3.1 Andere Analgetika

Üblicherweise werden die Analgetika in zwei große Gruppen eingeteilt: Opiate und Analgetika-Antipyretika. Die Analgetika-Antipyretika werden hier nicht näher besprochen, da ihre analgetische Wirksamkeit theoretisch durch einen rein peripheren Angriffspunkt (Hemmung der Prostaglandinsynthese u. a.) erklärt werden kann; zusätzlich wird allerdings häufig ein zentraler Angriffspunkt angenommen, insbesondere bei den Präparaten vom Typ des Phenacetin, denen keine antiphlogistische Wirkung zukommt. Im übrigen sind die Analgetika-Antipyretika bei anderen Schmerzsyndromen (insbesondere beim Entzündungsschmerz) indiziert als die Opiate.

Eine wirksame Schmerzbekämpfung ist auch möglich, wenn nur die Ursache des Schmerzes behandelt wird. In diesem Sinn wirken Antiphlogistika beim Entzündungsschmerz, 5-HT-Antagonisten beim Migräneschmerz, Spasmolytika beim spastischen Schmerz und zentrale Muskelrelaxantien bei mit Muskelspannung einhergehenden Schmerzsyndromen, ohne daß man deswegen diese Arzneimittelgruppen als Analgetika bezeichnen könnte.

Darüber hinaus gibt es jedoch eine Reihe von Substanzen, denen offenbar eine „echte" analgetische Wirkung zukommt. So verfügen beispielsweise einige *Narkoti-*

*ka* über eine ausgeprägte analgetische Wirkungskomponente (insbesondere Diäthyläther, Distickstoffoxid und Ketamin), und auch *Äthanol* wirkt relativ stark analgetisch. Über die analgetische Wirkung von *L-DOPA* s. S. 129. Neuerdings konnte für *Clonidin* (Imidazolinderivat, $\alpha_2$-Rezeptor-Agonist) eine relativ starke analgetische Wirkungskomponente nachgewiesen werden. Die analgetische Wirkung von Clonidin ist in mancher Beziehung mit jener der Opiate vergleichbar, jedoch durch Opiatantagonisten vom Typ des Naloxon nicht aufhebbar; möglicherweise ist die analgetische Wirkung von Clonidin und Morphin einem gemeinsamen Angriffspunkt im Locus coeruleus (vgl. S. 3) zuzuschreiben[1].

Vom klinischen Standpunkt beansprucht die Behandlung *chronischer Schmerzzustände* besonderes Interesse; dafür kommen prinzipiell die folgenden Möglichkeiten in Betracht: Analgetika (s. o.), Psychopharmaka; Allgemeintherapie; radiologische Therapie; physikalische Therapie; Chirurgie; Orthopädie und Neurochirurgie; Akupunktur und Elektrostimulation; Nervenblockaden.

In den letzten Jahren hat die Schmerzbehandlung mit *Psychopharmaka* (und einigen anderen psychotropen Substanzen) zunehmend Bedeutung erlangt, nämlich:

*Neuroleptika,* insbesondere Levomepromazin, Perphenazin, Haloperidol;

*trizyklische Antidepressiva* (Thymoleptika), insbesondere Imipramin, Clomipramin, Amitriptylin, Doxepin;

*Antikonvulsiva,* insbesondere Phenytoin, Carbamazepin, Clonazepam;

*Sympathomimetika,* insbesondere Amphetamin;

ferner: Cannabis bzw. dessen Inhaltsstoffe (Tetrahydrocannabinole), sedative $H_1$- Antihistaminika u. a.

Diese Substanzen werden zur Behandlung chronischer Schmerzzustände (etwa schmerzhafte Neuropathien, Neuralgien, Schmerzzustände im Terminalstadium maligner Erkrankungen) verwendet. Einige von ihnen (z. B. Neuroleptika) verstärken außerdem die analgetische Wirkung der Opiate. Beliebt sind Kombinationen, und zwar insbesondere:

*Neuroleptikum + Thymoleptikum,* z. B. Levomepromazin oder Haloperidol + Imipramin oder Clomipramin, Perphenazin + Amitriptylin oder Doxepin;

*Antikonvulsivum + Thymoleptikum,* z. B. Carbamazepin oder Phenytoin + Amitriptylin oder Clomipramin.

Hauptvorteil derartiger Behandlungen im Vergleich zu Opiaten ist das Fehlen eines Abhängigkeitspotentials auch bei langdauernder Medikation. Der Wirkungsmechanismus ist weitgehend ungeklärt, es existieren jedoch mehrere Hypothesen, z. B.:

1. Einfach zu erklären ist die Wirkung der Psychopharmaka bei psychogenen Schmerzen, z. B. die Anwendung von Antidepressiva bei Schmerzen, die Ausdruck einer larvierten Depression sind.

2. Schmerz → Angst → Depression → Schmerz ist ein circulus vitiosus, der durch Psychopharmaka unterbrochen wird. Jedoch: Tranquilizer, obwohl anxiolytisch wirksam, wirken nicht analgetisch (angeblich einzige Ausnahme: Clonazepam, das stark antikonvulsiv wirkt), sondern, ebenso wie die Barbiturate, antianalgetisch.

---

[1]   Fielding, S., Spaulding, Th. C., Lal, H.: Antinociceptive Actions of Clonidine. Psychopharmacology of Clonidine. In: Progress in Clinical and Biological Research *71,* 225−242 (1981).

3. Die Schmerzperzeption wird durch den psychischen Zustand des Patienten moduliert: depressive Verstimmung verstärkt den Schmerz, Erregung (oder Manie) verringert ihn, und Angst kann nicht nur Schmerz verstärken, sondern auch produzieren. Psychopharmaka könnten daher über eine Änderung des psychischen Zustandes analgetisch wirken.

4. Ein peripherer Angriffspunkt (etwa Hemmung der Synthese einer hypothetischen Schmerzsubstanz) wurde ebenfalls diskutiert.

5. Interferenz mit Neurotransmittern im ZNS (am häufigsten diskutiert 5-HT, das bekanntlich beim Schmerz-Syndrom, bei Depressionen und bei der Wirkung von Opiaten, Neuroleptika und Antidepressiva eine wichtige Rolle spielt).

*Literatur*

Budd, K.: Psychotropic drugs in the treatment of chronic pain. Anaesthesia *33*, 531–534 (1978).
Halpern, L. M.: Psychotropics, ataractics, and related drugs. In: Advances in Pain Research and Therapy (Bonica, J. J., Ventafridda, V., eds.), Vol. 2, pp. 275–283 (1979).
Kocher, R.: Use of psychotropic drugs for the treatment of chronic severe pain. Ibid., Vol. 1, pp. 579–582 (1976).
Kocher, R.: Psychopharmaka bei chronischen Schmerzen. Schweiz. med. Wschr. *111*, 1946–1954 (1981).

# 2.13.3.2 Antitussiva

**Synonyma:** Hustenmittel bzw. hustenstillende Mittel. Gelegentlich werden unter der Bezeichnung „Hustenmittel" Expektorantien und hustenstillende Mittel zusammengefaßt.

## Vorbemerkungen

Zwischen Husten- und Atemzentrum bestehen enge funktionelle Beziehungen, jedoch sind die beiden Zentren pharmakologisch unterschiedlich beeinflußbar (so wirken z. B. 4-Aminoindan und Fominoben antitussiv, stimulieren jedoch die Atmung).

Die als Antitussiva verwendeten Substanzen reduzieren Intensität und/oder Frequenz der Hustenstöße, wobei der Angriffspunkt im allgemeinen im ZNS (Hustenzentrum?) liegt. Es gibt jedoch auch Antitussiva mit peripherem Angriffspunkt (z. B. Benzonatat).

## Chemie und Einteilung

*Formelübersicht Antitussiva*

Formeln von Codein und verwandten Verbindungen (Dihydrocodein, Hydrocodon, Oxycodon und Dextromethorphan) sowie Nor-Methadon siehe Formelübersicht Opiate.

*Antitussiva, die dem Methadon mehr oder weniger nahestehen* (außer Nor-Methadon)

Isoaminil

Clobutinol

*Langkettige basische Ester*

Oxeladin

Pipazetat

Pentoxyverin

*Andere Antitussiva*

Noscapin

1    Opiate
1.1  Codein und verwandte Verbindungen, z. B. Dihydrocodein, Hydrocodon, Oxycodon, Dextromethorphan
1.2  Antitussiva, die dem Methadon mehr oder weniger nahestehen, z. B. Nor-Methadon; Isoaminil, Clobutinol
2    Langkettige basische Ester, z. B. Oxeladin, Pentoxyverin, Pipazetat
3    Noscapin (könnte ebenfalls als Opiat bezeichnet werden, ist jedoch ein Alkaloid der Benzylisochinolingruppe des Opiums)

Darüber hinaus wird einer Reihe von anderen Substanzen bzw. Substanzgruppen eine antitussive Wirkung zugeschrieben; erwähnt seien $\beta$-Sympathomimetika (antitussive Wirkung als Folge der Bronchodilatation) und Antihistaminika. Hypnotika wirken nicht prinzipiell antitussiv, Methaqualon hat jedoch eine antitussive Wirkungskomponente.

Eine Ausschaltung peripherer Rezeptoren, z. B. durch Endoanaesthesie wirkt sich ebenfalls im Sinn einer Hustenstillung aus; bei pharyngitischem Reizhusten kann eine lokale Beeinflussung der Pharynxschleimhaut, entweder durch Lokalanaesthetika (z. B. Ethoform) oder durch Mucilaginosa[1] zweckmäßig sein. Prototyp der zentral wirksamen Antitussiva ist Codein.

## Wirkungsspektrum von Codein

Codein wirkt im Prinzip wie Morphin, jedoch bestehen folgende Unterschiede:

Bei gleich guter antitussiver Wirkung wirkt Codein erheblich schwächer sedierend, analgetisch und euphorisierend als Morphin; trotzdem ist es seiner analgetischen Wirkung wegen häufig Bestandteil von analgetisch wirksamen Mischpulvern. Im übrigen wirkt Codein, insbesondere in höherer Dosierung, jedenfalls aber in toxischen Dosen, zentral erregend; bei Kindern kann es im Rahmen einer Vergiftung (relativ häufig – codeinhältige, süß schmeckende Hustensirupe!) zu Krämpfen kommen. Abhängigkeit von Codein ist extrem selten, selbst bei früheren Morphinisten.

Etwa 10% des zugeführten Codeins werden in der Leber zu Morphin demethyliert, was aber für die Codeinwirkung praktisch bedeutungslos sein dürfte. Codein hat zum Opiatrezeptor eine viel geringere Affinität als Morphin.

Codein wird aus dem Magen-Darm-Trakt gut resorbiert.

## Unterschiede zwischen den einzelnen Präparaten

Innerhalb der Gruppe der Opiate ist vor allem die Frage wichtig, ob und inwieweit die einzelnen Präparate erfahrungsgemäß zu einer Abhängigkeit führen. *Dihydrocodein* verhält sich in dieser Beziehung wie Codein. *Hydrocodon* und *Oxyco-*

---

[1]  Mucilaginosa sind Pflanzen mit schleimliefernden Substanzen, die Schleimhäute vor mechanischen Reizen zu schützen imstande sind; sie sind daher auch bei Entzündungen des Magen-Darm-Traktes indiziert. Typische Schleimdrogen sind: Radix Althaeae von Althaea officinalis (Eibisch), Folium Tussilaginis von Tussilago farfara (Huflattich), Flos Verbasci von Verbascum thapsiforme und phlomoides (Königskerze) u. a. m.

*don* sind stärker antitussiv und analgetisch wirksam als Codein, besitzen aber auch ein eindeutiges Abhängigkeitspotential. *Dextromethorphan* hat eine mit Codein vergleichbare antitussive Wirkung und gilt, im Unterschied zum linksdrehenden Isomer, nicht als Suchtgift. *Nor-Methadon* ist stärker antitussiv, aber schwächer analgetisch wirksam als Methadon; beide Präparate gelten als Suchtmittel, haben aber ein geringeres Abhängigkeitspotential als beispielsweise Morphin. *Isoaminil* und *Clobutinol* zeigen nur eine entfernte Verwandtschaft mit Methadon und entfalten auch, abgesehen von der antitussiven Wirkung, keine methadonähnlichen Wirkungen; sie sind keine Suchtgifte. Das gleiche gilt für alle anderen oben angeführten Antitussiva, obschon auch die antitussive Wirksamkeit verschiedener dieser Präparate umstritten ist.

Über den Wirkungsmechanismus der erwähnten Präparate ist wenig bekannt. Die antitussive Wirkung der Opiate dürfte auf eine Dämpfung eines im Hirnstamm lokalisierten „Hustenzentrums" zurückzuführen sein. Andere Antitussiva mögen ebenso wirken, andere Wirkungsmechanismen – peripherer Angriffspunkt oder Unterbrechung des zum Husten führenden Reflexbogens an anderer Stelle – sind jedoch nicht auszuschließen.

## Indikationen

Hauptindikation für die Antitussiva ist Reizhusten, obschon einige dieser Präparate wie z. B. Codein auch ihrer analgetischen Wirkung wegen Verwendung finden. Kontraindiziert sind Antitussiva bei Vorhandensein von Sekret im Bronchialsystem. Häufig werden Antitussiva mit Expektorantien, speziell vom Typ der Sekretolytika, kombiniert. Die Zweckmäßigkeit einer solchen Kombination ist umstritten, ein Argument dafür ist in der Tatsache begründet, daß unter der Wirkung der Antitussiva die Bronchialschleimhaut dazu tendiert, auszutrocknen.

## Präparate

*Codein:* Codeinum hydrochloricum- und Codeinum phosphoricum-Tabl. (0,01 und 0,03) verschiedener Firmen
*Dihydrocodein:* Paracodin®-Tabl. (0,01) und -Sirup (2 mg/ml)
*Dextromethorphan:* Romilar „Roche"®-Dragees (15 mg) und -Tropfen (15 mg/ml)
*Isoaminil:* Peracon®-Hustendragees (40 mg) und -Hustentropfen (50 mg/ml)
*Clobutinol:* Silomat®-Amp. (0,02), -Dragees (0,04) und -Tropfen (0,06/ml)
*Pipazetat:* Selvigon®-Hustentropfen (40 mg/ml)

*Literatur*

Bucher, K.: Antitussive drugs. Physiol. Pharmacol. (Root, W. S., Hofmann, F. G., eds.), Vol. 2, pp. 175–200. New York and London: Academic Press. 1963.
Yoshitoshi Kasé: Antitussive agents and their sites of action. Trends in Pharmacol. Sci. 1980, pp. 237–239.

# 2.14 Pharmaka und Hirnleistung

Da die Hirnleistung in erster Linie im Alter reduziert wird, werden Präparate, die die Hirnleistung steigern (sollen), häufig als Geriatrika bezeichnet (obwohl es Hinweise dafür gibt, daß durch bestimmte Substanzen auch die Hirnleistung gesunder Jugendlicher und Erwachsener gesteigert werden kann); andererseits werden zu den Geriatrika auch Hormon- und Vitaminpräparate, Tonika (was immer man darunter verstehen mag) und Mittel gegen Hyperlipidämien gezählt. Für Substanzen, die die Hirnleistung steigern (sollen), gibt es im übrigen die folgenden Synonyma (größtenteils Phantasienamen):

Psychotonika, Psychoanaleptika, Neurodynamika, Nootropika, psychotrope Energetika, Neurotropika u. a.

Es handelt sich um eine außerordentlich heterogene und umstrittene Arzneimittelgruppe, für die es keine einheitliche Definition gibt, und auch die genannten Bezeichnungen können nicht unbedingt als Synonyma gelten. Die Aussagen über die Wirkungen verschiedener dieser Präparate variieren in der Literatur zwischen „völlig wirkungslos" bzw. „reiner Placeboeffekt" bis zu der Behauptung einer günstigen Beeinflussung verschiedener Beschwerden.

## Vorbemerkungen

Im Alter werden bei Mensch und Tier viele zentrale Funktionen eingeschränkt; so kommt es insbesondere zu einer Reduktion des Lernprozesses und des Gedächtnisses, der sexuellen Aktivität, der Nahrungsaufnahme, des Schlafbedürfnisses, der Motivation und der allgemeinen Aktivität. Im Rahmen des normalen Alterungsprozesses ist die Gehirnmasse (Feuchtgewicht) im Alter von 70 Jahren um 10 bis 15% reduziert, wobei umstritten ist, ob diese Reduktion einer Abnahme der Anzahl der Zellen oder „nur" einer Schrumpfung derselben zuzuschreiben ist. Bei etwa 10% der Menschen im Alter von 60 bis 70 Jahren tritt eine stärkere Reduktion der Gehirnmasse (bis über 30%) ein; drei Gruppen sind dabei zu unterscheiden:

1. Senile (bzw. präsenile) Demenz vom Typ der Alzheimer Krankheit mit primärer Atrophie (Degeneration oder Zellverlust) der Großhirnrinde;

2. Multiinfarkt Demenz, vaskulär bedingt, als Folge einer zerebralen Arteriosklerose[1];

3. Andere Formen, insbesondere extrakranielle Ursachen.

Eine erfolgreiche Pharmakotherapie ist selbstverständlich nur denkbar, wenn lediglich eine zentrale Funktionsstörung vorliegt (etwa im Sinn der Pharmakotherapie des Morbus Parkinson).

Die physiologischen und pathologischen altersbedingten Veränderungen sind ein komplexes Geschehen, das mit affektiven Störungen und intellektuellen Ausfällen einhergeht; für die experimentelle Forschung bieten sich vorrangig zwei Ansatzpunkte an:

---

[1]  Zerebrale Durchblutungsstörungen können klinisch von den vorübergehenden „transitorisch ischämischen Attacken" bis zur irreversiblen „chronisch zerebrovaskulären Insuffizienz" unter verschiedenen Verlaufsformen auftreten.

1. Untersuchungen über altersbedingte Veränderungen zentraler Transmitterfunktionen (vor allem mögliche Veränderung der an Transmittersynthese und -abbau beteiligten Enzyme);

2. Obschon im Alter Störungen des Gedächtnisses nur einen Teilaspekt darstellen, ist die pharmakologische Beeinflußbarkeit des Gedächtnisses einer experimentellen Untersuchung am besten zugänglich und daher auch gut untersucht.

ad 1): Am wenigsten umstritten scheinen Befunde über eine Abnahme der CA-, insbesondere der DA-Funktion in verschiedenen Arealen des Gehirns alter Menschen und Tiere zu sein (vorwiegend als Folge einer Reduktion der synthetisierenden Enzyme und/oder einer reduzierten Rezeptoraktivität); daraus könnte ein Ungleichgewicht (Reduktion) des DA/ACh- bzw. des DA/GABA-Verhältnisses resultieren. Andererseits scheint aber auch der Reduktion des cholinergen Systems (ACh, AChE und Cholinacetyltransferase) in verschiedenen Arealen eine wesentliche Bedeutung zuzukommen; so ist z. B. eine Abnahme der Cholinacetyltransferase um 40 bis 60% bei Zunahme des Alters von 20 auf 50 Jahre festgestellt worden.

ad 2): Gedächtnis: Informationen werden aufgenommen, gespeichert (theoretisch bis zum Tod), und können daher (theoretisch jederzeit) wieder abberufen (erinnert) werden. Die „Speicherung" erfolgt zunächst im Kurzzeitgedächtnis (KZG) (für die Dauer von Sekunden bis Minuten, vielleicht auch Tage) und, daran anschließend, im Langzeitgedächtnis (LZG) (Gedächtnisinhalte werden „konsolidiert"); verschiedentlich wird vor dem KZG noch eine kurze initiale Phase und/oder zwischen dem KZG und dem LZG eine weitere Phase angenommen. Der Mechanismus der initialen Phase(n) dürfte in der primären neuronalen Tätigkeit und deren unmittelbaren Folgen (vielleicht z. B. posttetanische Potenzierung), der Mechanismus des LZG hingegen in einer verstärkten (und veränderten?) Proteinsynthese (als Folge eines erhöhten RNA-Umsatzes) liegen. Umstritten ist jedoch, ob im Rahmen des LZG
–  „Gedächtnisinhalte als Aminosäuresequenzen kodiert" sind oder
–  durch morphologische Veränderungen die Erregungsübertragung an bestimmten Synapsen effizienter wird (oder sogar neue Synapsen gebildet werden).
Tatsache ist jedenfalls, daß die einzelnen Phasen des Gedächtnisses pharmakologisch differenziert beeinflußt werden können.

Dafür einige typische Beispiele:
–  Die kurze initiale Phase und/oder das KZG können durch verschiedene Manipulationen (Elektroschock, Krämpfe nach Zufuhr von Krampfgiften, Narkose u. a.) sehr leicht zerstört werden, die spätere(n) Phase(n) hingegen nicht;
–  Scopolamin hemmt die Konsolidierung, d. h. die Übertragung von Gedächtnisinhalten vom KZG in das LZG (dieser Effekt ist durch Physostigmin aufhebbar); Benzodiazepinderivate dürften eine ähnliche Wirkung haben;
–  Substanzen, die in irgendeiner Weise in synaptische Übertragungsmechanismen eingreifen, wirken offenbar vorwiegend auf das KZG, aber auch auf das LZG, während Substanzen, die in die Proteinsynthese eingreifen (wie Puromycin, Cycloheximid, Acetoxycycloheximid und Anisomycin), praktisch nur das LZG (im Sinne einer retrograden Amnesie) beeinflussen.
Die Wirkung jeder Substanz auf das Gedächtnis hängt in entscheidender Weise nicht nur von der Dosis, sondern auch vom Zeitpunkt der Verabreichung ab!

Ob es eine Einheitshypothese der Amnesie gibt (oder geben kann), ist umstritten. Häufig dafür verantwortlich gemacht werden zentrales Krampfgeschehen und/ oder Hemmung der Proteinsynthese.

Die anatomische Lokalisation des Gedächtnisses ist nach wie vor nicht eindeutig geklärt. Seit langer Zeit wird in diesem Zusammenhang vor allem dem Diencephalon (wichtig für die Deutung des Amnesie-Syndroms bei der Korsakow-Psychose, vgl. S. 177) und dem Hippokampus eine besondere Bedeutung beigemessen, doch mögen andere limbische Strukturen (wie z. B. Fornix, Corpora mammilaria und Nucleus amygdalae) daran ebenfalls beteiligt sein.

Experimentell werden Wirkungen auf das Gedächtnis im allgemeinen durch Bestimmung des Einflusses der zu untersuchenden Substanzen auf Lernprozesse ermittelt, wobei in erster Linie die Methoden der klassischen und operanten Konditionierung[1] angewendet werden (obwohl es bei Tieren auch andere Formen von Lernprozessen gibt[2]). Im Idealfall wird unter dem Einfluß einer wirksamen Substanz eine bedingte Reaktion schneller erlernt sowie mit weniger Fehlern und über eine längere Zeit richtig ausgeführt.

## Chemie und Einteilung

*Formelübersicht Geriatrika*

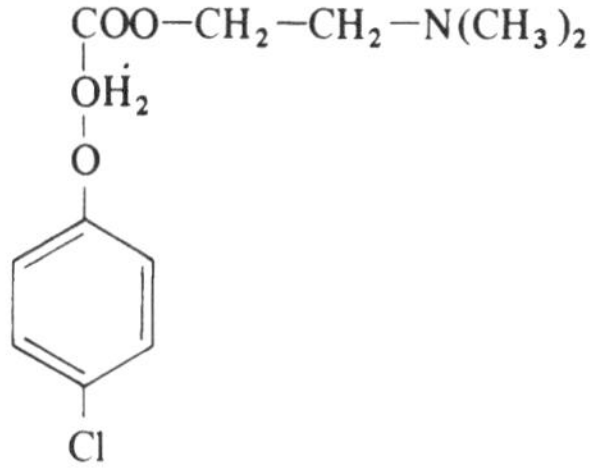

Meclofenoxat

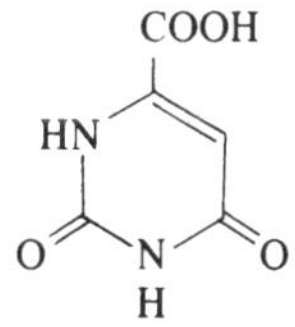

Orotsäure

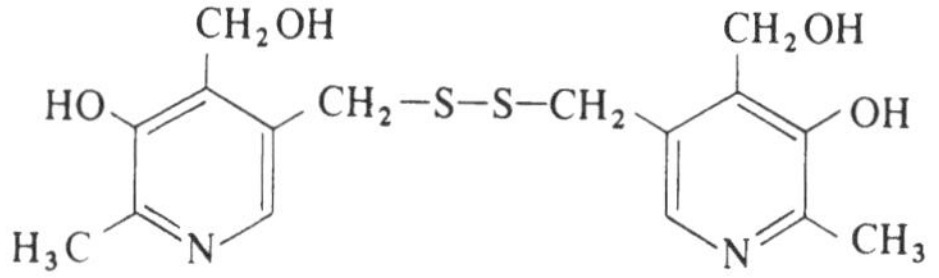

Pyritinol

---

[1]  Verschiedene Formen von bedingten Reaktionen. Klassische Konditionierung: Konditionierter Reiz (z. B. akustisches Signal), oft genug vor dem unkonditionierten Reiz (z. B. Nahrung) angeboten, löst schließlich allein Reaktion (z. B. Salivation) aus. Operante Konditionierung: das Versuchstier lernt, durch eine bestimmte Handlung eine durch ein Signal (konditionierter Reiz) angekündigte Belohnung oder Bestrafung (unkonditionierter Reiz) zu erreichen bzw. zu vermeiden.

[2]  Wichtigste Lernweisen: Lernen durch (1) Übung, (2) Ausbildung bedingter Reflexe, (3) Versuch und Irrtum, und − nur bei höheren Tieren − (4) Nachahmung.

*Formelübersicht Geriatrika* (Fortsetzung)

Piracetam                                              Kavain

Fencamfamin                                            Cinnarizin

Nachfolgend der Versuch einer Einteilung:
1     Substanzen mit primärer Wirkung auf die zerebrale Blutversorgung[1]
1.1   Vasodilatatoren, z. B. Naftidrofuryl, Xanthinolnicotinat, Cinnarizin
1.2   Antikoagulantien, Plasmaexpander, Aggregationshemmer
2     Substanzen mit primärer Wirkung auf die Nervenzellen
2.1   Substanzen, die mit der synaptischen Erregungsübertragung interferieren,
      z. B. L-DOPA und dopaminerge Substanzen (z. B. hydrierte Mutterkorn-
      alkaloide, Lergotril, Amphetamin); MAO-Inhibitoren; cholinerge Substanzen
      (z. B. Physostigmin)
2.2   Psychostimulantien und zentrale Analeptika sowie Pemolin, Dimethylamino-
      äthanol, Fencamfamin, Meclofenoxat
2.3   Substanzen, die in die Proteinsynthese eingreifen, z. B. Orotsäure
2.4   Andere: Pyritinol, Piracetam, Kavain, Procain.

Die angeführten Untergruppen überschneiden sich teilweise, so ist z. B. Amphetamin nicht nur eine dopaminerge Substanz, sondern auch ein Psychostimulans.
   In ihrer chemischen Struktur sind die genannten Substanzen sehr heterogen.
Fencamfamin und Pemolin können den bizyklischen Psychostimulantien zugeordnet werden (Pemolinformel s. Formelübersicht Psychostimulantien); Dimethylaminoäthanol ähnelt dem Alkoholanteil von Procain (Diäthylaminoäthanol); Pyritinol besteht aus zwei durch eine Disulfidbrücke verbundenen Pyridoxinmolekülen;
Orotsäure ist ein Pyrimidinderivat und die wichtigste Muttersubstanz der Pyrimidin-
nucleotide; Piracetam kann als aus GABA und Glycinamid aufgebaut aufgefaßt
werden; Kavain ist ein Naturprodukt, und zwar ein Lakton (ein sogenanntes „Kava-
Pyron") aus Kava-Kava (d. i. die getrocknete Wurzel aus Piper methysticum;
Heimat: Polynesien; von den Eingeborenen als Getränk verwendet). Doch sind auch

---

[1]   Verschiedene Substanzen können eine Schutzwirkung gegen eine (akute) zerebrale Hypo-
      xie oder Anoxie entfalten, so z. B. Barbiturate, Opiate, Neuroleptika, Etomidat u. a.

Einteilungen nach chemischen Gesichtspunkten möglich, etwa nach folgendem Schema[1]:

1 Alkaloide: Mutterkornalkaloide (z. B. Dihydroergotoxin), Papaverin, Vincaminderivate
2 Xanthine: Pentifyllin, Pentoxyfyllin, Xanthinol
3 Piperazine: Cinnarizin, Flunarizin, Piribedil
4 Phenoxyessigsäurederivate: Fenoxedil, Fexicain, Meclofenoxat
5 Phenyläthanolamine: Isoxsuprin, Nylidrin, Oxyfedrin, Tinofedrin
6 Verschiedene: Bencyclan, Betahistin, Cyclandelat, Naftidrofuryl, Piracetam, Pyritinol.

Ein Prototyp dieser Arzneimittelgruppe läßt sich zumindest derzeit noch nicht definieren.

Da eine zerebrale Leistungsminderung durch Durchblutungsstörungen und/oder durch ein Versagen der Funktion der Nervenzellen zustandekommen kann, erscheint es logisch, in derartigen Fällen Substanzen aus den oben angeführten Gruppen zu verabreichen. Tatsächlich gibt jedoch in vielen Fällen von zerebralen Durchblutungsstörungen eine internistische Therapie, etwa mit herzwirksamen Glykosiden, die besten Erfolge. Die Behandlung mit den oben angeführten Substanzen wird hingegen oft sehr kritisch beurteilt, z. B.: „Falls sich durch solche internistische Maßnahmen die psychische Symptomatik nicht bessert, kann aufgrund individueller Erfahrung ein Versuch mit einem handelsüblichen zentraldurchblutungsfördernden und/oder hirnstoffwechselsteigernden Pharmakon gemacht werden. Der behandelnde Arzt muß sich aber bewußt sein, daß eine möglicherweise eintretende Besserung dann auf einen Placebo-Effekt oder einer sehr häufig vorkommenden spontanen Besserung beruhen kann."[2]


## Hinweise auf Wirkungen und mögliche Wirkungsmechanismen
der oben sub 2 genannten Substanzen

Die Literatur über diese Arzneimittelgruppe ist unübersichtlich und widersprüchlich. An experimentellen Befunden werden am häufigsten beschrieben:
— Förderung der Sauerstoff- und Glukoseutilisation durch das ZNS[3]
— erhöhte Resistenz gegenüber Hypoxie und Oligämie
— Anzeichen einer gesteigerten Proteinsynthese
— verbesserte Leistungen bei Lernprozessen, verbesserte Gedächtnisleistung.

Selbstverständlich wurden für die einzelnen Präparate auch jeweils substanzspezifische Wirkungen angegeben, so z. B. für Kavain antikonvulsive und zentral muskelrelaxierende Wirkungen. Über die Wirkungen der dopaminergen Substan-

---

[1] Loew, D. M., Vigouret, J. M.: Pharmacologic Approaches to Gerontopsychiatry. In: Handb. exp. Pharmakol. *55*, 435−459, 1981.

[2] Benkert, O., Hippius, H.: Psychiatrische Pharmakotherapie, S. 225. Berlin-Heidelberg-New York: Springer. 1974.

[3] Das menschliche Gehirn benötigt pro Minute ca. 45 ml Sauerstoff und ca. 80 mg Glukose; es ist gegen Sauerstoffmangel extrem empfindlich und verwendet Glukose als Hauptenergiequelle. Sauerstoffmangel führt, stärker als in jedem anderen Organ, zu einer starken Abnahme des (zerebralen) Gefäßwiderstandes.

zen, der MAO-Inhibitoren, der Psychostimulantien und der zentralen Analeptika s.
die betreffenden Kapitel.

Klinisch wurden bei einigen der erwähnten Präparate sogar verbesserte Hirn-
leistungen bei gesunden Versuchspersonen beobachtet, z. B. eine verbesserte Funktion des LZG nach Physostigminverabreichung[1] (allerdings ist die Physostigmin-
dosis sehr kritisch).

Abgesehen davon, daß eine therapeutische Wirkung der in diesem Kapitel behandelten Präparate vielfach angezweifelt wird (s. oben), sind für diese Substanzen
unzählige mögliche Wirkungsmechanismen beschrieben worden. Nachfolgend
einige typische Beispiele:
- Dopaminerge und cholinerge Substanzen könnten dadurch wirken, daß sie eine
  alterungsbedingte biochemische Funktionsstörung im ZNS korrigieren.
- Insbesondere cholinerge Substanzen (z. B. Arecolin, die Anticholinesterasen
  Physostigmin oder Tetrahydroaminoacridin, sowie die ACh-Vorstufen Cholin
  oder Lezithin) sind *in extenso* allein oder in verschiedenen Kombinationen, allerdings mit sehr unterschiedlichem Erfolg, zur Behandlung der Alzheimer Krankheit bzw. der senilen Demenz verwendet worden; Kurzzeitbehandlung scheint
  auf jeden Fall wirkungslos zu sein[2].
- Als reiner Placeboeffekt wird im allgemeinen die Wirkung von Procain als Geria-
  trikum gedeutet; es wurde jedoch auch argumentiert, daß Procain bzw. seine
  Spaltprodukte eine, wenn auch nur schwach ausgeprägte MAO-Hemmwirkung
  entfalten.
- Das LZG geht mit einer vermehrten Proteinsynthese einher; Orotsäure könnte
  als RNA-Vorstufe in dieser Richtung wirken. Experimentell läßt sich die Orot-
  säurewirkung auf bedingte Reflexe durch das chemisch ähnliche, aber antagonistisch wirkende 4-Azauracil aufheben.
- Zentrale Stimulantien könnten in die für die Ausbildung des KZG notwendigen
  synaptischen Vorgänge eingreifen. Zentrale Stimulantien (und Physostigmin!)
  lösen aber auch eine EEG-Weckreaktion aus, die für die Aufnahme neuer Informationen, für das Erlernen, wichtig zu sein scheint.
- Obwohl Puromycin, Anisomycin und Cycloheximid die zerebrale Proteinsynthese hemmen und vielleicht deswegen eine Amnesie bewirken, kann diese
  Wirkung durch Amphetamin, Coffein, MAO-Inhibitoren u. a. antagonisiert
  werden. Mögliche Erklärung: die Inhibitoren der Proteinsynthese hemmen auch
  die CA-Synthese und könnten aus diesem Grund amnestisch wirken (auch
  Reserpin bewirkt in bestimmten Versuchsanordnungen Amnesie).

Einer besonderen Behandlung bedürfen *senile Erregungs- und Verwirrtheitszustände*. Dabei sind vor allem Neuroleptika (meist aus der Reihe der Butyrophenonderivate, wie z. B. *Haloperidol,* siehe S. 88), ferner *Clomethiazol* (siehe S. 57), ev. auch
sedierende Neuroleptika (wie *Levomepromazin)* indiziert; gegebenenfalls kann eine
Infusionsbehandlung mit Lävulose und Elektrolytlösungen (wenn nötig mit Stro-
phanthinzusatz) sinnvoll sein.


[1] Davis, K. L., Mohs, R. C., Tinklenberg, J. R., Pfefferbaum, A., Hollister, L. E., Kopell,
    B. S.: Physostigmine: Improvement of long-term memory processes in normal humans.
    Science *201,* 272–274 (1978).
[2] Gowdon, J. H.: Neuropharmacology of degenerative diseases associated with aging. Med.
    Res. Rev. *3,* 237–257 (1983).

## Indikationen

Als Indikation wird im allgemeinen eine zerebrale Leistungsminderung (organisches Psychosyndrom) verschiedener Genese (vaskulär oder nicht-vaskulär) angegeben.

## Präparate

*Naftidrofuryl (oxalat):* Dusodril®-Amp. (40 mg), retard-Dragees (50 mg)
*Cinnarizin:* Stutgeron®-25 mg-Tabl., 75 mg-Kapseln, 75 mg/ml-Tropfen
*Meclofenoxat:* Lucidril®-Trockenstechamp. (0,25), -Tabl. (0,1)
*Pyritinol:* Encephabol®-Dragees (0,1), -Saft (80,5 mg/5 ml)
*Piracetam:* Nootropil® 1 g (und 3 g)-Amp., 400 mg-Kapseln, 800 mg-Filmtabl.
*Hydrierte Mutterkornalkaloide:* Hydergin®-Tabl. 1 mg, Hydergin® 2 mg-Tabl., 4,5 mg
    Filmtabl.

*Literatur*

Davis, K. L., Yamamura, H. I.: Cholinergic underactivity in human memory disorders. Life Sci. *23*, 1729−1734 (1978).
Gaitz, C. M., Varner, R. V.: Pharmacotherapy of age-associated brain syndromes. Interdiscipl. Topics Geront. *15*, 169−178 (1979).
Gibbs, M. E., Ng, K. T.: Psychobiology of memory: towards a model of memory formation. Biobehavioral Rev. *1*, 113−136 (1977).
Matthies, H.: The intracellular regulation of the interneuronal connectivity − the molecular foundation of learning processes. Ergeb. exp. Med., Bd. 10, pp. 25−55. Berlin: VEB Verlag Volk und Gesundheit. 1972.
Pradhan, S. N.: Central neurotransmitters and aging. Life Sci. *26*, 1643−1656 (1980).

# 3 Arzneimittelabhängigkeit

**Synonyma:** Drogenabhängigkeit[1], Sucht, Gewöhnung, engl.: drug dependence.

### Zur Terminologie

Die Begriffe „Sucht" (engl.: addiction) und „Gewöhnung" (engl.: habituation) sollten nach Möglichkeit nicht mehr verwendet werden, da sie nicht eindeutig definiert sind. „Gewöhnung" ist jedoch auch ein Synonym für Gewohnheitsbildung bzw. Toleranz (s. unten).

Eine Substanz kann mißbräuchlich angewendet werden: Arzneimittel- oder Drogenmißbrauch (engl.: misuse bzw. abuse)[2]; mißbräuchliche Anwendung kann zu Abhängigkeit führen bzw. wird im Rahmen einer Abhängigkeit eine Substanz mißbräuchlich verwendet.

Viel Verwirrung ist dadurch entstanden, daß die WHO im Laufe der Zeit verschiedene Begriffe zu definieren versucht hat, deren Übersetzung ins Deutsche nicht immer eindeutig war.

# 3.1 Allgemeiner Teil

## Wesen der Arzneimittelabhängigkeit

Eine mißbräuchliche Anwendung kommt auch bei nicht zentral wirksamen Substanzen (z. B. Laxantien) vor, „echte" Abhängigkeit setzt jedoch im allgemeinen eine zentrale Wirkung voraus. Es hat sich als unmöglich erwiesen, für alle Substanzen, die erfahrungsgemäß eine Abhängigkeit auslösen können, also – anders ausgedrückt – ein mehr oder weniger großes „Abhängigkeitspotential" aufweisen, eine einheitliche Definition zu geben. Man unterscheidet daher zweckmäßig sechs Substanzgruppen, die häufig[3] zu Abhängigkeit führen, nämlich

---

[1] Über die Bezeichnung „Droge" s. Fußnote S. 108.

[2] Definition: "the use of a drug when not medically necessary or in excessive amounts" (WHO Committee on Dependence Producing Drugs, WHO Techn. Rep. Ser. *312,* 1965).

[3] Die weltweite Zunahme des „Suchtgiftproblems" – insbesondere seit etwa 1965 – geht aus allen einschlägigen Statistiken hervor. Nach einer Schätzung der WHO gibt es dzt. weltweit etwa 48 Mill. Abhängige (u. zw. für Cannabis 30 Mill., Cocain: mehrere Mill., Opium: 1,7

Opiate
zentral dämpfend wirkende Substanzen wie Hypnotika, Tranquilizer und Alkohol (engl.: general depressants)
Cocain
Amphetamin und verwandte Substanzen
Cannabis und
Halluzinogene.

Dabei muß allerdings berücksichtigt werden, daß es verschiedene weitere (zentral wirksame!) Substanzen gibt, die, wenn auch relativ selten, ebenfalls zu Mißbrauch und/oder Abhängigkeit führen können, wie z. B. organische Lösungsmittel, Antipyretika-Analgetika u. a.

Alle Substanzen der oben erwähnten Gruppen bewirken bei chronischer Zufuhr eine *psychische Abhängigkeit;* sie können, müssen aber nicht notwendigerweise, darüber hinaus auch zu *Toleranz* und *physischer Abhängigkeit* führen. Zusätzlich ist von Interesse, ob eine Substanz bzw. Substanzgruppe bei chronischer Zufuhr auch zu *Organschädigungen* (insbesondere zu einem *organischen Psychosyndrom*) führen und ob sie *Psychosen* auslösen kann.

## Toleranz und physische Abhängigkeit

**Synonyma:**
Für Toleranz: Toleranzsteigerung oder -entwicklung, Gewöhnung;
Für physische Abhängigkeit: körperliche Abhängigkeit, engl.: physical dependence.

Unter Toleranz versteht man die Wirkungsabnahme bei wiederholter Zufuhr bzw. die Notwendigkeit zur Dosissteigerung zwecks Aufrechterhaltung einer gleichbleibenden Wirkung; andererseits beweist das Auftreten von Abstinenzerscheinungen (Abstinenz- oder Entzugssyndrom) nach dem Absetzen einer chronischen Zufuhr, daß eine physische Abhängigkeit vorgelegen hat. Eine Toleranz kommt nicht nur bei zentral wirksamen Substanzen vor (vgl. z. B. die Abnahme der diuretischen Wirkung vom Ammoniumchlorid als Folge der sich entwickelnden Azidose).

Prinzipiell gibt es die folgenden Mechanismen der Toleranzentwicklung:
1 *Metabolische Toleranz* (pharmakokinetische Toleranz: Abnahme der effektiven Konzentration am Rezeptor trotz gleichbleibender Dosierung)
1.1 verringerte Resorption
1.2 beschleunigte Elimination (z. B. infolge Enzyminduktion)
1.3 Immunmechanismen
1.4 veränderte Verteilung
2 *Zelluläre Toleranz* (pharmakodynamische Toleranz)
2.1 Veränderung der Anzahl der Rezeptoren
2.2 Veränderung der Menge anderer Makromoleküle (Proteine, Enzyme)
2.3 Veränderung der Funktion von Transmittersystemen im Sinn einer Adaptation.

Mill., Heroin: 700.000) (U. N. Information Letter, Division of Narcotic Drugs, 1/2, p. 6, 1985). Andererseits hat es das „Suchtgiftproblem" auch schon früher gegeben: zwischen 1925 und 1929 wurden weltweit immerhin mindestens (!) 100 Tonnen Opiate für den illegalen Handel produziert (U. N. Information Letter, Division of Narcotic Drugs, 2/3, p. 2, 1979).

Mehr als ein Mechanismus kann der Toleranzentwicklung durch eine bestimmte Substanz zugrunde liegen.

Unter den *sub 1* genannten Mechanismen dürfte die beschleunigte Elimination als Folge einer Enzyminduktion (d. i. eine vermehrte Synthese mikrosomaler Enzyme in der Leber) am häufigsten vorkommen, z. B. bei länger dauernder Zufuhr von Barbituraten. Immunmechanismen spielen vor allem bei nicht zentral wirksamen Substanzen – z. B. bei Polypeptiden wie Parathormon – eine Rolle, wurden aber auch für Opiate diskutiert. Eine metabolische Toleranz braucht nicht mit einer physischen Abhängigkeit vergesellschaftet zu sein.

Die *sub 2* genannten Mechanismen stellen im wesentlichen Adaptationsphänomene dar, die nach dem Absetzen der Zufuhr „demaskiert" werden; tatsächlich ist eine zelluläre Toleranz immer mit physischer Abhängigkeit vergesellschaftet. Als Prototyp eines Adaptationsvorganges wird meist die sogenannte „Denervationshypersensibilität" angeführt, d. i. die Zunahme der Empfindlichkeit eines quergestreiften Muskels gegenüber ACh nach Denervation (als Folge einer Zunahme von ACh-Rezeptoren) (vgl. auch Abb. 3). Ein anderes Beispiel für eine mögliche Toleranzentwicklung dieser Art: Wenn ein für die Biosynthese eines Transmitters verantwortliches Enzym einer Endprodukthemmung unterliegt und durch eine Abhängigkeit erzeugende Substanz gehemmt wird, kommt es bei wiederholter Verabreichung dieser Substanz zu einer Toleranzentwicklung (wegen der zunehmenden Enzymhemmung), aber auch zu einer zunehmenden Enzymsynthese (wegen abnehmender Endprodukthemmung). Nach Absetzen der Substanz fällt die substanzbedingte Enzymhemmung weg, aber die nunmehr vorhandene große Enzymmenge kann entsprechend große Mengen Transmitter synthetisieren. Modelle wie diese erklären auch, warum die im Rahmen eines Abstinenzsyndroms auftretenden Symptome immer gewissermaßen das „Negativ" der Substanzwirkung sind.

Das Ausmaß des Abstinenzsyndroms ist sehr wesentlich von der *Höhe des zuletzt erreichten Blutspiegels* und von der *Wirkungsdauer* der betreffenden Substanz abhängig; z. B. scheint ein stark ausgeprägtes Abstinenzsyndrom beim Absetzen jener Hypnotika und Tranquilizer aufzutreten, deren Eliminationshalbwertszeit bei etwa 12 bis 20 Stunden liegt (z. B. Meprobamat und Pentobarbital). Eine gegenüber einer Substanz entwickelte Toleranz, gleichgültig welcher Art, kann sich auch auf andere Substanzen erstrecken: *Kreuztoleranz;* ebenso gibt es eine *gekreuzte Abhängigkeit.* Abb. 16 zeigt als Beispiel die Toleranz bei längerer Verabreichung von D-Amphetamin und die fehlende Kreuztoleranz zwischen D-Amphetamin und LSD. Das Phänomen der Kreuztoleranz kann für die Aufklärung des Abhängigkeitspotentials von Substanzen vom Morphin-Typ verwendet werden („Lexington-Test"): erhält ein Morphinist

a) eine andere Substanz vom Morphin-Typ, so verträgt er die Umstellung ohne irgendwelche Erscheinungen;

b) einen Opiatantagonisten, so treten akut Abstinenzerscheinungen auf (vgl. S. 150);

c) eine in dieser Beziehung unwirksame Substanz, so tritt ein Abstinenzsyndrom in gleicher Weise auf, wie wenn Morphin abgesetzt worden wäre.

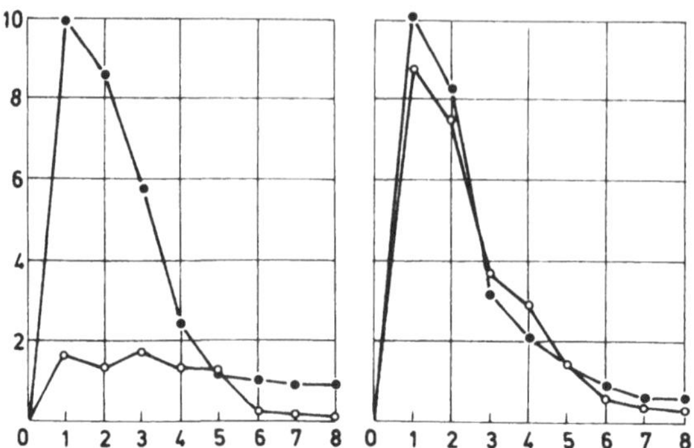

Abb. 16. Toleranz gegenüber D-Amphetamin beim Menschen. Bei den Werten (Ordinate) handelt es sich um positive Antworten auf einem Fragebogen betreffend die Wirkung von D-Amphetamin auf die Stimmung. Abszisse: Zeit nach Verabreichung von 0,6 mg/kg D-Amphetamin in Stunden. Die Toleranzentwicklung (links) ist an der Abnahme der Wirkung nach chronischer Verabreichung von D-Amphetamin für die Dauer von 13 Tagen (O–O) im Vergleich zu den initialen Kontrollwerten (●–●) erkennbar. Das Fehlen einer gekreuzten Toleranz zwischen D-Amphetamin und LSD (rechts) ist aus der praktisch identischen Wirkung von D-Amphetamin initial (●–●) und nach chronischer Verabreichung von LSD für die Dauer von 13 Tagen (O–O) zu erkennen. (Nach Rosenberg, D. E., Wolbach, A. B., jr., Miner, E. J., Isbell, H.: Observations on direct and cross tolerance with LSD and D-amphetamine in man. Psychopharmacologia 5, 1–15 (1963), Fig. 3)

Von einer (neu in der Therapie eingeführten) Substanz wird angenommen, sie hätte ein Abhängigkeitspotential vom Morphin-Typ, wenn sie selbst Abhängigkeit erzeugt (mit Toleranz, psychischer und physischer Abhängigkeit) und sich beim Morphinisten wie oben sub a) genannt verhält. Es gibt allerdings Ausnahmen von dieser allgemeinen Regel, nämlich bei partiellen Antagonisten wie Pentazocin (s. S. 151).

Es gibt keine absolute Toleranz! Der Abhängige verträgt zwar (und braucht meist auch) wesentlich höhere Dosen als der nicht Abhängige, trotzdem treten aber auch bei ihm beim Überschreiten einer bestimmten Dosis toxische Nebenwirkungen auf. Solche Dosisüberschreitungen sind auch die häufigste Todesursache bei Abhängigen.

Arzneimittelabhängigkeit läßt sich auch beim Tier erzeugen. Beim Menschen, bei dem sie im Unterschied zum Tier „spontan" auftritt, ist sie ein vielschichtiges Problem, das eine psychiatrisch-psychologische, soziologische, anthropologische und eben auch eine pharmakologische Seite hat; nur die letztere, obschon vielleicht nicht einmal die wichtigste, kann hier besprochen werden.


### Internationale Verträge über Substanzen mit Abhängigkeitspotential

1909 Shanghai Opium Commission
1912 International Opium Convention
1925 Second Opium Conference Convention
1931 Convention for Limiting the Manufacture and Regulating the Distribution of Narcotic Drugs

1936 Convention for the Suppression of the illicit traffic in Dangerous Drugs
1948 Protocol bringing under international control drugs outside the scope of the
    1931 Convention
1953 Protocol for limiting and regulating the cultivation of the poppy plant, the
    production of international and wholesale trade in and use of opium
1961 Single Convention on Narcotic Drugs
1971 Convention on Psychotropic Substances
1972 Protocol Amending the Single Convention on Narcotic Drugs.
    Wichtig vor allem die Verträge von 1961 und 1971:
- Die Single Convention on Narcotic Drugs (1961) umfaßt – abgesehen von Opium
  und den Opiaten, die schon früher einer Kontrolle unterworfen wurden (Opium
  bereits 1909) – auch Cannabis, Cocain, Cocablätter und Ecgonin (in Schedule I).
- Die Convention on Psychotropic Substances (1971) betrifft Tetrahydrocannabinole und die Psychotomimetika (in Schedule I), Amphetamin und vier weitere
  Weckamine sowie Phencyclidin (in Schedule II), Amobarbital, Cyclobarbital,
  Glutethimid, Pentobarbital und Secobarbital (in Schedule III) sowie elf weitere
  Substanzen (in Schedule IV).

## 3.2 Spezieller Teil

### Die einzelnen Abhängigkeitstypen:

### 3.2.1 Morphin-Typ

Ausgeprägte Toleranz, physische und psychische Abhängigkeit, keine Organschädigungen und auch kein organisches Psychosyndrom.

Triebfeder für den chronischen Morphinmißbrauch ist die typische zentrale
Morphinwirkung mit ihrer Euphorie und der Befreiung von der Notwendigkeit,
Konfliktsituationen selbst lösen zu müssen. Wenn Morphin (oder ein vergleichbares
Opiat) zur Verfügung steht und wenn die Toleranzgrenze nicht überschritten wird,
sind außer einem Mangel an Antrieb und Initiative, eventuell auch Abmagerung,
kaum Symptome feststellbar. Mangelnde Sterilität bei den Injektionen kann zu
Infektionen mit allen Folgen, der Drang, unter allen Umständen Morphin zu erhalten, zu kriminellen Handlungen führen. Todesfälle sind vor allem Überdosierungen
zuzuschreiben.

Die Toleranz entwickelt sich umso schneller, je konstanter der Blutspiegel auf-
recht erhalten, d. h. je regelmäßiger die Zufuhr ist. Bei täglicher Medikation muß zur
Aufrechterhaltung einer konstanten Wirkungsstärke die Anfangsdosis von Morphin
(oder Diamorphin) innerhalb eines Zeitraumes von 19 Tagen auf das Zehnfache (!)
gesteigert werden (Abb. 17); nach einiger Zeit werden Grammdosen (!) vertragen,
doch tritt bei Überschreitung einer bestimmten Dosis, wie bereits erwähnt, immer
Atemlähmung ein. Die Toleranz entwickelt sich nicht gegenüber allen Morphinwirkungen gleich schnell, vor allem (aber nicht ausschließlich) dämpfende Wirkungen
– wie Analgesie, Atemdepression. Sedation, aber auch Euphorie – werden stärker
abgeschwächt als erregende (z. B. Miosis).

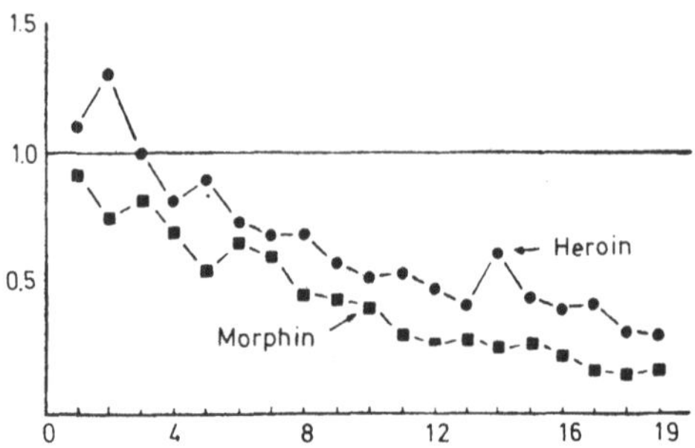


Abb. 17. Toleranzentwicklung gegenüber Heroin und Morphin beim Menschen. Heroin und Morphin wurden durch 19 Tage hindurch, 4mal tgl. i. v., verabreicht, wobei die Heroindosis allmählich von 7,2 auf 76 mg und die Morphindosis allmählich von 18 auf 180 mg gesteigert wurde. Abszisse: Zeit in Tagen; Ordinate: „Toleranzindex", d. i. das Verhältnis jener Dosis, die bei einer nicht-toleranten Versuchsperson die gleiche Wirkungsintensität hätte wie die tatsächlich verabreichte Dosis nach erfolgter Toleranzentwicklung (folglich würde der Wert 1 keinerlei Toleranz, der Wert 0 hingegen komplette Toleranz – die es nicht gibt! – bedeuten). (Nach Martin, W. R., Fraser, H. F.: A comparative study of physiological and subjective effects of heroin and morphine administered intravenously in postaddicts. J. Pharmacol. exper. Therap. *133*, 338–399 (1961), Fig. 6, unterer Teil)

Das Abstinenzsyndrom ist umso stärker ausgeprägt, je höher die zuletzt zugeführte Morphindosis war. Das Maximum wird nach zwei Tagen (nach Verabreichung eines Morphinantagonisten hingegen innerhalb von wenigen Minuten) erreicht, ein völliges Abklingen der Symptome erfordert einen Zeitraum bis zu zwei Wochen. Symptome des Abstinenzsyndroms: Gähnen, gesteigerte Drüsensekretion, Anorexie, Frösteln, extreme Unruhe, Mydriasis, Tremor, Erbrechen, Diarrhöen, Schlaflosigkeit und zahlreiche psychopathologische Erscheinungen. Das Abstinenzsyndrom kann durch Morphin und vergleichbare Opiate aufgehoben werden.

Die psychische Abhängigkeit ist ebenfalls außerordentlich stark ausgeprägt, wodurch sich u. a. die hohe Rückfallquote, auch noch Jahre nach der Entwöhnung, erklärt.

Die Abhängigkeit vom Morphin-Typ ist besser untersucht als alle anderen Abhängigkeitstypen. Unzählige Hypothesen versuchen den Mechanismus der Toleranz und der physischen Abhängigkeit dieses Typs zu erklären. Eine wegen ihrer Einfachheit attraktive Hypothese[1] erklärt z. B. Toleranz und physische Abhängigkeit vom Morphin-Typ in Analogie zur Denervationshypersensibilität: Opiate würden (nach Bindung an Opiatrezeptoren) bei chronischer Verabreichung zunehmend die Freisetzung von Transmittersubstanzen (Katecholamine?) hemmen (Opiatwirkung), worauf die postsynaptische Membran mit einer Zunahme ihrer Empfindlichkeit gegenüber diesen Transmittersubstanzen (Vermehrung der Rezeptoren) reagieren würde (Toleranzentwicklung); nach dem Absetzen der chronischen Zufuhr würde die erhöhte Empfindlichkeit der postsynaptischen Membran einer

---

[1] Collier, H. O. J.: A General theory of the genesis of drug dependence by induction of receptors. Nature *205*, 181 (1965). – Schwartz, J. C., Costentin, J., Mertres, M. P., Protais, P., Beudry, B.: Modulation of receptor mechanisms in the CNS: hyper- and hyposensitivity to catecholamines. Neuropharmacology *17*, 665 (1978).

nunmehr wieder normalen Transmitterfreisetzung gegenüberstehen (Abstinenzsyndrom). Andere Hypothesen versuchen in ähnlicher Weise Toleranz und physische Abhängigkeit durch adaptative Vorgänge an Transmitter-synthetisierenden Enzymen zu erklären. Welche Transmittersubstanzen an derartigen Vorgängen beteiligt sind, ist umstritten; Tatsache ist jedenfalls, daß man durch pharmakologische Manipulationen an verschiedenen Transmittersystemen Toleranz und/oder physische Abhängigkeit beeinflussen kann, ohne die akute Morphinwirkung zu verändern. Interessant sind übrigens auch Befunde, nach denen die Toleranzentwicklung durch Hemmung der RNA- bzw. Proteinsynthese ganz oder teilweise verhindert werden kann.

## Unterschiede zwischen den einzelnen Präparaten

Die einzelnen Opiate unterscheiden sich wesentlich bezüglich ihres Abhängigkeitspotentials.

*Diamorphin* wird üblicherweise als das Opiat mit dem größten Abhängigkeitspotential bezeichnet. Diamorphin wird im Organismus zu Monoacetylmorphin und schließlich zu Morphin umgewandelt. Diacetyl- und Monoacetylmorphin sind jedoch wesentlich besser lipidlöslich als Morphin.

Andererseits haben insbesondere *Methyläther des Morphins* und/oder *rechtsdrehende Opiate* (Codein, Dextromethorphan, Dextropropoxyphen) ein geringes oder fehlendes Abhängigkeitspotential.

Ein geringeres Abhängigkeitspotential als Morphin haben auch die synthetischen Opiate vom Typ des *Methadon* und *Pethidin*. Das Methadon-Abstinenzsyndrom verläuft milder und protrahierter als das Morphin-Abstinenzsyndrom; es wurde daher zur Morphinentwöhnung verwendet: zuerst Umstellung von Morphin auf Methadon, dann Entzug. Ein Ersatz von Morphin durch Pethidin ist kaum möglich.

Allgemein gilt: je länger die Wirkungsdauer einer Substanz, desto weniger ausgeprägt ist das Abstinenzsyndrom (weil in diesem Fall die Rückbildung der adaptativen Vorgänge mit dem Sinken des Blutspiegels eher Schritt halten kann).

Die *partiellen Morphinagonisten bzw. Agonisten/Antagonisten* verleiten im allgemeinen wegen ihrer dysphorischen Wirkungskomponente nicht zu Mißbrauch und Abhängigkeit; allerdings kann z. B. Nalorphin bei chronischer Zufuhr Toleranz und physische Abhängigkeit auslösen (vgl. S. 151).

*Pentazocin* nimmt eine Sonderstellung ein (vgl. auch S. 151):

Pentazocin hat ein geringes Abhängigkeitspotential, doch kann es Toleranz, physische und psychische Abhängigkeit hervorrufen; abhängig werden in erster Linie frühere Morphinisten; das Abstinenzsyndrom ist mild und qualitativ dem der Morphinantagonisten ähnlich bzw. von dem des Morphin verschieden; es kann akut durch Naloxon, nicht aber durch Nalorphin ausgelöst werden;

Pentazocin kann beim Morphinisten Morphin nicht ersetzen;

Pentazocin zeigt nach Morphinverabreichung bzw. beim Morphinisten gewisse morphinantagonistische Eigenschaften.

**Therapie des Morphinismus**

Entzug in einer geschlossenen Anstalt und entsprechende Nachbehandlung (Entwöhnung), die sich unter Umständen über zwei oder noch mehr Jahre erstrecken kann. Es handelt sich dabei vorwiegend um psychiatrisch-psychologische Verfahren, während die medikamentöse Therapie eine nur untergeordnete, eher unterstützende Behandlungsmethode darstellt.

Lebensbedrohliche Abstinenzerscheinungen können nur durch Opiate bekämpft werden, am besten durch Pethidin und ähnliche Substanzen.

Umstellung auf *Methadon* („Methadon-Erhaltungsprogramm") ist zwar möglich, aber umstritten. *Benzodiazepine* sind zwar wirksam, aber wegen ihres Abhängigkeitsrisikos möglichst zu vermeiden. *Clonidin* und *Baclofen* eignen sich gut zur Behandlung des Abstinenzsyndroms (allerdings sind bereits Fälle von Clonidin-Abhängigkeit bekannt geworden; Hypothese: für das Opiat-Abstinenzsyndrom ist zumindest teilweise eine Hyperaktivität des noradrenergen Locus coeruleus [vgl. S. 3] verantwortlich), ebenso trizyklische Psychopharmaka mit anxiolytischer Wirkungskomponente (z. B. *Chlorprothixen, Thioridazin* oder *Amitriptylin* − kein Abhängigkeitspotential!).

# 3.2.2 Alkohol/Barbiturat/Tranquilizer-Typ

Im Deutschen gibt es dafür keine bessere Bezeichnung (engl.: general depressants), gemeint ist damit das Abhängigkeitspotential von Alkohol, Barbituraten und anderen Hypnotika bzw. Sedativa sowie Tranquilizer.

Charakteristik:

Geringeres Abhängigkeitspotential als Opiate, jedoch, wenn − vorwiegend bei entsprechender Disposition − vorhanden, Toleranz, physische und psychische Abhängigkeit, sowie Organschädigungen und organisches Psychosyndrom umfassend[1].

Die Toleranz ist bei den Substanzen dieser Gruppe sowohl metabolischer (Enzyminduktion) wie auch zellulärer Art (genauerer Mechanismus unbekannt). Die Dosis letalis wird nicht oder nur geringfügig erhöht!

Charakteristisch ist für die Substanzen dieser Gruppe, daß sie sedierend-anxiolytisch und − zumindest Alkohol, Barbiturate und verwandte Hypnotika − auch enthemmend-euphorisierend wirken. Im übrigen ist die Symptomatologie der Alkohol- und Hypnotika-Abhängigkeit etwas verschieden.

## Alkohol

Alkohol ist das am weitesten verbreitete „Suchtmittel"[2], im Vergleich zu seiner Verbreitung entwickelt sich echte Abhängigkeit relativ selten und offenbar nur beim

---

[1]  Benzodiazepinderivate und vermutlich auch andere Tranquilizer dürften bei chronischer Zufuhr, im Unterschied zu Alkohol und den Barbituraten, weder zu Organschädigungen noch zu einem organischen Psychosyndrom führen.

[2]  Weltweit sehr unterschiedliche Formen von Trinksitten und Alkoholismus. Extreme sind Länder, in denen der Alkoholkonsum toleriert bzw. ritualisiert ist und andere, in denen ein Alkoholverbot besteht.

Vorliegen einer entsprechenden Disposition; die Abhängigkeitsentwicklung erfolgt im übrigen langsam, über mehrere Jahre. Abgrenzung gegenüber „normalem" Alkoholkonsum unter Umständen nicht einfach; Kriterien sind neben Toleranz, physischer und psychischer Abhängigkeit auch der Kontrollverlust über die Trinkgewohnheiten. Es gibt verschiedene Verlaufsformen des Alkoholismus, wichtig sind insbesondere die sogenannte Gamma-Verlaufsform (periodische Trinker mit wiederkehrenden Alkoholexzessen, wobei psychische Abhängigkeit im Vordergrund steht) und Delta-Verlaufsform (kontinuierliche hohe Alkoholzufuhr, z. B. vorwiegend in Weinbaugebieten, wobei physische Abhängigkeit und Organschädigungen im Vordergrund stehen).

### Symptomatologie

Wichtig für die Diagnose ist das Auftreten von Abstinenzerscheinungen auch bei nur kurzzeitiger Unterbrechung der Zufuhr. Im übrigen bekannte Symptome wie Alkoholgeruch der Exspirationsluft, Kapillarerweiterung im Gesicht, Tremor.

Organschädigungen

> Verdauungstrakt: hypazide oder anazide Gastritis, alkoholische Pankreopathie, Begünstigung des Auftretens von Oesophaguscarcinomen
> Leber: Alkoholhepatitis, Lebersteatose und -zirrhose
> Herz: Kardiomyopathie
> Peripheres Nervensystem: Polyneuritis
> Anämie und Thrombocytopenie
> Laktazidose, Hypoglykämie, Hyperurikämie und Hyperlipidämie
> ZNS: Vielfältige Symptomatologie. Allgemeiner Leistungsverlust, Kritiklosigkeit und dergleichen sowie mehr oder weniger genau definierte Sonderformen wie:
> − Delirium tremens (Delir mit Tremor, Desorientiertheit und Halluzinationen; vorwiegend im Rahmen der Abstinenz, s. unten)
> − Alkoholhalluzinose (akustische Halluzinationen bei erhaltener Orientierung)
> − Organisches Psychosyndrom (Sonderformen: Korsakow-Psychose, Wernicke-Enzephalopathie u. a.), im Extremfall alkoholische Demenz.

Möglicherweise sind einige dieser Erscheinungen sekundäre Folgen der Alkoholzufuhr (z. B. die Polyneuritis Folge eines Vitamin $B_1$-Mangels).

Alkohol wirkt teratogen. Vermutlich sind etwa 5% aller „spontanen" Mißbildungen (Mißgeburten) dem Alkohol zuzuschreiben (etwa 4% den verschiedenen Medikamenten mit teratogener Wirkung). Häufigkeit spontaner Mißgeburten liegt bei 4—6%.

### Abstinenzsyndrom

Das Abstinenzsyndrom kann von leichten Symptomen wie Unruhe, Angst und Tremor bis zu dem als Delirium tremens bezeichneten Symptomenkomplex alle Formen annehmen. Das Delirium tremens tritt frühestens 24 Stunden, spätestens zehn Tage nach der Entziehung auf; Krämpfe kommen innerhalb von 24 Stunden nach der Entziehung vor.

**Therapiehinweise**

Die Therapie der Alkoholkrankheit ist in erster Linie eine psychiatrisch-psychologische.

Symptomatische Behandlung der verschiedenen Organschädigungen wie Polyneuritis, Leberschädigung, Gastritis usw.

Entwöhnung eventuell mit Disulfiram (s. S. 60); ähnlich wirksam ist Metronidazol (Chemotherapeutikum bei Trichomonaden und Amöben), nach dessen Zufuhr bei Alkoholgenuß ein metallischer Geschmack auftritt.

Behandlung des Abstinenzsyndroms

Vorsicht ist mit Medikamenten geboten, die selbst Abhängigkeit auslösen können!

Bei leichteren Abstinenzerscheinungen eventuell Diazepam, bei Krämpfen Phenytoin.

Das Delirium tremens ist eine lebensgefährliche Komplikation (häufigste Todesursachen: Kreislaufversagen und Hyperpyrexie) und erfordert die Einweisung in eine Intensivstation. Neben einer entsprechenden symptomatischen Therapie wie Flüssigkeitsersatz, Elektrolytzufuhr, Infektionsprophylaxe usw. scheint sich Clomethiazol (s. S. 57) am besten bewährt zu haben, das allerdings selbst ein Abhängigkeitspotential hat. Andere zur Behandlung des Delirium tremens verwendete Präparate sind Paraldehyd, Chloralhydrat, Haloperidol und Benzodiazepinderivate.


### Barbiturate

Echte Abhängigkeit ist relativ selten; kürzer wirkende Barbiturate werden bevorzugt. Primär auslösende Ursache ist oft Verordnung als Schlafmittel.


**Symptomatologie**

Vorwiegend psychische Symptome wie Somnolenz, emotionale Labilität, Reizbarkeit, Amnesie und dergleichen, ferner Ataxie, Nystagmus, Schwindel, gelegentlich pathologische Reflexe. Bei chronischer Zufuhr wirken Barbiturate weniger sedierend, eher erregend-euphorisierend. Echte Abhängigkeit setzt − ebenso wie bei Alkohol − eine entsprechende Prädisposition voraus.

Toleranz (und physische Abhängigkeit) entwickelt sich auch hier umso schneller, je höher und je konstanter der Blutspiegel aufrechterhalten wird.

Bei langdauernder Anwendung organische Hirnschädigung.


**Abstinenzsyndrom**

Ähnlich dem Alkohol-Abstinenzsyndrom. Zunächst Erregungszustände, Angst, Nausea und Erbrechen, orthostatische Hypotonie, Tremor, Muskelzuckungen. Maximum der Abstinenzerscheinungen (bei relativ kurz wirksamen Barbituraten) nach 24 bis 36 Stunden. Krämpfe vom grand mal-Typ (bis zum 3. Tag) und Delirien (bis zum 7. Tag nach dem Absetzen) können auftreten.

Je länger wirksam das Barbiturat, desto protrahierter verläuft das Abstinenzsyndrom.

**Therapiehinweise**

Akute Entziehung kann gefährlich sein, daher eventuell allmähliche Dosisreduktion. Bei deliranten Zuständen eventuell Clomethiazol, das allerdings selbst zu Abhängigkeit führen kann (dann: Haloperidol).

## Andere Substanzen

Zahlreiche andere Hypnotika/Sedativa und Tranquilizer haben ebenfalls ein mehr oder weniger großes Abhängigkeitspotential. Nach einer Aussendung der WHO[1] haben von wichtigeren Substanzen dieser Arzneimittelgruppen die folgenden ein „mittleres" oder „hohes Mißbrauchspotential": Chloralhydrat, Methylpentynol, Ethinamat, Meprobamat, Glutethimid, Methyprylon, Methaqualon, Chlordiazepoxid, Diazepam.

Wichtig ist in diesem Zusammenhang, daß Neuroleptika keinerlei Abhängigkeitspotential haben.

# 3.2.3 Cocain-Typ

Ausgeprägte psychische Abhängigkeit, aber keine Toleranz, keine physische Abhängigkeit, keine Organschädigungen; Auslösung von Psychosen möglich.

Cocain (vgl. auch S. 24) ist pharmakologisch aus zwei Gründen wichtig:

1. Cocain wirkt lokalanästhetisch (es war das erste Lokalanästhetikum);

2. es hemmt an adrenergen Nervenendigungen die Rückaufnahme von NA (allerdings haben auch andere Substanzen, z. B. die trizyklischen Antidepressiva eine derartige Wirkung).

Cocain-Abhängigkeit ist relativ selten; die Tatsache, daß es sie gibt, beweist, daß psychische Abhängigkeit allein genügt. Cocain wird geschnupft, injiziert oder — nach Destillation — inhaliert.

Cocain erzeugt, abgesehen von vegetativen, im wesentlichen adrenergen Symptomen (Tachykardie, Hypertonie, Mydriasis und Hyperglykämie), einen zentralen Erregungszustand, der mit Euphorie, Schlaflosigkeit, Unterdrückung des Müdigkeits- und Hungergefühles und mit einer subjektiv empfundenen Leistungssteigerung einhergeht. Halluzinationen, Delirien oder Angstzustände kommen vor. Anfänglich wird die Cocainwirkung nicht unbedingt als angenehm empfunden, erst nach wiederholter Zufuhr tritt der mit Euphorie verbundene Rauschzustand auf. Bei längerem Mißbrauch, insbesondere bei höheren Dosen, treten häufig delirante bzw. psychotische Zustände (Cocaindelir bzw. -psychose) auf, die mit verschiedenen, vorwiegend taktilen Halluzinationen und paranoiden Verhaltensweisen vergesellschaftet sind („schizophrene Reaktion"). Langdauernder Cocainmißbrauch kann mit psychischem und physischem Verfall enden. Die Entziehung ist wegen des Fehlens einer physischen Abhängigkeit relativ unproblematisch.

---

[1]  Isbell, H., Chrusciel, T. L.: Dependence liability of "non-narcotic" drugs. Suppl. to vol. 43 of Bull. WHO, Genf, 1970.

### 3.2.4 Amphetamin-Typ

In diese Gruppe gehören die Weckamine (Psychostimulantien) bzw. Appetitzügler mit Phenyläthylaminstruktur, wobei die Äthylaminseitenkette auch in einen zweiten Ring eingebaut sein kann (s. S. 105).

Psychische Abhängigkeit, Toleranz, aber nur geringgradige physische Abhängigkeit; keine Organschädigungen, jedoch können Psychosen („Stimulantienpsychosen") ausgelöst werden.

Akute Wirkungen s. S. 105. Abhängigkeit kommt relativ häufig vor, oft eingeleitet durch initiale Verwendung als Appetitzügler. Abhängige zeigen neben den verschiedenen adrenergen Symptomen (diese Substanzen sind indirekte Sympathomimetika) meist ein asoziales, aggressives Verhalten, Hyperaktivität, Schlaflosigkeit und Appetitlosigkeit, stereotype Verhaltensweisen, erhöhtes Selbstvertrauen, verbunden mit dem Gefühl gesteigerter körperlicher und psychischer Leistungsfähigkeit. Hohe Dosen können psychotomimetische Effekte haben. Langdauernde, hochdosierte Zufuhr kann, ähnlich wie bei Cocain, zu paranoiden Psychosen führen.

Die Abstinenzerscheinungen sind schwach ausgeprägt; sie stellen, wie immer, gewissermaßen das Negativ der Substanzwirkung dar und sind daher bei Präparaten vom Amphetamin-Typ durch erhöhtes Schlafbedürfnis, Hunger, Müdigkeit und depressive Zustände charakterisiert.

### 3.2.5 Cannabis-Typ

Psychische Abhängigkeit bei minimaler Toleranz und fehlender (oder geringfügiger?) physischer Abhängigkeit; keine Organschädigungen.

Die Droge: Cannabis sativa var. indica (es gibt auch eine var. americana), indischer Hanf. Haschisch: Harz aus den Drüsenköpfchen der weiblichen Hanfpflanze (= Cannabisharz); Marihuana: getrocknete, zerkleinerte, blühende oder Früchte tragende Spitzentriebe der männlichen oder weiblichen Hanfpflanze (= Cannabiskraut); Haschischöl: durch Lösungsmittelextraktion oder Destillation aus dem Cannabiskraut oder -harz hergestelltes Öl (= Cannabisharzextrakt); mehr als 100 verschiedene Synonyma. Als Inhaltsstoffe sind ca. 60 Cannabinoide bekannt: Cannabinol, Cannabidiol usw. sowie — am wichtigsten — mehrere Isomere von Tetrahydrocannabinol (THC). Für die Wirkung verantwortlich dürfte im wesentlichen $\Delta^9$- THC (auch als $\Delta^1$-THC bezeichnet)[1] sein (Gehalt im Cannabisharz 1,4—11 %, im Cannabiskraut 0,1—8% und im Extrakt 6—30%; eine typische Cannabis-Zigarette enthält etwa 5 mg THC, wovon allerdings beim Rauchen nur etwa 25% aufgenommen werden).

$$\Delta^9\text{-THC}$$

---

[1]  $\Delta$ gibt bei organischen Verbindungen die Lage einer Doppelbindung an, also z. B. $\Delta^1$: ausgehend vom Atom Nr. 1.

Die Wirkung von Cannabis bzw. THC ist einzigartig und mit der keiner anderen Substanz vergleichbar. Es gibt mehrere synthetische Cannabinoide (*Nabilone, Levonantradol, Naboctat, Nabitan, Pirnabin* u. a.), deren Wirkungsspektren sich z. T. von jenem des THC unterscheiden und über die bereits klinische Erfahrungsberichte vorliegen.

Die somatischen Symptome der Cannabiswirkung sind Tachykardie, orthostatische Hypotonie, Erweiterung der Conjunctivalgefäße, Hunger und Appetitzunahme (obwohl der Blutzuckerspiegel unverändert ist), gelegentlich auch Nausea, Erbrechen und Diarrhöen, sowie Trockenheit im Mund und Rachen. Die subjektiven Symptome sind zwar von der Höhe der Dosis und von der Art der Zufuhr (Inhalation oder oral), vor allem aber von der Persönlichkeit und Umgebung abhängig. Es entsteht ein mit extremem Wohlbefinden verbundener traumhafter Zustand mit verändertem Bewußtsein, Unmöglichkeit der Konzentration, erheblichen Störungen des Zeit- und Raumerlebnisses, sowie einer Intensivierung vorwiegend der akustischen, aber auch der optischen Wahrnehmungen; das Kurzzeitgedächtnis ist gestört, psychologische Tests werden umso weniger richtig gelöst, je komplexer sie sind. Auf diesen Rauschzustand folgt im allgemeinen Schläfrigkeit oder Schlaf. Höhere Dosen verursachen delirante Zustände mit Illusionen und Halluzinationen, die häufig mit Angstzuständen einhergehen und daher im allgemeinen vermieden werden. Es gibt auch Hinweise auf eine teratogene Wirkung von Cannabisprodukten.

Die akute Toxizität von Cannabis bzw. THC ist minimal, akute Todesfälle infolge Überdosierung kommen kaum vor. Die Halbwertszeit von THC beträgt etwa 20 Stunden, jedoch erfordert die komplette Elimination von THC und von seinen Metaboliten einen Zeitraum von etwa 30 Tagen (!). Bei chronischem Mißbrauch entwickelt sich allmählich eine psychische Abhängigkeit; außerdem ist unter diesen Bedingungen glgtl. das Auftreten von „Cannabispsychosen" und von verschiedenen Persönlichkeitsveränderungen (vor allem das sog. „amotivationale Syndrom") beschrieben worden.

Der Wirkungsmechanismus von THC ist unbekannt. Bindung an „Cannabisrezeptoren" (?) sowie Wechselwirkungen mit Prostaglandinen (insbesondere PGE) sind postuliert worden.

Cannabis bzw. THC wird weltweit völlig unterschiedlich beurteilt. Die Meinungen darüber gehen von dem einen Extrem, nämlich der Forderung nach Freigabe (weil „auch nicht gefährlicher als Alkohol"), über die Behauptung, Cannabis könne eventuell als Medikament[1] verwendet werden, bis zum anderen Extrem, nämlich der Forderung nach absolutem Verkaufsverbot. In den USA wird derzeit Cannabis wie folgt[2] beurteilt:

„a) Marihuana ist keine „sichere" Substanz;

---

[1]  Als mögliche Indikationen (für THC und/oder synthetische Cannabinoide) gelten vor allem (1) Antiemetika bei dem durch Cytostatika ausgelöstem Erbrechen; (2) Glaukom (p. o. oder lokal). Als weitere, therapeutisch nutzbare Wirkungen werden genannt: antikonvulsive, analgetische, broncholytische, anxiolytische, muskelrelaxierende und appetitanregende Wirkungen. Die zentralen Nebenwirkungen aller bisher bekannten Präparate verhindern eine breitere klinische Anwendung.

[2]  U. N. Information Letter, Division of Narcotic Drugs, No. 4−6, p. 4, 1980.

b) im Rahmen einer akuten Intoxikation kommt es zu einer Beeinträchtigung des Lernvorganges, des Gedächtnisses und des Intellekts, sowie zu einer Beeinträchtigung der Fahrtüchtigkeit und anderer psychomotorischer Fähigkeiten;

c) die Verwendung von Marihuana interferiert mit der Lungenfunktion und erzeugt bei gewohnheitsmäßigem Gebrauch bronchiale Reizerscheinungen;

d) es gibt Hinweise dafür, daß Marihuana endokrine Funktionen beeinflußt, ebenso wie die normale psychologische und physische Entwicklung bei Kindern."

## 3.2.6 Halluzinogen-Typ

Halluzinogene – vorwiegend kommen LSD, Meskalin und Psilocybin in Betracht – erzeugen eine vielfältige, von Substanz, Dosis und Persönlichkeit abhängige Symptomatik, über die eine umfangreiche Literatur existiert und die vorwiegend in das Gebiet der Psychiatrie gehört. Die akuten Wirkungen wurden auf S. 110 besprochen. Hier soll nur erwähnt werden, daß in den meisten Fällen die erhoffte „psychedelische Wirkung", die sogenannte „Bewußtseinserweiterung", die Triebfeder für die wiederholte Einnahme ist. Echte psychische Abhängigkeit scheint relativ selten zu sein.

*Literatur*

Clouet, D. H., Iwatsubo, K.: Mechanisms of tolerance to and dependence on narcotic analgesic drugs. Ann. Rev. Pharmacol. *15,* 49 (1975).

Goldstein, A., Aronow, L., Kalman, S. M.: Principles of drug action. New York, Evanston, and London: Harper & Row. 1969.

Razdan, R. K., Howes, J. F.: Drugs related to tetrahydrocannabinol. Med. Res. Rev. *3,* 119–146 (1983).

Sucht und Mißbrauch (Steinbrecher, W., Solms, H., Hrsg.), 2. Aufl. Stuttgart: G. Thieme. 1975.

# 4 Wichtige akute Vergiftungen

# 4.1 Allgemeiner Teil

Die meisten akuten Vergiftungen mit psychotropen Substanzen (und nicht nur mit diesen) erfordern − abgesehen von einer unterschiedlichen Behandlung mit Antagonisten − ein weitgehend einheitliches therapeutisches Vorgehen, das in Toxikologielehrbüchern beschrieben ist und dessen Grundlagen nachfolgend nur kurz skizziert werden sollen.

### Allgemeine Maßnahmen

Überwachung und Aufrechterhaltung der Vitalfunktionen (Atmung, Kreislauf usw.). Je nach Art und Ausmaß der unmittelbaren Vitalgefährdung die entsprechende „unspezifische Elementarhilfe" wie richtige Lagerung (Halbseitenlage − sogenannte „NATO-Lage"), Absaugen der Sekrete aus Mund und oberem Respirationstrakt, Intubation, Beatmung, Schockbekämpfung usw.

### Verringerung der Resorption und/oder Beschleunigung der Elimination

Anzuwendende Maßnahmen abhängig von der Schwere und Art der Vergiftung!

Verringerung der Resorption (bei peroraler Vergiftung):
Tierkohle als Adsorbens, anschließend daran salinisches Abführmittel (am besten Natriumsulfat)
Auslösung von Erbrechen (durch Rachenreizung; Ipecacuanha-Sirup bei Kindern; nur im Notfall Apomorphin, zweckmäßig in Kombination mit einem Sympathomimetikum, z. B. Norfenefrin)
Magenentleerung bzw. -spülung.

Beschleunigung der Elimination:
Forcierte Diurese (= 0,5 l/h), gegebenenfalls kombiniert mit Alkalisierung (mit Natriumhydrogenkarbonat, z. B. bei Phenobarbitalvergiftung)
Dialyse (Hämo- oder Peritonealdialyse)
Hämoperfusion (mit Aktivkohle oder Austauschharzen)[1].

---

[1] Die genannten Maßnahmen sind nur bei schweren Vergiftungen indiziert, und zwar forcierte Diurese bei Vergiftungen mit Barbital, Phenobarbital, Meprobamat und einigen kürzer wirkenden Barbituraten; Dialyse bei Vergiftungen mit Barbital, Phenobarbital, Meprobamat und Methyprylon; Hämoperfusion bei Vergiftungen mit mittellang wirkenden Barbituraten, Monoureiden, Methaqualon, Meprobamat und Piperidindionen. Ob und welche dieser Maßnahmen sinnvoll sind, hängt von Faktoren wie Proteinbindung und Lipidlöslichkeit ab.

Behandlung der Komplikationen, zu denen insbesondere respiratorische Insuffizienz (infolge Verlegung der Atemwege, periphere Atembehinderung oder zentrale Atemlähmung), peripheres Kreislaufversagen mit allen Folgen, Herzarrhythmien, Störungen des Säure-Basen-Gleichgewichtes, Lungenödem, akutes Nierenversagen, Krämpfe sowie Hyper- oder Hypothermie gehören.

### Verabreichung von Antagonisten

Spezifische Antagonisten kommen nur bei Vergiftungen mit Opiaten in Frage (Naloxon oder Naltrexon, beide besser als Nalorphin). Nicht spezifische Antagonisten nur fallweise, z.B. Benzodiazepinderivate und andere Antikonvulsiva bei Vergiftungen mit Krampfgiften (und bei Krämpfen allgemein), jedoch nur ausnahmsweise zentrale Stimulantien bei Vergiftungen mit Hypnotika. Physostigmin ist ein wichtiges Antidot bei allen Vergiftungen mit Substanzen, die eine anticholinerge Wirkungskomponente haben (z. B. trizyklische Antidepressiva).

Nachfolgend werden nur die wichtigsten akuten Vergiftungen mit Substanzen erwähnt, die in diesem Buch an anderer Stelle besprochen werden. Es muß jedoch betont werden, daß auch zahlreiche andere Pharmaka sowie auch Substanzen, die nicht als Medikamente verwendet werden, wenn sie nur genügend lipidlöslich sind, um in das ZNS eindringen zu können, Vergiftungen mit einer mehr oder weniger stark ausgeprägten zentralen Symptomatik auszulösen imstande sind. Als typische Beispiele seien erwähnt: organische Lösungsmittel, Antihistaminika, Analgetika/ Antipyretika, Steroidhormone, verschiedene Antibiotika, herzwirksame Glykoside, Antimalariamittel u. a. Schließlich gibt es noch mehrere Pharmaka und andere Substanzen, bei denen es im Rahmen von Vergiftungen nicht nur zu einer zentralen Symptomatik, sondern auch zu peripheren Nervenschädigungen kommt; die wichtigsten Substanzen dieser Gruppe sind: Chloramphenicol, Phenytoin, Disulfiram, Isoniazid und Nitrofurantoin; Acrylamidmonomere, anorganische Arsenverbindungen, Kohlenstoffdisulfid, n-Hexan, Methyl-n-butylketon, einige Alkylphosphate, polychlorierte Biphenyle und Thalliumverbindungen[1].

*Literatur*

Dönhardt, A., Schultz, R.: Therapie akuter Vergiftungen mit Hypnotika und Psychopharmaka. Dtsch. med. Wschr. *97*, 1755–1757 (1972).
Späth, G.: Vergiftungen und akute Arzneimittelüberdosierungen. Baden-Baden-Köln-New York: Verlag Gerhard Witzstrock. 1978.

# 4.2 Spezieller Teil

## 4.2.1 Lokalanästhetika

Häufigste Vergiftungsursache sind zu rasche Resorption, versehentliche intravasale Injektion oder irrtümliche Verwendung einer zu hohen Konzentration und/oder Gesamtmenge bei Durchführung einer Lokalanästhesie.

---

[1]  Schaumburg, H. H., Spencer, P. S.: Toxic neuropathies. Neurology *29*, 429–431 (1979).

**Toxizität**

Die in der Literatur angegebenen Maximaldosen bzw. tödlichen Dosen sind sehr unterschiedlich, da die Toxizität der Lokalanästhetika durch zahlreiche Faktoren beeinflußt wird wie Konzentration, Applikationsart, Verträglichkeit (z. B. Idiosynkrasie), Allgemeinzustand des Patienten, Körpertemperatur usw. Besonders wichtig ist die Konzentration (die Toxizität steigt mit dem Quadrat der Konzentration an!). Die Dosis letalis für Procain liegt jedenfalls im Grammbereich; allerdings wurden z. B. 15 g überlebt, während in anderen Fällen Dosen unter 1 g letal waren. Lidocain ist toxischer als Procain. Die Toxizität und Symptomatologie der Vergiftung wird durch den Zusatz von Vasokonstringentien verändert.

**Symptome**

Betroffen sind von der Wirkung das ZNS und das Herz; da die toxische Wirkung der Lokalanästhetika auf das ZNS zweiphasisch ist, unterscheidet man bei Vergiftungen ebenfalls zwei Phasen, wobei allerdings bei schweren Vergiftungen die erste Phase kaum bemerkt bzw. übersprungen werden kann.

I. Phase: Zentrale Erregung mit Unruhe, Angst, Schwindel, Verwirrtheitszuständen, Nausea und Erbrechen, kaltem Schweiß, Tachykardie und Hypertonie; Tremor, Muskelzuckungen und schließlich klonische Krämpfe.

II. Phase: Zunehmende Bewußtseinsstörungen bis zum Koma[1] mit Muskelerschlaffung, Areflexie, sensibler und motorischer Lähmung, Atemdepression und Zyanose; Bradykardie, massiver Blutdruckabfall, schließlich Kreislaufversagen; Reizleitungsstörungen, Herzarrhythmien, eventuell Kammerflimmern. Todesursache ist Herz- oder Atemstillstand.

Die zentrale Symptomatik hängt vom Blutspiegel ab: niedrige Blutspiegel − bei Lidocain etwa 1 bis 4 $\mu$g/ml − sind mit einer Krampfhemmung, höhere − etwa 10 $\mu$g/ml − mit einer Krampfauslösung (entsprechend der I. Phase, s. oben), noch höhere mit einer massiven zentralen Dämpfung (entsprechend der II. Phase, s. oben) vergesellschaftet. Die antikonvulsive Wirkung niedriger Dosen wird therapeutisch ausgenützt (s. S. 26).

**Therapie**

Künstliche Beatmung bzw. Sauerstoffbeatmung, Infusionstherapie
Gegen die Krämpfe der I. Phase: Barbiturate oder antikonvulsiv wirksame Benzodiazepinderivate (z. B. Diazepam), jedoch Gefahr der Verstärkung der eventuell folgenden II. Phase
Entsprechende Sofortmaßnahmen bei Herzstillstand oder Kammerflimmern (Herzmassage, Defibrillation, intrakardiale Injektion von $\beta$-Sympathomimetika usw.).

---

[1]  Stadien der Bewußtseinsstörung: Benommenheit − Somnolenz (schläfrig, aber erweckbar) − Sopor (nicht erweckbar, aber noch Reaktion auf stärkste Reize) − Koma (Bewußtlosigkeit). Stadium von der Schwere der Vergiftung abhängig. Bewußtseinsstörungen nicht nur bei Vergiftungen im engeren Sinn des Wortes, sondern auch bei verschiedenen Erkrankungen (vgl. z. B. Coma hepaticum, Coma diabeticum, Coma uraemicum u. a.).

# 4.2.2 Barbiturate

Auch heute noch eine der häufigsten Vergiftungen bei Suizidversuchen. Vergiftungen mit anderen Hypnotika verlaufen im Prinzip ähnlich wie die Barbituratvergiftung, können sich aber in ihrer Symptomatologie auch erheblich von dieser unterscheiden; so gehören z. B. Krämpfe und eine weitgehend fehlende Atemdepression zum Bild einer Methaqualonvergiftung; völlig andersartig verlaufen auch Vergiftungen mit Benzodiazepinderivaten (s. d.).

**Toxizität**

Bei langwirksamen Barbituraten vom Typ des Phenobarbital liegen die letalen Dosen bei 4 bis 8 g, bei kürzer wirksamen Barbituraten sowie bei barbituratfreien Hypnotika vom Typ der Piperidindione bei 10 bis 20 g. Schwere Vergiftungen im allgemeinen bei Überschreiten der zehnfachen hypnotischen Dosis.

**Symptome**

Abhängig von der Schwere der Vergiftung verschiedene Stadien der Bewußtseinsstörung[1], im Extremfall

Koma und Atemdepression

mit allen daraus resultierenden Folgen, nämlich: zunächst oberflächliche (aber nicht notwendigerweise langsame) Atmung, später Cheyne-Stokessche Atmung[2] und schließlich Atemstillstand; zusätzlich periphere Atembehinderung als Folge eines interstitiellen Lungenödems; Hypoxie, Zyanose, respiratorische Azidose; zunehmendes Ausfallen der Reflexe bis zur Areflexie sowie Auftreten pathologischer Reflexe wie pos. Babinski-Reflex[3]; Hypothermie; Blutdruckabfall und peripheres Kreislaufversagen (oft kombiniert mit Nierenversagen).

Pupillen im allgemeinen eng, aber auf Licht reagierend. (Diff.-Diag. gegenüber Morphinvergiftung!), terminal weit (als Folge der Asphyxie).

Komplikationen: Gehirnödem, Dekubitus, Muskelnekrosen, Hyperthermie, Pneumonie.

Todesursache: Atem- oder Kreislaufversagen.

Die Barbituratvergiftung wird häufig in vier bis fünf Stadien eingeteilt (etwa in Analogie zu Narkosestadien), und zwar abhängig von der Erweckbarkeit, dem Vorhandensein oder Fehlen bestimmter Reflexe und der Reaktion auf Schmerzreize.

**Therapie**

Seit Beginn der sechziger Jahre fast ausschließlich sogenannte skandinavische Therapie, die in einer rein symptomatischen Behandlung ohne Anwendung von Analeptika besteht.

---

[1]  Siehe Fußnote S. 187.

[2]  Periodische Atmung, die immer dann auftreten kann, wenn die Ansprechbarkeit des Atemzentrums auf $CO_2$ herabgesetzt ist; gilt als signum mali ominis.

[3]  Dorsalflexion der großen Zehe beim Bestreichen des lateralen Fußrandes, vorhanden bei Schädigung der Pyramidenbahn.

Es existieren Substanzen mit Barbiturat-antagonistischer Wirkung, die zentralen Analeptika (am geeignetsten dürfte Bemegrid sein), doch kommt deren Anwendung nur bei vitaler Gefährdung des Patienten beim Fehlen adäquater Therapiemittel (z. B. während des Transportes) in Frage.

Wichtig ist bei Vergiftungen mit Barbital und Phenobarbital die Bekämpfung der Azidose, z. B. mit Natriumhydrogenkarbonat (vgl. S. 12).

## 4.2.3 Benzodiazepinderivate

Vergiftungsursachen sind akzidentelle Überdosierung und Suizidversuche. Vergiftungen mit Benzodiazepinderivaten werden in dem gleichen Ausmaß häufiger, in dem diese Präparate die klassischen Schlaf- und Beruhigungsmittel verdrängen[1]. Häufig werden Benzodiazepinderivate in Kombination mit Alkohol oder mit anderen Medikamenten eingenommen, wodurch sich Wirkungsverstärkungen oder -potenzierungen ergeben können.

**Toxizität**

Benzodiazepinderivate haben eine außerordentliche therapeutische Breite. Die akut letale Dosis von Diazepam, dem wichtigsten Benzodiazepinderivat, dürfte mit Sicherheit über 10 g (!) liegen; Vergiftungen mit wesentlich höheren Dosen (über 30 g!) wurden überlebt. Es gibt nur ganz wenige tödlich verlaufende Vergiftungsfälle, die mit Sicherheit auf ein Benzodiazepinderivat allein zurückgeführt werden können.

**Symptome**

Bei relativ niedrigen Dosen Somnolenz, Muskelerschlaffung und Ataxie, nach höheren Dosen Koma mit Areflexie, Atemdepression und Hypotonie.

**Therapie**

Wie bei Barbituratvergiftungen, Physostigmin und Naloxon wurden als Antidot empfohlen (Wirkung umstritten, Wirkungsmechanismus unbekannt).

Im übrigen erfordern die meisten Vergiftungen mit Benzodiazepinderivaten wegen ihrer geringen Toxizität keinerlei therapeutische Maßnahmen.

## 4.2.4 Neuroleptika

**Toxizität**

Obwohl die Neuroleptika bei wirksamer Dosierung zahlreiche Nebenwirkungen aufweisen (s. S. 84), haben sie offenbar, ähnlich wie die Tranquilizer, eine außerordentliche therapeutische Breite. Die übliche Einzeldosis von Chlorpromazin beträgt 25 bis 50 mg, jedoch wurden in bestimmten Fällen auch Einzeldosen bis zu 5 g

---

[1]  Bereits im Jahre 1972 war in den USA Diazepam das am häufigsten verschriebene Medikament (49,2 Millionen Rezepte in den ersten sechs Monate dieses Jahres!), ein Barbiturat – Phenobarbital – folgte erst an 17. Stelle (Blackwell, B.: Psychotropic drugs in use today. J. Am. Med. Assoc. *225*, 1637–1641 [1973]).

verabreicht. Die akut letalen Dosen liegen sicherlich, falls keine Überempfindlichkeit vorliegt, weit über 10 g. Ähnliche Werte dürften aber auch für andere trizyklische Neuroleptika und für die Butyrophenonderivate zutreffen.

**Symptome**

Bei leichteren Vergiftungen:

Agitiertheit, Delir und Verwirrtheitszustände
Parkinson-Syndrom
Muskelzuckungen, Krämpfe
Hypothermie; Hypotonie und Tachykardie; Herzarrhythmien.
Bei schweren Vergiftungen zusätzlich: Koma, Atemdepression und Kreislaufversagen.
Bei Vergiftungen mit trizyklischen Neuroleptika, die einen Piperazinring im Substituenten am Mittelring aufweisen, sind hyperkinetische Zustandsbilder besonders ausgeprägt.

**Therapie**

Magenspülung
Dialyse ist unwirksam!
Falls notwendig künstliche Beatmung und Infusionstherapie
Wärmeapplikation (cave Hyperthermie!)
Noradrenalin oder Phenylephrin (keine adrenergen Substanzen mit $\beta$-mimetischer Wirkungskomponente wegen Gefahr der „Adrenalinumkehr" infolge der $\alpha$-blockierenden Wirkung der Neuroleptika!)
Gegen das Parkinson-Syndrom zentral wirksame Anticholinergika (vgl. Antiparkinsonmittel)
Keine Stimulantien wegen Gefahr der Krampfauslösung!


# 4.2.5 Trizyklische Antidepressiva

Wichtige Vergiftungen, da Antidepressiva im allgemeinen bei Depressionen gegeben werden und bei Depressiven eine erhöhte Suizidneigung vorliegt.

**Toxizität**

Schon 1 g kann ohne entsprechende Behandlung letal sein, es sollten daher niemals mehr als 50 × 25 mg Tabletten verschrieben werden. Die meisten Symptome sind Folge der anticholinergen Wirkungskomponente („zentrales anticholinerges Syndrom").

**Symptome**

Betroffen sind in erster Linie Herz und ZNS.
Typische Trias: Koma – Krämpfe – Herzarrhythmien.

Koma: mit Atemdepression und peripherem Kreislaufversagen; vorher Agitiertheit
und Delir;
Krämpfe: meist vom grand mal-Typ, vorher gesteigerte Reflexe, Tremor;
Herzarrhythmien: Extrasystolien und Erregungsleitungsstörungen (meist Rechts-
schenkelblock); im übrigen verschiedene EKG-Veränderungen, insbesondere
Verbreiterung des QRS-Komplexes (bei schweren Vergiftungen auf über
100 msec) und Verlängerung des QT-Intervalls. Häufigste Todesursache: Herzstillstand.
Weitere Symptome: Hypotonie und Tachykardie. Hyperpyrexie, Erbrechen,
Mydriasis, Blasen- und Darmlähmung. Späte Todesfälle (kardial) nach vorüber-
gehender Besserung kommen relativ häufig vor.
Es besteht keine eindeutige Beziehung zwischen Blutspiegel und Symptomatologie!

**Therapie**

Magenspülung und Tierkohle, auch kontinuierliche Magenspülung sinnvoll, da
Antidepressiva zum Teil durch das Magensekret ausgeschieden werden.
Forcierte Diurese und/oder Dialyse sinnlos (starke Proteinbindung, geringe Wasser-
löslichkeit und starke Bindung an das Gewebe)
Falls notwendig, künstliche Beatmung, Plasmaersatzmittel bzw. Infusionstherapie.
Anticholinesterasen als Antidot, z. B. 1 bis 4 mg Physostigmin i. v., auch als Test,
bewirkt Aufwachen aus dem Koma und bessert Herzarrhythmien, allerdings nur
vorübergehend; Pyridostigmin und Neostigmin wirken nur peripher.
Gegen Herzarrhythmien Lidocain, Propranolol oder Phenytoin (Chinidin und Procainamid sind kontraindiziert!).
Gegen Krämpfe am besten Diazepam, eventuell mit Phenytoin.

# 4.2.6 Lithiumsalze

Über die Wirkungen und Nebenwirkungen der $Li^+$-Salze s. S. 99. Überdosierungen haben Vergiftungen zur Folge.

**Toxizität**

Vergiftungserscheinungen treten auf, wenn der $Li^+$-Blutspiegel 2 mval/1 über-
schreitet; darüber hinaus ist der $Li^+/Na^+$-Quotient wichtig ($Na^+$-Verlust erhöht die
$Li^+$-Toxizität).

**Symptome**

Ataxie, grobschlägiger Tremor (Nebenwirkungen therapeutischer $Li^+$-Dosen:
feinschlägiger Tremor!), Sehstörungen, Diarrhöen, schweres Erbrechen (führt zu
$Na^+$-Verlust!), Muskelschwäche, Verwirrtheitszustände, Rigidität, Hyperreflexie,
schließlich Krämpfe, Nieren- und Kreislaufversagen, Koma.

**Therapie**

Hämo- oder Peritonealdialyse, im übrigen wie bei Schlafmittelvergiftungen; bei Krämpfen Thiopental-Natrium i. v.


# 4.2.7 Weckamine

Vergiftungen mit Amphetamin und ähnlichen Substanzen sind relativ häufig, und zwar vorwiegend nach Überdosierungen bei Abhängigen, bei der Einnahme zwecks Gewichtsreduktion und bei der mißbräuchlichen Verwendung als Dopingmittel.

**Toxizität**

Die akute Dosis letalis von Amphetamin liegt im Bereich von 0,1 bis 2,0. Abhängige vertragen wegen der Toleranzentwicklung wesentlich höhere Dosen.

**Symptome**

Die Symptome sind durch die massive adrenerge und dopaminerge Erregung bedingt, sie manifestieren sich zentral und peripher.

Zentrale Symptome
Unruhe, Erregung, Angst − paranoide Psychosen − stereotype Verhaltensweisen − choreatische Syndrome − Krämpfe und schließlich Koma − Subarachnoidalblutungen[1].

Periphere Symptome
Mydriasis, Hypertonie und Tachykardie, Herzarrhythmien, Schwitzen, Tremor und Hyperreflexie, Hyperpyrexie, schließlich Kreislaufversagen.

**Therapie**

Magenspülung, forcierte Diurese und Dialyse; Abkühlung
Mittel der Wahl dürfte Chlorpromazin (eventuell auch andere Neuroleptika) sein, und zwar 0,5−1,5 mg/kg i. m. oder i. v.
$\alpha$-Rezeptoren blockierende Substanzen wie Phentolamin gegen die Hypertonie.
Ferner wurden empfohlen: Barbiturate und/oder Benzodiazepinderivate sowie $\alpha$-Methyl-p-tyrosin (zur Hemmung der Katecholaminsynthese).


# 4.2.8 Morphin

Häufige Vergiftungen bei Abhängigen, die das Ausmaß der Gewöhnung überschätzen und zu hoch dosieren. Vergiftungen mit anderen Opiaten verlaufen ähnlich.

---

[1]   Blutung in das Cavum leptomeningicum zwischen Arachnoidea und Pia mater, als Folge der Hypertonie.

## Toxizität

Morphindosen über 0,1 parenteral bzw. 0,2 oral können – ohne Behandlung – letal wirken.

## Symptome

Typische Trias: Koma – Atemdepression – Miosis.
Koma mit zunehmender Areflexie und Hypothermie, kein Erbrechen (da nach toxischen Dosen – unabhängig von der erregenden Wirkung auf die Chemorezeptorentriggerzone – das Brechzentrum gelähmt ist); Hypothermie;
Atemdepression: zunächst Abnahme der Atemfrequenz, später auch der Atemtiefe; Zyanose, schließlich Cheyne-Stokessche Atmung[1] und Atemlähmung; Hypoxie und hypoxische Schädigungen, peripheres Kreislaufversagen; hypoxische Erregbarkeit der Chemorezeptoren bleibt weitgehend erhalten;
Miosis: differentialdiagnostisch wichtig!

Weitere Symptome: Folgen der Histaminfreisetzung (Urticaria, Pruritus), Harnverhaltung (infolge Sphinkterspasmus, Hypotonie und antidiuretischer Wirkung).

## Therapie

Falls notwendig, künstliche Beatmung, Plasmaersatzmittel bzw. Infusionstherapie.
Spezifisches Antidot: Naloxon 0,4 mg parenteral alle 2 bis 3 min (partielle Antagonisten wie Nalorphin wirken zwar auch antagonistisch, dürfen jedoch nur gegeben werden, wenn Diagnose sicher ist, da z. B. Barbituratvergiftung verstärkt wird!) Vorsicht mit Antagonisten bei Opiatsüchtigen! Der plötzliche Entzug kann viel gefährlicher sein als eine mittelschwere Intoxikation. Entweder kleinste Dosen oder voll antagonisieren und dann mit Morphin „zurücktitrieren" (Achtung auf unterschiedliche Halbwertszeiten!).

**Aconitinvergiftung** s. S. 29.
**Strychninvergiftung** s. S. 134.

*Literatur*

Bailay, D. N., van Dyke, C., Langou, R. A., Jatlow, P. I.: Tricyclic Antidepressants: Plasma levels and clinical findings in overdose. Am. J. Psychiat. *135*, 1325–1328 (1978).
Davis, J. M., Bartlett, E., Termini, B. A.: Overdosage of psychotropic drugs: a review. Dis. Nerv. Syst. *29*, 157–164, 246–256 (1968).
Greenblatt, D. J., Allen, M. D., Noel, B. J., Shader, R. I.: Acute overdosage with benzodiazepine derivatives. Clin. Pharmacol. Therap. *21*, 497–514 (1977).
Lokalanästhesie und Lokalanästhetika (Killian, H., Hrsg.), 2. Aufl. Stuttgart: G. Thieme. 1973.
Meyler's side effects of drugs (Dukes, M. N. G., ed.), Vol. VIII. Amsterdam-Oxford: Excerpta Medica. New York: American Elsevier Publishing Co. Inc. 1975.
Moeschlin, S.: Klinik und Therapie der Vergiftungen, 5. Aufl. Stuttgart: G. Thieme. 1972.

---

[1]   Siehe Fußnote S. 188.

# Sachverzeichnis

Die *kursiven* Seitenzahlen verweisen auf die Seiten, auf denen das betreffende Stichwort ausführlich behandelt wird.


Abhängigkeit  168 ff.
Abhängigkeitspotential  169
Abhängigkeitstypen  173 ff.
—, Alkohol / Barbiturate / Tranquilizer  176 ff.
—, Amphetamin  180
—, Cannabis  180 ff.
—, Cocain  179
—, Halluzinogene  182
—, Morphin  173 ff.
Abstinenzsyndrom  75, 90, *170 f.*
Acetazolamid  116 f., 121
Acetoxycycloheximid  160
Acetylharnstoffderivate  116 f., *120*
Aconitin  28 f.
Aconitum napellus  28
Acridanderivate  95
Acrylamidmonomere  186
Adenosinrezeptor  104
Adipex  108
Adrenochromhypothese  78
Adumbran  74
Agrypnal  58, 122
Agrypnaletten  28, 62
Agrypnie  50
Akineton  132
Alival  101
Alkohol s. Äthanol
Alkylphosphate  186
N-Allylnorcyclazocin  141
N-Allylnormetazocin  141
Alodan  153
Alphadion  45
Alphaprodin  143 f.
Alphaxolon  45
Alprazolam  67, 72, *99*
Althaea officinalis  157

Amanita muscaria  69, 113
Amantadin  113, 126 f., *129 f.*, 132
Amfepramon  103, 108
Aminhypothese  *91 ff.*, 98, 100
6-Aminonicotinsäureamid  13
Aminooxyessigsäure  69
Amiphenazol  47, 134
Amitriptylin  94 f., *98 f.*, 101, 154, 176
Ammoniumbromid  62
Amobarbital  173
Amphetamin  7 f., 58, 69, 78, 83, 92, 95, 97, 102 f., *104 ff.*, 113, 127, 129 f., 134, 154, 162, 164, 170, 172, 180, 192
Amylnitrit  127
Anafranil  101
Analeptika, zentrale  *132 ff.*, 162, 189
Analgetika  153 ff.
Anamirta cocculus  135
Anflutung  32 f.
Anilin  10, 12, 61
Anisomycin  160, 164
Antergan  63
Anticholinerges Syndrom, zentrales  112, 190
Anticholinergika  112, 126 f., *130 f.*
Antidepressiva  67, 74, *91 ff.*, 112, 131, 146, 154, 190 f.
Antiepileptika  55, 67, *114 ff.*, 154
Antihistaminika  21, 63, 87, 112 f., 131, 154, 157, 186
Antiparkinsonmittel  112, *124 ff.*
Antitussiva  144, 148, *155 ff.*
Anxiolytika  74 f.
Aphrodisiaka  127
Apomorphin  9, 79, 83, 85, 97, 129 f., 185
Arecolin  164
Arsenverbindungen, organische  186

Artane 132
Arzneimittelabhängigkeit s. Abhängigkeit
Arzneimittelmißbrauch 169
Ataraktika 73
Ataranalgesie 47
Äthanol 34, 57, *58 ff.*, 95, 127, 154, 176 ff.
Äthylen 34
Äthylketocyclazocin 140
Atropin 47 f., 112, 127, *130 f.*, 145
Azaphenothiazinderivate 79, 81, 88

Baclofen 69, 113, 176
Banistera caapi 110
Barbexacion 117, 122
Barbital 51 ff., *55*, 187
Barbiturate 12, 36, 44, *50 ff.*, 115, 117 f., 171, 178 f., 188 f., 192
Barbituratrezeptor 70
Batrachotoxin 28
Beclamid 117
Bellafolin 62
Bellergal 62
Bemegrid 133 f., *136*, 189
Benactyzin 66, 73
Bencyclan 163
Benserazid 129, 132
Benzamide, substituierte 88 f.
Benzatropin 113, 126 f., 132
Benzazocinderivate 142, 144
Benzocainum 20, 23
Benzodiazepinderivate 6, 31, 45 ff., *50 ff.*, *64 ff.*, 76, 117, 120, 122 f., 135, 160, 176, 178, 187, 189, 192
Benzodiazepinrezeptor 6, 76, *70 f.*
Benzopyranone 134
Benzylalkohol 20
Benzylamine 134
Benzylisochinolinderivate 141
Betahistin 163
Bicucculin 135
Biperiden 126 f., 132
Biphenyle, polychlorierte 186
Blut-Hirn-, Blut-Liquor-Schranke 9 ff.
Breitbandneuroleptika 89
Bremazocin 140, 147
Bromazepam 65, 67, 74
Bromide 62, 116
Bromisoval 55 f.
Bromocriptin 127, *129 f.*, 132
Brotizolam 67
Budipin 126, 131
Bufotenin 109 f.

Bulbocapnin 82
Bupivacain 20, *24*, 26
Buprenorphin 149 f., 153
Buronil 91
Butanilicain 20
Butorphanol 149
n-Butylaldoxim 61
Butyrophenone 80 f., *88*, 111, 124, 164, 190

Calmodulin 83
Cannabis sativa 34, 127, 154, 170, *180 ff.*
Captagon 108
Carbamate 51, *56*
Carbamazepin 115, 117, *121 ff.*, 154
β-Carboline 67, 73
Carbostesin 26
Carbromal 50, 55
Carfentanil 148
Casomorphine 139
Catha edulis 105
Cathinon 103
Cephalosporine 61
Chanoclavin 109 f.
Chinazolone 51, 57
Chloralhydrat 31, 45, *56*, 178 f.
Chloralodol 56
Chloramphenicol 61, 186
Chloräthyl 34
Chlordiazepoxid 64 ff., *71 ff.*, 179
Chlormezanon 76 f.
Chlornaltrexamin 150
Chloroform 34
Chlorphenylacetylharnstoff 116 f.
p-Chlorphenylalanin 92, 127
Chlorpromazin 9, 47, 63, 79, *81 ff.*, *87*, 90, 189, 192
Chlorprothixen 47, 80, *88 f.*, 91, 95, 176
Chlorzoxazon 76 f.
Cholecystokinin 78
Cholin 164
Chorea Huntington 69, *85 f.*, 90
Cimetidin 69
Cinchocain 20
Cinnarizin 162 f., 165
Citalpram 95
Claviceps purpurea 110
Clobazam 66, 72, 74
Clobutinol 156 ff.
Clomethiazol 51 f., *57 f.*, 122, 164, 179
Clomipramin 93 f., 95, *98*, 101, 154
Clonazepam 65, *71 f.*, 117, 120, 122 f., 154
Clonidin 86 f., 101, 154, 176

Clopenthixol 80 f.
Clorazepat s. Dikaliiclorazepas
Clothiazepam 67
Clotiapin 80 f.
Cloxazolam 67
Clozapin 80 f., *88*, 90
Cocain 20, *24*, 92, 127, 170, 179
Codein 55, 141 f., 144, *148, 157 f.*, 175
Codethylin 142, 144
Coffea arabica 103
Coffein *102 ff.*, 107, 134, 164
Cogentin 132
Cola nitida 103
Convulex 122
Coprinus atramentarius 61
Coramin 137
Coryanthe yohimbi 127
Corydalis-Arten 135
Corydalis cava 82
Coryphantha compacta 110
Cyclandelat 163
Cyclazocin 113, 142, 149
Cyclobarbital 51, *55 f.*, 58, 173
Cyclopropan 31, 34
Cycloserin 69, 113
Cycrimin 125
Cyproteron 127

Dalmadorm 58
Dapotum 90
Decentan 90
Delirantien 112 f.
Delirium tremens 58, 177
Delpral 91
Demetrin 74
Depot-Neuroleptika 82, *89*
Deprendyl 129
Depression 90 ff., 100, 154
Dermorphine 139
Desipramin 93, *98 f.*, 101
Dexamphetamin 107
Dextromethorphan 142, 144, 148, *157 f.*, 175
Dextromoramid 113, 143 f.
Dextropropoxyphen 113, 143 f., *148*, 175
Dextrorphanol 142
Diacetylmorphin s. Diamorphin
Diamorphin 142, 144, *148*, 174 f.
Diäthyläther 30 f., *34 ff.*, 46 f., 154
Diäthyltryptamin (DET) 109
Diazepam 45, 47, *65 ff.*, 71 ff., 117, 122, 135, 178 f., 187, 189, 191

Dibenzepin 94 f., 99, 101
Dibenzoazepinderivate 80 f., 95
Dibenzocycloheptadienderivate 95
Dibenzocycloheptatrienderivate 95
Dibenzodiazepinderivate 81, 88, 95
Dibenzooxepinderivate 95
Dibenzothiazepinderivate 81
Dicentra cucullaria 135
Dichlorprocain 24
Diethazin 63, *87*
Dihydroanthrazenderivate 95
Dihydrocodein 142, 144, 148, *157 f.*
Dihydromorphin 142, 144
Dihydrooxazindione 134
Dikaliiclorazepas 65, 72, 74
Dimetacrin 94 f., 99, 101
Dimethoxyamphetamin (DMA) 109 f.
Dimethoxymethylamphetamin (DOM, STP) 109 f.
Dimethylaminoäthanol 162
Dimethyltryptamin (DMT) 109 f.
Diphenhydramin 52
Diphenoxylat 143 ff.
Diphenylbutylpiperidinderivate 80 f., *88*
Diphenylmethanderivate 66, *73*
Dipidolor 153
Dipiperon 91
Distickstoffoxid 30 f., 34, *39*, 47 f., 150, 154
Distickstofftrioxid 39
Distraneurin 58
Disulfiram 36, 54, *60 f.*, 78, 178, 186
Ditran 112
Divinyläther 30 f., 37
Dixeran 101
Dogmatil 91
Dolantin 153
Dominal 91
L-DOPA 78, 85, 92, 97, 113, *126 ff.*, 132, 154, 162
Dopamin-Antagonisten *82 ff.*, 106
Dopaminerge Substanzen *126 ff.*, 132, 162, 164
Dopaminhypothese *78 f.*, 88, 128
Dopaminrezeptor 78 f., *83 ff.*, 124, 128
Doping 107, 192
Doriden 58
Doxapram 134
Doxepin 94 f., 101, 154
Drogen 108
Droperidol 48, 80 f., *88*, 148
Dusodril 165
Dynorphin 139 f.

Ecgonin 173
Edelgase 40
Encephabol 165
Endoanästhesie 21
Endorphine 6, *139ff.*, 149, 152
Enfluran 30 f., *38,* 46, 48
Enkephaline *139ff.*, 149
Epanutin 122
Ephedrin 105
Epilepsie 69, *114ff.*
Ergotamin 62, 105
Erythroxylon coca 24
Estazolam 72
Etamivan 134, *136*
Ethadion 117
Ethinamat *56,* 179
Ethosuximid 115 ff., *120,* 122 f.
Ethrane 46
Etizolam 67
Etomidat 30 f., *44,* 46 f., 162
Eugenol 20
Extractum Opii 141, 152

Fencamfamin 162
Fenetylin 103, 108
Fenfluramin 103, *107f.*
Fenoxedil 163
Fentanyl 48, 140, 144, *148f.*
Fexicain 163
Fluanxol 91
Flunarizin 163
Flunitrazepam 45 ff., 50, *52,* 58, 65, 71 f.
Fluothan 46
Fluoxetin 98
Flupentixol 80 f., 91
Fluphenazin 79, 81, 90
Flurazepam 50, *52,* 58, 65, 72
Fluroxen 34
Fluspirilen 80 f., 89
Fluvoxamin 94, *98,* 101
Forane 46
Formelübersicht
    Analeptika, zentrale 133 f.
    Antidepressiva 93 f.
    Antiepileptika 115 ff.
    Antiparkinsonmittel 126
    Antitussiva 156
    Geriatrika 161 f.
    Hypnotika 51 f.
    Lokalanästhetika 19 f.
    Muskelrelaxantien, zentrale 77
    Narkotika 30 f.

Neuroleptika 79 f.
Opiate 142 ff.
Psychostimulantien 102 f.
Psychotomimetika 109
Tranquilizer 64 ff.
Fortral 153
Frisium 74

GABA-Antagonisten 135
Gabaculin 69
GABA-erge Substanzen 69, 82
GABA-Rezeptor *70,* 135
Gamonil 101
Geriatrika 161 ff.
Gewöhnung 169
Glutarimide (als Analeptika) 134
Glutethimid 51 f., *56,* 58, 179
Glycin 134
Gonyaulax catanella 61
Guaiphesin 76

Halcion 58
Halluzinogene *108ff.*, 170, 182
Haloperidol 80 f., *88,* 90 f., 99, 154, 164,
    178 f.
Halothan 30 f., 34, *38f.,* 45 f., 48, 122, 129
Harmin 109 f.
Haschisch s. Cannabis indica
Heilanästhesie 26
Helium 40
Heptadon 153
Heroin s. Diamorphin
n-Hexan 186
Hydantoinderivate 118 f.
Hydergin 165
Hydrazine 95
Hydrocodon 142, 144, *148,* 157
Hydromorphon 142, 144
γ-Hydroxybuttersäure 31, 45, 69
Hydroxydion 31, 45
5-Hydroxytryptophan (5-HTP) 50, 92, 95
Hyperthermie, maligne 39
Hypnomidate 46
Hypnotika *49ff.*, 62, 72 f., 170
Hypothermie, künstliche 48
Hypotonie, künstliche 48

Ibogain 109
Ibotensäure 113
Ilex paraguayensis 103
Imipramin 63 f., 93, 95, *98f.,* 101, 154
Inderal 75

Inhalationsnarkotika 30 ff.
Injektionsnarkotika 30 f., *43 ff.*
Iprindol 94 f., *99*
Iproniazid 54, 93, 95
Irazepin 72
Isoaminil 156 ff.
Isocarboxazid 96
Isofluran 30, *38,* 46
Isoniazid 69, 95, 135, 186
Isoproterenol 54
Isoxsuprin 163
Istonil 101

Jatroneural 90
Jatrosom 101

Kaliumbromid 62
Kalkstickstoff 61
Kavain 162 f.
Kava-Kava 162
Kenazepin 72
Ketalar 46
Ketamin 30 f., *44 ff.,* 112, 154
Ketazolam 67
Ketobemidon 143 f.
Ketocyclazocin 140
Kohlenstoffdioxid 186
Kreuztoleranz 171 f.
Krypton 40
Kupferhypothese 78
Kurznarkose 43

Langzeitneuroleptika 83
Larodopa 132
Lergotril 129, 162
Lethidrone 153
Levallorphan 142, 144
Levanxol 74
Levodopa s. L-DOPA
Levomepromazin 79, *87,* 90, 95, 154, 164
Levomethorphan 142
Levonantradol 181
Levopropoxyphen 143
Levorphanol 142, 144
Lexotanil 74
Lezithin 164
Librium 73
Lidocain 20, *24 ff.,* 122, 187, 191
Lioresal 69
Lipidlöslichkeitshypothese 42
Lisurid 129 f.
Lithiumsalze 94 f., *99 ff.,* 127, 191 f.

Lobelia inflata 136
Lobelin 135 f.
Lofepramin 93, 99, 101
Lokalanästhesie 25
Lokalanästhetika 19 ff., 186 f.
Loperamid 145
Lophophora williamsii 110
Lorazepam 65, *72,* 74
Lormetazepam *52,* 58
Loxapin 80
LSD s. Lysergid
Lucidril 165
Ludiomil 101
Lysergid *108 ff.,* 172, 182
Lytta vesicatoria 127

Madopar 132
Maliasin 122
Mammillaria heyderii 110
Mandragora autumnalis 127
Manie 91, 99 f.
MAO-Inhibitoren 78, 91 ff., *95 f.,* 101, 112, 147, 162, 164
Maprotilin 94 f., *98,* 101
Marihuana s. Cannabis indica
Meclofenoxat 161 ff., 165
Medazepam 65, *72,* 74
Melitracen 94 f., 101
Melleril 91
Melperon 80 f., 91
Mephenesin 64, 76
Mephenoxalon 76
Mephenytoin 116 f., *119*
Mepivacain 20, *24,* 26
Meprobamat 52, 56, 64, 66, *73,* 171, 179
Meskalin 109 f., 112, 182
Mesuximid 116 f., *120,* 122 f.
Metaldehyd 57
Methadon 143 f., *148 f., 153,* 157, 175 f.
Methamphetamin 95, 102 f., *107,* 134
Methaqualon 50 f., *57 f.,* 113, 127, 157, 179, 188
Methohexital 30 f., *44,* 46
Methoxyfluran 30 f., 34, *37 f.*
Methyl-n-butylketon 186
Methylclonazepam 73
Methylendioxyamphetamin 110
Methylpentynol 51 f., *57 f.,* 62, 179
Methylphenidat 95, 103, *107,* 134
Methylphenobarbital 51, 55, 115, *117 f.*
α-Methyl-p-tyrosin 79, 92, 106, 192
Methylxanthine 102 f.

Methyprylon *56,* 179
Metoclopramid 88
Metronidazol 61, 178
Mianserin 94 f., *99,* 101
Midazolam 45, 47, *52,* 66 f., *71 f.*
Miltaun 78
Mirapront 108
Mogadon 58
Monoureide 51, *55 f.*
Moperon 80 f.
Morbus Parkinson 69, 124
Morphin 7, 47, 140 ff., *144 ff.,* 153, 173 ff.,
    192 f.
Morphinanderivate 142, 144
Morphinderivate 142, 144
Mozambin 58
Mucilaginosa 157
Mundidol 153
Muscimol 69, 113
Muskelrelaxantien, zentrale 76 f.
Mutterkornalkaloide, hydrierte 162, 165
Myroxim 101
Mysoline 122

Nabilone 181
Nabitan 181
Naboctat 181
Naftidrofuryl 162 f., 165
Nalbuphin 149 f.
Nalorphin 142, 144, 149, *151,* 153, 175, 193
Naloxazon 150
Naloxon 61, 79, 142, 144, 147, *149 f.,* 153 f.,
    175, 186, 189, 193
Naltrexon 142, 144, 147, *149 f.,* 186
Narcanti 153
Narcein 141
Narkose *29,* 160
Narkoseeinleitung (Induktion) 43, *47*
Narkosestadien 36 f.
Narkosetheorien 41 ff.
Narkotika 29 ff.
Narkotin s. Noscapin
Natriumbromid 62
Neon 40
Neuraltherapie 26
Neuroleptanalgesie *47 f.,* 83, 88, 90, 147,
    149
Neuroleptika 74, *78 ff.,* 99, 106, 124, 127,
    131, 146 f., 154 f., 164, 189 f.
Neuroplegie 47
Nialamid 54, 96
Nicethamid 134, *136 f.*

Nicomorphin 144, 153
Nikotin 13, 137
Nisoxetin 98
Nitrazepam 50, *52,* 58, 65, *71 f.,* 120, 123
Nitrofurantoin 186
Nobrium 74
Noctamid 58
Nomifensin 94 f., *98 f.,* 101
Nootropil 165
Norflex 77
Normethadon 143 f., 148, 157 f.
Nortrilen 101
Nortriptylin 94 f., *98,* 101
Noscapin 141, 156 f.
Novanaest 26
Noveril 101
Noxiptilin 99
Nozinan 90
Nylidrin 163

Oberflächenladungshypothese 22
Opiate 6, 25, 74, 127, *137 ff.,* 170 ff., 192 f.
—, Agonisten 145 f.
—, Antagonisten *149 ff.,* 171, 186
Opiatrezeptor 6, 72, 112, *140 f.,* 146, 149,
    174
Opipramol 95
Opium 95, *141,* 152
Orap 91
Orotsäure 161 f., 164
Orphenadrin 77
Ospolot 122
Oxazepam 65, *71 f.,* 74
Oxazolidindione 116 f., *119,* 136
Oxeladin 156 f.
Oxotremorin 97
Oxprenolol 75
Oxybuprocain 20
Oxycodon 142, 144, 148, 157
Oxyfedrin 163
Oxymorphon 142, 144
Oxypertin 81, *88,* 91

Pantopon 152
Papaverin 141, 163
Papaver somniferum 141
Paracodin 158
Parafon 77
Paraldehyd 31, 45, 51, *57,* 122, 178
Paramethadion 116 f.
Pargylin 96
Parkinson-Syndrom 84 f., 107, 124 ff., 130

Parlodel 132
Passiflora incarnata 62
Paullinia cupana 103
Pecazin 47
Peganum harmala 110
Pelecyphora aselliformis 110
Pemolin 103, 162
Penfluridol 81, 89
Penicillin 12, 135
Pentadorm 58
Pentazocin 142, 144, *149 ff.*, 153, 172, 175
Pentetrazol 119, *133 ff.*
Pentifyllin 163
Pentobarbital 47, 51, *55*, 171
Pentoxyfyllin 163
Pentoxyverin 156 f.
Peracon 158
Periciazin 79
Perphenazin 79, 81, *87*, 90, 154
Pertofran 101
Pethidin 47, 61, 143 f., *148 f.*, 153, 175
Petinutin 122
Phanotal 58
Phenanthrenderivate 141
Phenazocin 142, *144 ff.*, 149
Phencyclidin 44, *112*, 173
Phenglutarimid 127
Phenmetrazin 95, 103
Phenobarbital 12, 47, *51 ff.*, 55, 58, 62, 115,
     117 f., 122 f., 188
Phenothiazinderivate *79 ff.*, 111
Phenoxybenzamin 54
Phentermin 103, 108
Phentolamin 61, 192
Phenyläthylaminhypothese 78, 93
Phenytoin *115 ff.*, 122 f., 154, 178, 186, 191
Phyllobates bicolor 28
Phyllomedusa rhodei, sauvagei 139
Physostigmin 12, 61, 93, 101, 113, 162, 164
     186, 189, 191
Picrotoxin 69 f., *133 ff.*
Pimozid 80 f., *89*, 91
Pipamperon 80 f., 91
Pipazetat 156 ff.
Piperidindione 51, *56*, 188
Piper methysticum 162
Piperoxan 74
Piptadenia peregrina 110
Piracetam 162 f., 165
Pirandamin 98
Pirenzepin 67
Piribedil 113, 129, 163

Piritramin 143 f., *148*, 153
Pirnabin 181
PK „Merz" 132
Ponderax 108
Prämedikation *46 ff.*, 90, 146
Präparate
     Analeptika, zentrale 137
     Antidepressiva 101
     Antiepileptika 122
     Antiparkinsonmittel 132
     Antitussiva 158
     Anxiolytika 75
     Geriatrika 165
     Hypnotika 58
     Lokalanästhetika 26
     Muskelrelaxantien, zentrale 77
     Narkotika 46
     Neuroleptika 90 f.
     Opiate 152 f.
     Psychostimulantien 107 f.
     Sedativa 62
     Tranquilizer 73 f.
Prazepam 65, 74
Primidon 115, *117 f.*, 122 f.
Procain *20 ff.*, 162, 164, 187
Procainamid 21, 113
Promazin 79, 81, 88, 89
Promethazin 47, 63, *87*
Propandiole 64, 66, *78*
Propanidid 20, 44
Propiram 149
Propranolol 75, 87, 113, 191
Prothipendyl 79, 81, *88*, 91
Protriptylin 94 f., *98*
Psilocybe mexicana 110
Psilocybin 109 f., 182
Psychopharmaka *63 ff.*, 154 f.
Psychostimulantien 95, *102 ff.*, 162, 170,
     180
Psychotomimetika *108 ff.*, 173, 182
Psychotomimetisches Syndrom 110 f.
Puromycin 160, 164
Pyridoxin 51, 56
Pyritinol 161 ff., 165
Pyrrolidindione 134

Quilonorm 101

Racemethorphan 142, 144
Regenon 108
Reserpin 64, 79, 81 f., *89*, 92, 97, 111, 124,
     147

β-Rezeptorenblocker 74 f., 132
Ripazepam 67
Rivea corymbosa 110
Rivotril 122
Rohypnol 46, 58
Romilar 158

Salbutamol 95
Salsolinol 60
Saroten 101
Saxitoxin 27 f.
Scandicain 26
Schizophrenie 69, 75, 78, 140
Schlaf 49 f.
Schlafmittel s. Hypnotika
Schmerz 99, 138 ff., 153 ff.
Scopolamin 12, 47, 68, 112, 160
Secobarbital 173
Sedativa 62
Selvigon 158
Serotoninhypothese 78
Silomat 158
Sinemat 132
Sinequan 101
Sphaeroides porphyreus, rubripes 26
Steroidnarkotika *45*, 122
Stickoxydul s. Distickstoffoxid
Stickstoff 40
Stickstoffdioxid 39
Stickstoffoxid 39
Stimulantienpsychose 180
Streptomyces toyocaemis 69
Strychnin 69, 127, *133 ff.*
Strychnos nux-vomica 134
Stutgeron 165
Substanz P 146
Succinimide 116 f., *120*
Sucht 169
Sufentanil 144, *148*
Sulpirid 81, *88 f.*, 91
Sultiam 115 f., *121 f.*
Suxinutin 122
Symmetrel 132
Sympatocard 137

Taberanthe iboga 110
Tachyphylaxie 7
Tandamin 98
Taractan 91
Tegretol 122
Temazepam 65, 72, 74
Temesta 74

Temgesic 153
Tetraäthylammonium 27
Tetrabenazin 81, 97
Tetrahydroaminoacridin 164
Tetrahydrocannabinol 154, *180 f.*
Tetrahydropapaverolin 60
Tetrazole 134
Tetrodotoxin 26 f.
Thalidomid 56
Thalliumverbindungen 186
Thea sinensis 103
Thebacon 144
Thebain 141
Theobroma cacao 103
Theobromin 103
Theophyllin 103
Thiazole 134
Thiopental 10, 30 f., *44*, 46, 53, 55, 192
Thioproperazin 79, 81
Thioridazin 79, 81, *87*, 91, 95, 176
Thiorphan 140
Thioxanthenderivate 80 f., *88*
Thymeretika 91, 93, *95 f.*
Thymoleptika 91, 93 f., *96 ff.*, 154
Tiaprid 88, 91
Tilidin 143 f., 148
Tinctura Opii 141, 152
Tinctura Strychni 135
Tinctura Valerianae 62
Tinofedrin 163
Tiotixen 80 f.
Tofranil 101
Tolazolin 61
Tolbutamid 61
Toleranz 7, *170 ff.*, 174
Tolvon 101
Tolycain 20
Tramadol 143, *148*, 153
Tramal 153
Trancopal 77
Tranquilizer 60, *62 ff.*, 74, 154, 170, 176
Transmittersystem
–, cholinerges 5, 50, 93, 112
–, dopaminerges 4, 50, 78 f., 106, 124 ff.
– –, intrahypothalamisches 4, 85
– –, mesolimbisches 4, 79, 85, 105
– –, nigrostriatales 4, 85 f., 106, 124 ff.
–, GABA-erges 5, 85, 115
–, glycinerges 5, 134
–, noradrenerges 3 f., 50, 74, 115, 176
–, serotoninerges 4, 50, 111
Tranxilium 74

Tranylcypromin 93,95,101
Trasicor 75
Trazodon 66 f., 94, *98 f.*, 101
Triazolam 50, *52,* 58, 66 f., 71 f.
Tribromäthanol 45
Trichloräthanol 57
Trichloräthylen 34
Trifluadom 72
Trifluoperazin 79,81,90,101
Trifluopromazin 79,81
Trifluperidol 80 f., 91
Trihexyphenidyl 113, 126 f., 132
Trimethadion 116 f., 136
Trimethoxyamphetamin (TMA) 109 f.
Trimipramin 93,95
Triperidol 91
Trittico 101
Triturus alpestris, vulgaris 26
Tryptaminderivate 109
Tryptophan 50,92
Tussilago farfara 157
Tyramin 96

Untersuchungsmethoden 14 ff.
Urethan 56

Valeriana officinalis 62
Valium 74
Valproinsäure 115, 117, *121 ff.*
Veratridin 28
Veratrum album 28
Verbascum tapsisforme, phlomoides 157
Verdampfer s. Verdunster
Verdunster 40
Vergiftung
—, Aconitin 29
—, Antidepressiva 190 f.
—, Äthanol 59
—, Barbiturate 12, 133, *188 f.*
—, Benzodiazepine 189

—, Lithiumsalze 191 f.
—, Lokalanästhetika 186 f.
—, Morphin 192 f.
—, Neuroleptika 189 f.
—, Picrotoxin 135
—, Strychnin 134
—, Weckamine 192
Verteilung 13 f.
Vilan 153
Viloxazin 94 f., *99,* 101
Vincamin 163
Vivarint 101

Weckamine *105 ff.*, 113, 134, 162, 170, 172, 180, 192
Wirkungsspektrum
—, Anticholinergika 130 f.
—, Antidepressiva (Thymoleptika) 96 ff.
—, Barbiturate 53 f.
—, Benzodiazepine 67 ff.
—, Codein 157
—, Coffein 104
—, Diäthyläther 35 f.
—, L-DOPA 127 f.
—, Hydantoinderivate 118 f.
—, Lokalanästhetika 21 f.
—, Neuroleptika, trizyklische 82 ff.
—, Opiate 145 ff.
—, Psychotomimetika 110 f.
—, Weckamine 105 f.

Xanthinol 163
Xanthinolnicotinat 162
Xenon 40
Xylocain 26

Yohimbin 74,97,127

Zimelidin 95, *98*

Gesamtherstellung: R. Spies & Co., A-1050 Wien

W. Birkmayer
P. Riederer

# Die Parkinson-Krankheit

## Biochemie, Klinik, Therapie

Von **W. Birkmayer**, Wien,
und **P. Riederer**, Ludwig Boltzmann-Institut
für klinische Neurobiologie, Wien

Zweite, neubearbeitete Auflage

1985. 57 Abbildungen (davon 1 farbig).
XIX, 250 Seiten.
Gebunden DM 88,—, öS 616,—
ISBN 3-211-81854-5

**Inhaltsübersicht:** Einleitung. — Biochemie des Hirnstamms. — Klinik. — Therapie. — Krankheitsverlauf. — Betrachtungen über das menschliche Verhalten. — Literatur. — Sachverzeichnis.

Das Buch behandelt die Parkinson-Krankheit als biochemischen Defekt. Ausgehend von Synthese und Abbau der verschiedenen Transmittersubstanzen des Hirnstamms über die auf diesen chemischen Mangelzuständen basierenden klinischen Symptome wird die entsprechende Therapie geschildert. Diese Therapie besteht in der Substitution der fehlenden Transmittersubstanzen durch die entsprechenden Präkursoren. Spezifische Enzymhemmer der Dekarboxylase und der Monoaminoxidase, die eine Intensivierung der Dopa-Substitution auslösen, werden dabei ebenso besprochen wie die Nebenwirkungen und die Verlaufskriterien der Parkinson-Krankheit. Die Bedeutung des Buches liegt darin, daß hier erstmals aus dem Fachgebiet der Biochemie einerseits und dem der Klinik und Therapie andererseits eine geschlossene Zusammenschau gegeben wird.
Für die nun vorliegende zweite Auflage wurden viele Kapitel neu geschrieben. Sie stellt nicht nur eine Ergänzung und Ausweitung klinischer therapeutischer Prinzipien (z. B. der dopaminergen Agonisten) dar, sondern gibt auch den neuesten biochemischen Wissensstand wieder.

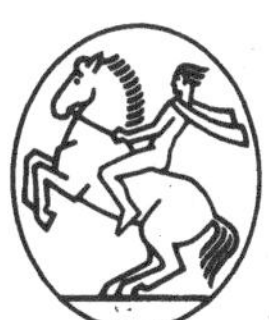

**Springer-Verlag
Wien New York**